EU・国境を越える医療
―医療専門職と患者の自由移動―

福田耕治・福田八寿絵［著］

文眞堂

は し が き

　グローバリゼーションという現象は，人々が国境を越える頻度を高めたことと相俟って，「国境を越える医療[1]」の必要性を増大させた。「国境を越える医療」とは，人々が患者として国境を越えて医療サービスを受けたり，あるいは医療専門職として医療サービスを提供したりすること[2]，インターネット回線網を利用した電子診断・治療[3]（"telemedicine"あるいは"e-medicine"などと呼ばれる）形態で電子的に医療サービスが国境を越えて提供される現象でもあると理解される。それではこの「国境を越える医療」という現象にどのようなステークホルダー（利害関係者・機関等）が係わっており，それぞれがいかなる役割，機能を果たすのであろうか。

　これらの問題を考察する目的から，本書では，EUにおける「国境を越える医療」を取り上げる。EUにおいては，半世紀にわたり，モノ，資本，サービス，人の自由移動にとってのさまざまな域内国境障壁を取り除くことによって地域経済統合を進めてきた。したがって人の移動を考える上でEUの事例はきわめて意味が大きいと考えられる。特にEU域内における国境を越える人の自由移動政策は，欧州市民にとって欧州統合の現実を実感できる最大の特徴のひとつであるといわれている。しかし，それが欧州市民にとっての医療保障に資するのであろうか。このEUにおいて，2000年の「リスボン戦略[4]」以降，保健・医療分野においても制度や政策の調整が特に強調されるようになってきている。それはなぜであろうか。

　このようなEU・欧州政治経済統合の動態を考える場合，「理念」（idea）と「制度」（institution）および「利益」（interest）との関係に注目する必要がある。欧州統合過程では，EU諸国家間で共通の理念や価値について合意に達した後，目標の設定を行い，時間制限を課しつつ，各加盟国の自律性や「選好」（preferences）に何らかの制度的制約を加え，一定の枠内に各国の選択肢を狭めていき，国ごとに多様な制度を漸次接近させたり，諸政策を徐々に収斂

させたりする手法がとられてきた[5]。このような手法を用いて，近年のEUは，新たな「欧州社会モデル」(European Social Model)の構築を目指しており，現在は理念や言説を語る段階から，独自の制度構築を行い，実施する段階に移ってきたように見える。この統合プロセスでは，EU加盟国政府とそれを取り巻く国際レベルおよび国内レベルの多くのアクター，国際機関や加盟国政府，民間企業，利益集団やNGO等を包摂しつつ，集合行為としての欧州統合過程に参加させていくという歴史的実験が試みられ，加盟国ごとに異なる医療制度との調整を図りつつ，EUレベルの医療政策が要請されてきている。EUにおいては，第1に，国内レベルの規制のあり方のみならず，国際レベルでの取り組みの必要性や規制方法について先行事例として見ることができる。第2に，国ごとの相違，それを調整するメカニズムを明らかにすることが可能であると考えられる。第3に，ステークホルダーと国家，国際機関，NGO，利益集団等との関係や医療政策のガバナンスやグローバル・ガバナンス[6]について知見を得ることが出来るという点にある。

　本書では，EUの「国境を越える医療」にとってどのような外的因子やステークホルダーが存在し，医療の国境を越える流れが，開始，継続あるいは中止されるのかといったプロセスについても検討する。さらに「国境を越える医療」について，国際レベル，EUレベル，加盟国レベル，地域・地方レベルの医療制度枠組みとの関係や多層的な権限関係についても明らかにしてみたい。本書が，EUの半世紀にわたる「国境を超える医療」の現実や経験を見ることにより，わが国における医療人的資源，医療財源の管理[7]や国外からの医療専門職の受入問題を議論し，また「医療ツーリズム」という形態により患者が越境移動する時代に，今後，いかなる問題に政策的対応をする必要が生じるのか，「国境を越える医療」のあり方を考える手がかりとなれば幸いである。

2008年10月26日

著者

注
1　European Commission, Proposal for a Directive of the European Parliament and of the Council on the application of patients' rights in Cross-border Healthcare, COM (2008) 414 final, 2. 7. 2008, pp.3-4. Magdalene Rosenmöller, e4p Final Conference, Europe for Patients,

Benefits and Challenges of Enhanced Patient Mobility, Abstracts Draft outline final book, pp.7-8.
2 European Commission, Communication from the Commission, Follow-up to the high level Reflection Process on Patient Mobility and Healthcare Developments in the European Union, COM (2004) 301 final, 20. 4. 2004.
3 Magdalene Rosenmöller, Europe for Patients, op.cit., p.7.
4 Lisbon Strategy, Lisbon European Council, Presidency Conclusion, 23-24 March 2000, para.6., Sapir, A. Et.al., *An Agenda for a Growing Europe*; *The Sapir Report*, Oxford, 2003. 福田耕治「リスボン戦略とEU社会労働政策の新展開—新しい欧州ガバナンスの形態『開放型調整方式 (OMC)』」福田耕治編『欧州憲法条約とEU統合の行方』早稲田大学出版部, 2006年。
5 福田耕治「EU・欧州地域統合と新しい政治経済学:プリンシパル・エージェント関係と新制度論を中心として」藪下史郎・清水和巳編著『地域統合の政治経済学』東洋経済新報社, 2007年, 57頁。
6 グローバル・ガバナンスと欧州ガバナンスについては, Koji Fukuda, et al. eds., *European Governance After Nice*, Routledge Curzon, London, UK, 2003, pp.41-46, を参照されたい。
7 日本における医療保険制度については, 遠藤久夫・池上直己編著『医療保険・診療報酬制度』勁草書房, 2005年を参照。

目　　次

はしがき

序章　グローバル化時代の医療専門職と患者の越境移動 …… 1
　第1節　医療専門職と患者のグローバルな移動―研究の対象と目的 …… 1
　第2節　国境を越える人の移動と移民をめぐる先行研究 …………… 3
　第3節　研究の方法と分析の視点 ……………………………………… 8

第1章　EUにおける人の自由移動とその制度的枠組み …… 12
　はじめに ………………………………………………………………… 12
　第1節　EU域内における人の自由移動とその法的根拠 …………… 12
　　⑴　国境を越える人の自由移動と医療サービスの提供 ………… 12
　　⑵　EUにおける人の自由移動とその法的根拠 ………………… 15
　　⑶　人の自由移動と欧州市民権 …………………………………… 16
　第2節　人の自由移動に関する政策決定 ……………………………… 19
　　⑴　人の越境移動に伴う社会保障に関する政策決定 …………… 19
　　⑵　人の移動と「共同決定」手続 ………………………………… 21
　　⑶　リスボン条約による人の自由移動に関する政策決定手続 … 22
　第3節　EU域内における人の自由移動政策と各加盟国の移民政策 … 24
　　⑴　欧州市民と第3国国民 ………………………………………… 24
　　⑵　EUの東方拡大と旧加盟国の新規加盟国に対する移民の制限 … 25
　　⑶　欧州市民権と第3国国民の移民 ……………………………… 26
　　⑷　EU域内における入国管理規制の撤廃とシェンゲン空間 … 27
　　⑸　EU域内における第3国国民と移民政策 …………………… 30
　おわりに ………………………………………………………………… 31

第2章　EU 各加盟国の医療保障・医療保険制度の比較 ………… 35

はじめに ……………………………………………………………………… 35
第1節　医療保障制度の分析視角
　　　　―財政的観点から見た構成要素とその関係 ………………… 36
　(1)　患者，医療提供者，第3者機関の関係 ……………………… 36
　(2)　医療財源の徴収方法，徴収機関との関係 …………………… 37
　(3)　医療財源の調達と配賦 ………………………………………… 37
　(4)　医師・医療機関の支払い方法と医師の行動に与える影響 … 38
　(5)　医療サービスへの普遍的なアクセスとその障壁となるもの … 40
第2節　公的社会保険に基づく医療制度を採用している加盟国 … 43
　(1)　フランスの医療制度 …………………………………………… 43
　(2)　ドイツの医療制度 ……………………………………………… 46
　(3)　オーストリアの医療制度 ……………………………………… 48
　(4)　ベルギーの医療制度 …………………………………………… 49
　(5)　ルクセンブルグの医療制度 …………………………………… 51
　(6)　オランダの医療制度 …………………………………………… 52
　(7)　小括―EU 諸国における健康保険システムの組織と医療財源の
　　　　現状および政策動向 ………………………………………… 53
第3節　社会保険方式と税，自己負担による混成制度をとる加盟国 …… 55
第4節　租税による財源方式をとる加盟国 ……………………………… 56
　(1)　イギリスの医療制度 …………………………………………… 56
　(2)　スウェーデンの医療制度 ……………………………………… 57
　(3)　デンマークの医療制度 ………………………………………… 59
　(4)　フィンランドの医療制度 ……………………………………… 61
　(5)　ポルトガルの医療制度 ………………………………………… 62
　(6)　イタリアの医療制度 …………………………………………… 63
　(7)　スペインの医療制度 …………………………………………… 65
　(8)　小括―租税による財源制度の現状と課題 …………………… 67
第5節　東欧諸国の医療制度 ……………………………………………… 68

(1)　ポーランドの医療制度 …………………………………… 68
　　(2)　ハンガリーの医療制度 …………………………………… 69
　　(3)　エストニアの医療制度 …………………………………… 72
　　(4)　小括—東欧諸国における医療制度の課題 ……………… 74
　おわりに—患者による医療サービスの選択の自由と医療制度 ……… 74

第3章　国境を越える医師の自由移動 …………………… 84

　はじめに ………………………………………………………………… 84
　第1節　国境を越える人の自由移動と医療専門職の国家資格相互承認
　　　　　の要請 ………………………………………………………… 85
　　(1)　歴史的背景と分析の視点 ………………………………… 85
　　(2)　EUにおける国境を越える人の自由移動と医療サービス関連の
　　　　法制度 ……………………………………………………… 86
　　(3)　医療専門職に関する学位，国家資格の相互承認と自由移動 …… 86
　　(4)　EU加盟国の医師養成教育・研修，医療技術・業務環境の相違 … 88
　　(5)　医師に対する需要の増大とその背景 …………………… 90
　第2節　EU域内における自由移動の確保に向けた医学研修の調整と
　　　　　相互承認 ……………………………………………………… 92
　　(1)　EUレベルでの医師国家資格の調整に関する法制化 ……… 92
　　(2)　EUレベルで承認された専門分野と最低限必要とされる研修
　　　　期間 ………………………………………………………… 95
　　(3)　EU加盟国民が第3国で取得した医師資格・医学研修の評価 …… 96
　第3節　患者（顧客）の安全・医療の質の確保 ……………………… 98
　　(1)　医師の違法行為，不適切行為の情報交換システム ……… 98
　　(2)　医療サービスの規制，監督機関 ………………………… 98
　　(3)　受入国の言語能力・言語知識 …………………………… 99
　　(4)　免許更新制度と生涯医療教育 ……………………………100
　　(5)　各加盟国の医学教育研修制度とEUレベルでの調整 …………100
　第4節　EU域内における移民医師の加盟国間移動とEU域外諸国間
　　　　　との国際移動 …………………………………………………103

(1)　医師の越境移動の現状 …………………………………………103
　(2)　医師の越境移動に伴う相互承認の影響 ………………………104
　第5節　EU 域外医師供給国の問題 ……………………………………106
　(1)　EU 域外の医師送出国における問題 ……………………………106
　(2)　EU 域外の医師受入国における問題 …………………………… 107
　(3)　EU 加盟国の医師資格を有する第3国国民の問題 ……………107
　おわりに ……………………………………………………………………109

第4章　国境を越える歯科医師の自由移動 …………………………114

はじめに ……………………………………………………………………114
第1節　歯科医師資格の相互承認 ………………………………………114
第2節　各加盟国における歯学教育 ……………………………………116
　(1)　EU 加盟国の歯学教育制度 ………………………………………116
　(2)　各加盟国における歯科学校 ………………………………………117
　(3)　各加盟国における歯学職業研修と継続的な専門教育 …………119
第3節　各加盟国における歯科医師の労働市場と EU の関連組織 …119
　(1)　各加盟国における移民歯科医師の状況 …………………………120
　(2)　各加盟国における歯科治療の診療報酬 …………………………121
おわりに―歯科医師数の計画の重要性 ………………………………122

第5章　国境を越える薬剤師の自由移動 ……………………………125

はじめに ……………………………………………………………………125
第1節　EU における専門職としての薬剤師の自由移動に関する政策 …126
　(1)　薬剤師に関する2つの指令 ………………………………………126
　(2)　1985年薬剤師の研修に関する諮問委員会設置に関する指令 ………127
　(3)　各加盟国における薬剤師教育 ……………………………………128
第2節　EU 加盟国における薬剤師の進路 ……………………………130
第3節　薬剤師の国境を越える移動の現状 ……………………………131
第4節　EU 加盟国における地域薬局薬剤師の役割 …………………132
第5節　病院薬局の役割 …………………………………………………134

第6節　国境を越える薬剤師の自由移動の将来 ……………………………135
　　　(1)　薬剤師業務の拡大と薬学教育 ……………………………………135
　　　(2)　国境を越える薬剤師の健康増進政策 ……………………………136
　　おわりに―EUにおける薬剤師移動の課題 ……………………………137

第6章　国境を越える看護師・助産師の自由移動 ……………142

　　はじめに ………………………………………………………………………142
　　第1節　看護師資格の相互承認制度の導入 ……………………………142
　　　(1)　EUにおける看護師の自由移動の制度化 ………………………142
　　　(2)　看護師・助産師の教育・研修プログラム ………………………144
　　第2節　各加盟国における看護師の定義と資格要件 …………………145
　　第3節　EU新規加盟国における看護師・助産師資格制度 …………150
　　第4節　EUにおける看護師労働力の現状とEU域内レベルでの
　　　　　　看護師の移動 ………………………………………………………156
　　　(1)　EUにおける看護師労働力 ………………………………………156
　　　(2)　EU域内レベルでの看護師の移動 ………………………………158
　　第5節　看護師の国境を越える募集と雇用 ……………………………159
　　　(1)　第3国からの移民看護師問題 ……………………………………159
　　　(2)　国際的な看護師募集の傾向とガイドライン ……………………160
　　　(3)　受入国における移民看護師 ………………………………………162
　　　(4)　送出国と受入国の抱える問題 ……………………………………164
　　第6節　旧植民地など歴史的関係，医療教育の共通する国家間か
　　　　　　らの移民看護師 ……………………………………………………164
　　　(1)　国境を越える看護師について対処すべき課題 …………………166
　　おわりに ………………………………………………………………………166

第7章　国境を越える患者の自由移動 ……………………………173

　　はじめに ………………………………………………………………………173
　　第1節　患者の越境移動をめぐる歴史的背景と社会的要請 …………174
　　　(1)　医療サービスと一般的なサービスとの相違点 …………………174

(2)　患者の越境移動の歴史的背景 …………………………………175
第2節　欧州司法裁判所の医療判例 ……………………………………176
第3節　患者の義務と権利 ………………………………………………180
第4節　患者の移動を引き起こす要因 …………………………………183
第5節　国境を越える患者が国家の医療財源に及ぼす影響 …………188
第6節　医療サービスの地域協力 ………………………………………189
第7節　EUレベルの患者の越境移動を認める制度 …………………190
　(1)　欧州健康保険カードの導入 ……………………………………190
　(2)　患者の越境移動を認めるための手続き ………………………191
　(3)　患者視点での医療制度の評価 …………………………………192
第8節　EU域内における国境を越える患者の自由移動をめぐる問題の
　　　　争点と課題 ……………………………………………………193
おわりに ……………………………………………………………………198

第8章　人的資源としての医療専門職とその管理 …………………203

はじめに ……………………………………………………………………203
第1節　医療専門職人口の増減傾向予測 ………………………………204
第2節　医療人材をめぐる社会環境の影響 ……………………………206
　(1)　人口動態の影響 …………………………………………………206
　(2)　医科学・医療技術革新の影響 …………………………………207
　(3)　グローバリゼーションに伴う医療の変化と貿易自由主義 …208
　(4)　統治構造の影響 …………………………………………………208
　(5)　医療関連の労働組織と範囲・雇用条件（状況）の影響 ……209
第3節　各加盟国における医療人材の育成と管理 ……………………211
　(1)　国家による規制と市場による規制 ……………………………211
　(2)　フランスにおける医療人材供給体制と課題 …………………212
　(3)　ドイツにおける医療人材供給体制 ……………………………213
　(4)　ポーランドの医療人材供給体制 ………………………………214
　(5)　スペインの医療人材供給体制 …………………………………216
　(6)　イギリスの医療人材供給体制 …………………………………217

(7)　医療人材の確保 …………………………………………218
　(8)　専門職間での協力，チーム医療による医療サービスとその課題…220
　第4節　医療専門職の移動に関する労働者としてのリスク ……………221
　(1)　医療専門職の越境移動に関するリスク ……………………221
　(2)　各加盟国における第3国の医療専門職資格の評価と承認 ………222
　おわりに―医療人材のEUレベルでの管理と介入 ………………………223

終章　欧州市民のための医療保障と医療サービス貿易自由化の課題 ……227

はじめに ………………………………………………………………227
第1節　医療サービスの自由化とGATS（サービス貿易に関する一般協定） ……………………………………………………228
第2節　EU域内における医療専門職の自由移動をめぐる課題 …………232
第3節　EU域内における患者の越境移動と医療サービスを受ける権利の保障 …………………………………………………235
第4節　EU医療保障と国境を越える患者の移動の影響とその将来 ……238
おわりに ………………………………………………………………239

資料 ……………………………………………………………………244
あとがき ………………………………………………………………248
索引 ……………………………………………………………………250
英文要旨 ………………………………………………………………256

序章
グローバル化時代の医療専門職と患者の越境移動

第1節　医療専門職と患者のグローバルな移動—研究の対象と目的

　グローバリゼーションの進展に伴い，地球的規模で国境を越える人の移動が活発化している。人はなぜ国境を越えて移動するのか。グローバルな人の移動は，観光，商取引，就労，研修，留学，保養，医療ツーリズム，移民とその家族の呼び寄せなど，さまざまな目的や理由から生じうる。

　EUでは持続可能な経済発展のために，EUおよびEEA（欧州経済領域）という地域的ブロックを形成し，資本やモノの域内自由移動と同様に，人の自由移動を政策的に促進してきた。国境を越える医療専門職の流動化や患者の移動は，グローバリゼーションと相俟って進展している。それでは医療専門職や患者が越境移動することは，欧州市民にとってどのような意味を持つのであろうか。本書はこのような問題意識から著されたものである。

　そこで，EU域内での医療サービスを供給する側の医療専門職の越境移動の在り方と，需要側の患者が，国境を越えて他の加盟国で治療や手術，療養などの医療サービスを受ける際の医療保障をめぐる問題を研究の対象とする。ここでいう医療専門職とは，「1．特別な卒業証書や資格の保有者であり，2．その資格の使用が，法令や行政規則等により規律され，3．特に大部分の医療に関しては，そのサービスに対する支払いが規制のもとにある[1]」職務を指す。

　カレン・ブロール（Karen Bloor）の指摘するように医療供給体制に係わる人的資源を分析する際，医師のみに焦点を当てるのでは狭すぎる[2]，といえる。医療専門職はそれぞれ異なる専門職集団を形成し，国境を越える医療専門職の政策に影響力を行使するため，医療専門職ごとの分析が必要となる。それゆえ，本書では，医療専門職として医師，歯科医師，薬剤師，看護師，助産師等

を取り上げ，医療サービス提供者として，彼らのEU域内での越境移動のあり方を分析する。他方では，需要サイドとしての患者の国境を超える移動の実態とそれが抱える問題を考察する。その際，EUにおいては人の自由移動政策や各加盟国の医療保障制度との関係を考慮する必要があり，各国の医療人材や医療財源をめぐる諸制度や医療政策に関する諸問題をも含め，考察の対象としたい。

EU域内においては，グローバリゼーションを歴史的に先取りするかたちで，国境を越える人，モノ，資本，サービスという4つの移動の自由を促進する政策を半世紀以上にわたり実施してきた。この一環として，国境を越える医療専門職や患者の移動もEUレベルで政策的に推進されてきた。経済学では，人は「土地」や「資本」と並ぶ生産の3要素のひとつの「労働力」として捉えられ，失業者は人手不足の国や地域へと移動することが合理的であるとされる。しかし，熟練労働者や専門職の越境移動は，単純労働者の場合とは異なり，EU域内障壁の撤廃が直ちに域内でのフローの増加に単純に繋がるわけではない。国境を越える要素市場統合の経済的含意はきわめて多様かつ複雑であり[3]，多角的な視点から分析がなされなければならない。国境を越えて移動する人々は，合理的な行動をする「経済人」モデルで仮定されるような単なる「労働力」ではなく，現実には意思と人格を持った「人間」である。モノや資本の越境移動とは異なり，その自律的性格から人為的なコントロールが極めて困難な対象であるといえる。

現代の地球規模の移民を考える手がかりとして，国際政治学の立場からマイロン・ウェイナー（Myron Weiner）は，近代以降の移民を，次のような5つの時期に分けて整理している。すなわち，①帝国主義勢力としての欧州諸国を中心にした，17世紀から第1次世界大戦終了までの3世紀間の欧州諸国人が主体となる国際人口移動，②欧州諸国人が，非欧州諸国人である奴隷や契約使用人をある植民地から，別の植民地へと移動させた国際移民，③第1次世界大戦終了後のハプスブルク帝国とオスマントルコ帝国の崩壊の結果，民族と居住地とが必ずしも一致しない国境を有する中欧，東欧，南欧へと移動した国際移民，④第2次世界大戦終了後，植民帝国の分解とアジア，中東，アフリカにおける新興独立国家の建設に伴う国際移民，⑤西欧諸国，アメリカ，中東にお

ける外国人労働者としての国際移民，を挙げている[4]。これら国際移民の5つの時期に共通する最大の特徴は，移民の受入国と送出国の双方が，その民族構成や社会構造を大きく変容させ，移民が新しい国家を創造し，国家が移民を創造した点にあるとM. ウェイナーは指摘している[5]。

本書が考察の対象とするEU域内を中心とする国境を越える人の移動は，この第5の時期に属するグローバルな移民であり，受入国の入国管理，経済・産業政策，移民の選択，労働政策，社会保障政策，保健・医療政策，教育政策，移民の送出国と受入国との歴史的関係，国際人権保障等の道義的問題，そしてこれらを支える国際制度の存在とも密接にかかわっている。

欧州諸国では，移民の増加が，受入国の労働市場に影響を与え，受入国国民の就業機会を奪う原因とされたり，文化的・社会的軋轢の原因や治安の悪化に繋がるとされたりして，これらが受入国国民のナショナリズムを刺激し，人種差別主義（racism）や外国人排斥を標榜する極右勢力や政党の伸張に繋がる例も少なくない。

最近では医療専門職や患者が，各国の医事法や医療制度等による規制を回避して，こうした移民の受入国と送出国との間を頻繁に往復し，あるいは複数の国の国境を越えて，医療サービスの提供や医療へのアクセスのために，短期間もしくは長期間継続して滞在する目的で，戦略的に国境を越えて移動する人々も少なくない。そこで，医療専門職と患者の移動に関する本研究の目的は，国境を越える人の移動を引き起こす要因が何であり，越境移動が，当該医療専門職や患者にとっていかなる意味を持ち，受入国社会の医療保障制度のあり方，医療政策や医療資源（人的資源・医療財源）にどのような影響を及ぼすのかを解明することにある。

第2節　国境を越える人の移動と移民をめぐる先行研究

現代のグローバルな医療専門職と患者の越境移動は，EU域内のリージョナルな越境移動のフローと相互に影響を及ぼしあい，経済的，もしくは非経済的理由から非常に多様かつ複雑な移動のパターンを示している。

国境を越える医療専門職は,「移民医療専門職」とも呼ばれる。一般に移民医療専門職は,永住移民あるいは一時的移民の2種類に分類される。外国で教育,研修を受けた医療専門職の中には出身国に帰国するものもあれば,帰国しないで移民として外国で永住するものもいる。国連の定義によれば,「移民」(migrant) とは,1年以上外国に居住している個人であるとされており,比較的短期間の旅行者やビジネスマンは,移民とみなされない。しかし,一般的に,季節労働者はある種の短期移民とみなされる[6]。ピーター J. ヴァン・クリーケン (Peter J.Van Krieken) によれば,「移民とは他国家への人の移動であり,永住を求める人として定義する国もあるが,一般的には他国家へ入国する当該受入国の国民ではない人を指す[7]」としている。また,スティウェル (Stilwell) の定義によれば,移民とは以下に分類される人々のことをいう。すなわち,

(1) その国に定住することを期待し,合法的に永住が認められた者
(2) 労働許可証を交付された労働移民 一時契約の労働者つまり個人労働契約あるいはエージェンシーとのサービス契約のもと,限定された期間受け入れられる熟練労働者あるいは未熟練労働者や短期専門職労働者
(3) 労働許可証を交付されていない労働移民 合法的に入国したがオーバーステイによって不法就労者となった者
(4) 亡命者,出身国において迫害の恐れのある避難状態にある者
(5) 難民として認定された者,出身国にもどった場合に迫害のリスクを有する者
(6) 故国のない人々で,難民認定されていない人々,を指す[8]。

移民医療専門職とは,上記の(1)あるいは(2)の一部に該当する人々をいう。医療専門職の人的資源の問題は,移民医療専門職として他国に移動するほか,国内の医療専門職が他の職業を選択するという可能性,移民として他国に移住したものが別の職業を選択する可能性,あるいはある医療専門職(たとえば医師)が,受入国で他の医療専門職の資格を取得して,就労機会を求めて,例えば医師が看護師資格を取得し,看護師として就労する場合,他の資格で入国したものが,受入国で研修,教育を受け,医療専門職資格を取得する可能性もあ

る。

　医療専門職のグローバルな移動は，インドやフィリピンあるいはアフリカなどの旧植民地国からイギリスなどの旧宗主国への歴史的な人の移動の流れがある。そこで，EU域内での国境を越える医療専門職と患者の自由移動の動態と過程，背後にあるEUの国際制度や国際公共政策を，どのように捉え，分析し，理論的に概念化することができるのであろうか。

　移民の分類と規制にかかわる理論的枠組みとしては，トーマス・ハンマー（Tomas Hammar）の同周円モデルがよく知られている。しかし，これは移民の流入とその規制のあり方，および非合法移民の合法化を説明するものに過ぎず，医療専門職の問題に適用することはできない。なぜなら，医療専門職は，各国の法令により規制される国家資格に基づく職種であり，ハンマーが前提とする単純労働者やその家族の呼び寄せなどの一般的な移民を扱う議論とは異なる部分も少なくないからである[9]。移民に関する理論的アプローチとしては，政治学，経済学，社会学等の多様な視点からのアプローチがあるが，これらを便宜的に整理するとすれば，①移民を個人として捉える個人主義的アプローチ，②移民を生み出す社会経済的環境，国際制度的な構造に注目する構造主義的アプローチ，③移民と移民を取り巻くこれら構造・制度との関係性や相互作用，間主観的意味に注目する新制度論的な統合的アプローチに大別することができるであろう[10]。近代移民の古典的な研究としては，移民を経済発展との関連で捉えるラベンシュタイン（G. Ravenstein）の「移民の法則[11]」やリー（Everett Lee）の「プッシュ・プル理論[12]」など，経済学や社会学の観点からのアプローチがよく知られている。

　「国際移民がなぜ始まるのか」という問いに対しては，新古典派経済学（Neo-classical economics）理論として，経済発展過程における労働移民を，雇用機会への期待との関連で説明するトダロ（Michael Todaro），ハリスとトダロ（Harris and Todaro）らの学説が挙げられる。これは諸国家間の賃金格差と雇用条件，移民のコストに注目し，人が越境移動するのは，所得の極大化という経済的インセンティブ（誘引）によるものであると捉える[13]。これに対して新古典派経済学のミクロ経済理論でも，とくに個人の意思的な選択に注目し，国際移民は，人的資本における投資の一形態として概念化される

(Todaro and Maruszko)[14]。

マッセイ（Massey）らの「移民の新経済学」（"New economics of migration"）[15]アプローチによれば，労働市場のみならず，市場の多様な条件を考慮に入れ，人の越境移動を個人の家計所得のリスクを最小化する戦略として捉える。また，ボルジャス（G. J. Borjas）は経済学では資源を配分する観点から移民に関する分析理論に労働という資源を国家の枠組みを超えて配分することと捉える[16]。しかし受入国における二重労働市場において，移民は不安定でリスクの高い，低賃金労働で就労することを余儀なくされるとする。ドーリンガーとピオーレ（Doeringer, P. and M. Piore）は労働市場の分断化仮説を提唱し，労働市場を，高い賃金や教育機会の多い一次労働市場（primary market）と低い賃金や教育訓練機会の少ない2次労働市場（secondary market）に分け，正規労働者は一次労働市場に非正規労働者は2次労働市場に属することが多いために賃金格差が生じるとしている[17]。「世界システム論」（World system theory）が，移民労働者個人のミクロレベルの意思決定を無視しているとし，むしろはるかに高いレベルで機能するマクロな圧力に焦点を当てる。つまり二重労働市場理論は，移民を現代産業経済の構造的要請との連関で捉えるのに対し，世界システム論では移民を経済のグローバル化と国境を越える市場浸透性の自然な結果であると考えるのである[18]。途上国から先進国への労働移動の効果を分析し，先進国の外国人労働者，移民の受入は，これら受入移民労働者と競合する先進国の労働市場が影響を受け，結果として先進国労働者の経済的厚生を低下させる可能性があり，また外国人労働者の子供の教育，家族の社会保障，医療費などの財政負担等の社会的コストの増大を追加的に発生させる点などが考えられる。

政治経済学の立場からサスキア・サッセン（Saskia Sassen）は，グローバル化の進展によって，移民受入政策や経済的規制面での国家の機能が低下する反面で，グローバル化に対応した法改正や制度改革の面では国家は依然として戦略的に重要な制度であり続ける点を強調する。国家の規制政策の目的は，国家主権と国境管理にあり，移民受入政策は移民のフローが個人的な行動の結果であるという考え方に基づいて策定される[19]と論じている。しかし，EUにおける医療専門職の移動は，単に個人の意思に基づく移動だけに限定できるので

あろうか。それ以外の EU の国際制度や政策による影響もあるのかもしれない。彼女の研究は，一般的な移民という抽象化された人々についての一般論であり，医療専門職や患者についての言及はなく，彼らの越境移動の原因についての検討が十分になされているとはいえないであろう。

ペルクマンス（Jacques Pelkmans）によれば，域内市場統合を実現するための要素の越境移動に関する経済理論と経験的経済アプローチを融合することは困難であるとし，その理由として次の3点を挙げている。第1に，資本と労働のフローは，代替可能であり，第2に，貿易と生産要素フローも代替可能であるとする。第1は，著しい所得格差のある2つの地域間では，低所得地域から高所得地域へ大量の移民を流入させるよりは，むしろ直接投資や低所得地域への再配分を誘引するような政策の方がより良いかもしれず，加盟国ごとに異なる社会制度間の規制競争と各国の社会保障制度の相互承認をめぐる問題を惹起するという。つまり，「要素移動は各国間の相対的な資源賦存を均衡化することができ，貿易動機を取り払うことを示した[20]」と指摘する。そして第3には，資本と労働の要素間では，要素フローと貿易とが相互補完的関係にある，とペルクマンスは説明している。

ダグラス・マッシー（Douglas S. Massy），アランゴー（Arango, J.），ユーゴウ（Graem Hugo）らの「国際移民に関する理論」（"Theories of International Immigration"）研究によれば，国境を越える人の移動のパターンは，あまりにも多様であるため，国際移民，国際人口移動に関する理論的基礎は未だ脆弱なままにあり，単一のモデルや理論で説明することは困難であると指摘している[21]。ILO の 2003 年の作業文書[22]によれば，移民労働者の分析枠組みとしては，経済の効用極大化を基本とする前述のトダーロのアプローチ，賃金格差を中心とした「プッシュ・プルファクター分析」であるデハーン（De Haan, A., 1999）の分析などを代表的な理論として挙げている。しかし，ポーテル（Portres, A.）とランバウト（Rumbaut, R.）は，最貧国の人々は，国際移民とはならないという現実を指摘し，プッシュ・プルファクター分析を批判した[23]。つまり移民は，中間レベルの経済状態の国家から，OECD 諸国での就労のための移動が多いという統計的事実から，個人の意思から移民が起こるのではなく，地政学的な影響による分析が適切であると指摘している。しか

し，EU の医療専門職と患者の越境移動を捉える場合には，それら以外の諸要因も考える必要があるに違いない。

第3節　研究の方法と分析の視点

　以上のような先行研究の俯瞰から浮かび上がったことは，現代の国境を越える人の移動，国際移民は，単なる個人の賃金・所得の向上という経済的なインセンティブ，「プッシュ・プル」（push and pull）要因だけでなく，政治的安定性や，EU の人の自由移動政策，諸国家政府の国策としての移民政策など，国際・国内の制度的な調整関係や政策的な要因の影響についても考える必要性があることである。

　マルコ・ビュジシック（Marko Vujicic）らは，開発途上国からの医療専門職の移民に関し，その動機を分析し，自国と目的国との賃金や労働条件の格差とともに移民コストや犯罪率や子どもの教育，言語や安全な水など生活環境の自国と目的国の相違，家族の存在や社会的ネットワークもまた重要な要因であるとしている[24]。国境を越える人の移動，移民を個人的な問題だけに注目するだけでなく，医療専門職や患者の移動に関しては EU や国家の諸制度や政策の役割についても考慮し，統合的アプローチの視点から，多角的に検討する必要があるであろう。

　医療専門職の移動は，次の3つのタイプに分類することができる。すなわち，国内における公的機関から民間部門への移動を含む他機関への医療専門職の移動，国境を越える医療専門職の移動，国内・国外を問わず，医療関連分野を離れ，他業種へ転職する移動もある。多くの場合においては，国家的規制が行われなければ，医療専門職配置の地理的不均衡や，医療サービスへの患者のアクセスに不平等が増大し，公益確保の観点からは問題が生じるであろう。

　そこで本書では，EU レベルと加盟国レベルでの法的枠組み，規制の方法，欧州司法裁判所による現実の医療専門職や患者の越境移動に関する判例などを踏まえ，政治・経済・法的諸側面を医療政策と移民政策とに関連付け，理論的かつ実証的に考察してみたい。

グローバル化した1990年代以降，EUにおける人の移動では，医療専門職や患者も含めて越境移動する傾向が強まり，マクロな視点のみならず，ミクロな視点からも「人的資本」，つまり人的資源のフロー（流れ）として捉えることができるようになってきた。本書では，このようにEU域内において発生している医療専門職の越境移動と第3国からの移民医療専門職によるEU域内医療サービス市場への参入などの潜在的な影響についても触れ，EU域内で国境を超える患者の移動を各加盟国の医療保障システムとの関係で捉え，その問題点の考察に焦点を当てることにする。

本書ではEUとその加盟国の医療保障を事例として，国境を越える人の移動と医療をめぐる諸問題を，自然科学と社会科学の両面から学際的に捉え，理論的かつ実証的に考察する。その際，社会医学，医療政策，比較政治学，比較行政学，国際行政学，国際社会学，国際公共政策論などの多角的な観点から，以下のような構成で論じることにしたい。

序章では，国境を越える人の移動，移民に関する先行研究を俯瞰し，本研究の対象と方法，および分析の視点を明らかにした。次に「EUにおける人の自由移動とその制度的枠組み」（第1章）と「EU各加盟国の医療保障・医療保険制度の比較」（第2章）を通じて，欧州医療保障の全体像を捉える。これらを踏まえ，「国境を越える医師の自由移動」（第3章），「国境を越える歯科医師の自由移動」（第4章），「国境を越える薬剤師の自由移動」（第5章），「国境を越える看護師・助産師の自由移動」（第6章）に分け，EU域内における医療専門職の自由移動の実態を分析する。次にこれとの関連で，「国境を越える患者の自由移動」（第7章）についても検討し，「人の移動と医療人的資源，医療財源などの医療資源問題」（第8章）を考察したい。最後に，「医療に関連する人の移動とEU市民の健康保護」（終章）の現状と今後の課題について明らかにしてみたい。

なお，医療専門職や患者の移動先となるEU西欧諸国では，その一時的なストックとフローを測定する目的から，EEA諸国[25]およびEU加盟国以外の第3国からの医療移民を含めて考察の対象としたい。その際，OECDやWHOの人口国勢調査，労働力調査，行政管理情報，特定目的調査報告などの利用可能なデータを検討し，適宜利用した。また本研究では，医療専門職や患者の滞在

期間など，必ずしも必要な統計が存在しない場合も少なくないが，国際機関が膨大な財政的・人的資源を投下して定期的もしくは特定時期に実施した比較的信頼度の高い統計的データ，入手できる限り最新の WHO の医療データや報告書，EU 公式資料，欧州議会議事録，欧州委員会等の報告書，加盟国と EU 欧州統計局のデータなどを用いた。

本書が取り扱う EU・欧州諸国における医療専門職と患者の越境移動の先行事例に関する理論的かつ実証的な検討を通じて，わが国社会が今後いかなる医療制度改革や医療保障制度の設計を必要とするのか，あるいは政策的対応を迫られるのかを考える一助となれば望外の幸いである。

注

1　Trenblay, Michael, *The Right of Establishment for Professionals in European Law*, European Policy Series, Raimaker Publications, 1998, p.9.
2　Karen Bloor, "Planning human resources in health care : Towards an economic approach An international comparative review", Canadian Health Services Research Foundation, 2003, p.2.
3　J. ペルクマンス著・田中素香監訳『EU 経済統合』文眞堂，2004 年，341-342 頁。
4　マイロン・ウェイナー著・内藤嘉昭訳『移民と難民の国際政治学』明石書店，1999 年，35-36 頁。
5　同上，36 頁。
6　Peter J. van Krieken, *The Migration Acquis Handbook*, 2001, pp.423-424.
7　Ibid.
8　Barbara Stilwell et al., "Developing evidence-based ethical policies on the migration of health workers: conceptual and practical challenges", *Human Resources for Health*, 2003, p.2.
9　ハンマーは，ストックホルム大学の移民・民族研究所元所長であり，政治学の観点からの移民政策研究がよく知られている。主著，Tomas Hammar, *European Immigration Policy*, Cambridge University Pres, 1985 を参照されたい。Hammar Tomas, *Democracy and the Nation State*, Ashgate, 1990. トマス・ハンマー著・近藤敦監訳『永住市民と国民国家』明石書店，1999 年，31 頁。
10　福田耕治「EU・欧州地域統合と新しい政治経済学：プリンシパル・エージェント関係と新制度論を中心として」薮下史郎・清水和巳編『地域統合の政治経済学』東洋経済新報社，2007，57-83 頁参照。http://www.k5.dion.ne.jp/~yishii/lecture/chaplrs.htm　2009/01/30.1/3
11　G. Ravenstei, "The Laws of Migration", *Journal of the Royal Statistical Society*, Vol.48, 1885, pp.167-235.
12　Everett Lee, "A theory of migration", *Demography*, 1996, 3, pp.47-57.
13　Peter J. van Krieken, op.cit., pp.423-424.
14　Todaro, M, andL. Maruszko, "Illegal migration and US immigration reform: A conceptual framework", *Population and Development Review*, Vol.13, 1987, pp.101-114.
15　Douglas S. Massey, Joaquin Arango, Graem Hugo, Alli Kouaouci, Adela Pellegrino, J.

Edward Taylor, "Theories of International Immigration: A Review and Appraisal", *Population and Development*, 1993, pp.431-466.
16 G. J. Borjas, "The economic analysis of immigration", *The New Economics and Human Behavior*, Cambridge University Press, 1995, pp.27-42.
17 Doeringer, P. and M. Piore *Internal Labor Markets and Manpower Analysis*, ME Sharpe. Inc, 1985.
18 Peter J.van Krieken op.cit., pp.432-433.
19 サスキア・サッセン著，田淵太一・原田太津男・尹春志訳『グローバル空間の政治経済学』岩波書店，2004年，66-70頁。
20 J. ペルクマンス著，前掲書，341頁。
21 Douglas S. Massey, 1993, op.cit., p.432.
22 Stephan Bach, "International migration of Health Workers: Labour and Social Issues", *International Labour Office*, Genova, 2003, p.10.
De Haan, A., "Livelihood and poverty: The role of migration, A Critical review of the migration literature", *Journal of Development Studies*, Vol.36, No.2, 1999, pp.1-47.
23 Stephan Bach, op.cit., p.10., Portes, A. Rumbaut, R., *Immigrant America; A portrait*, Berkeley, University of California University Press, 1990, p.10.
24 Marko Vujicic et al., "The role of wages in the migration of health care professionals from development countries", *Human Resources for Health*, 2004, pp.1-14.
25 EEA (European Economic Area) 諸国とは，アイスランド，ノルウェー，リヒテンシュタインの3ヶ国とEU 27加盟国をいう。EEAにおいては，人，モノ，サービス，資本の域内自由移動の原則が適用される。

第1章
EUにおける人の自由移動とその制度的枠組み

はじめに

　EUではグローバル化を先取りして，国境を越える人，モノ，サービスおよび資本の移動の自由に関する政策が実施されてきた。その法的根拠は，共同体設立の目的のひとつとして，加盟国域内におけるこれら4つの要素の移動の自由化を規定したローマ条約にあった。ローマ条約では，共同市場を創設し，市場統合を実現するために，モノ，サービス，資本および労働者など，国境を越えて移動可能な生産要素をすべて自由移動させることを想定していたからである。

　本章では，医療専門職や患者の越境移動をめぐる問題を考察する観点から，まずその前提条件として，第1に，EU域内における人の自由移動に関する法令，現行制度とその法的根拠のあり方を概観し，移民労働者，自営業者とその家族の国境を越える自由移動を確保するための一般的な制度的枠組みを概観する。第2に，EU域内における人の自由移動に関する政策決定手続を明らかにする。これらを踏まえて，第3に，EU域内における国境を越える人の移動とそれに関連するEUおよび加盟国の移民政策を考察したい。

第1節　EU域内における人の自由移動とその法的根拠

(1)　国境を越える人の自由移動と医療サービスの提供

　EUにおける人の自由移動政策の下では，EU加盟国の国民である労働者・自営業者であれば，越境移動の動機は何であれ，母国を出国し，すべてのEU

加盟国の領域内を自由に移動し，自国以外の加盟国に入国し，居住し，企業等の被用者もしくは自営業者として就労し，退職後もその国に居住し続けることを認めている。すなわち，人に関しては，「労働者の自由移動は，共同体内において過渡期間終了までに確保される」（EEC条約第48条）と定めていた。人の自由移動は，ローマ条約の下で賃金労働者（EEC条約第48〜51条），自営業者（EEC条約第52〜58条），およびサービス提供の自由（EEC条約第59〜66条）により保障されることとなった。これに基づいて出入国の権利を定めた1968年の理事会指令[1]（EEC Council Directive 68/360）が出され，また労働者の配偶者，子供，尊属被扶養者(祖父母)などの家族の自由移動については，欧州委員会規則[2]（Commission Regulation 1612/68），および受入国に留まる居住権と加盟国で合法的に雇用された第3国国民に関する1970年の欧州委員会規則[3]（Commission Regulation 1251/70）が採択されたことにより，条約の目的とする「人の自由移動」に関する法制度化が実現した。

人の自由移動政策の対象をすべての加盟国国民に広げる試みは，1970年代に始まり，1985年1月の「旅券同盟（パスポート・ユニオン）」の実現や1988年に自営業者の自由移動の障害となってきた資格の相互承認をめぐる問題が解決したこともあり，1990年代に大きく進展することになった。1990年6月居住権に関する3指令[4]，1993年10月指令[5]により，退職した被用者，廃業した自営業者，学生などにもEU域内自由移動を認め，就業活動に従事しない欧州市民に対して居住の権利を認めた。現行ニース条約の下では，EU域内における人の自由移動にとって，すべての障害を除去することを規定している[6]。つまり，EU加盟国民は，出身国からの出国の権利，自国以外の他のEU加盟国への入国の権利，居住の権利，就労の権利が認められており，一定の要件を充足すれば永住権をも取得できる[7]。

ニース条約の下では，「共同市場の創設」（EC条約第2条）という当初の目的を達成する手段として「加盟国間のモノ，人，サービスおよび資本の自由移動に対する障害の除去[8]」と「第IV編に規定される人の入国と移動に関する措置[9]」（EC条約第3条(c), (d)）を定め，「域内市場は，モノ，人，サービスおよび資本の自由移動が本条約によって確保される域内に境界がない領域を含まなければならない[10]」（EC条約第14条第2項）と規定する。つまり，人の自

由移動の確保は，経済学的観点から，生産要素のひとつとしての人的資源をEU域内で最適配分するために，国境を越える労働力の移動は不可欠であり，欧州統合や共同市場創設の基礎であると考えられてきた。

たとえば，医師不足や看護師不足などの生じている加盟国・地域へ，供給過剰な加盟国・地域や域外の第3国から医療従事者が移動する場合などがその例となる。共同体発足当初は，民間の賃金労働者の越境移動を前提とし，自由移動のための諸制度を構築し始め，社会保障，医療保障に関する障害を除去しようとするところから始まった。

しかし，賃金労働者である被用者のみならず，医師，薬剤師，看護師，弁護士，建築士など国家資格を必要とする独立の自営業者・自由業者，専門職もまた国境を越えて移動し，他の加盟国で医院や薬局，法律事務所，建築事務所等を開業し，専門的サービスを提供し，経済活動に参加する場合もありうる。さらに労働者や自営業者には，職業に従事しない専業主婦や児童，高齢者となった祖父母など同居家族も同時に国境を越えて移動する場合の方がむしろ一般的である。また労働者，自営業者のみならず，EU域内においては国際結婚も増加する傾向にあり，経済活動に従事しない家族をも含む「人」の越境移動に伴う社会保障，医療保障上の障害，差別的待遇などについても加盟国間での調整が要請されることになった。なぜなら医療サービスは，国民国家の枠内での提供を基本としており，伝統的に各国にその責任，権限があると考えられ，医療財源の調達も各加盟国の責任であるとされてきたからである。

EUにおける医療保障問題を考えるためには，国境を越える医療サービスの提供の仕方について，加盟国レベルとEUレベル，そして国際レベルのそれぞれの観点から，これらの相互関係に留意しつつ検討することが不可欠となる。なお，EU域外から第3国の国民がEU域内へと流入する場合に関しては，出入国管理におけるEU加盟国間協調のための制度的枠組みである「シェンゲン・システム[11]」についても論じる必要がある。ここでは，まずEU域内における欧州市民権を有する医療専門職と患者に関わる枠組みについて検討する。EU域外国出身者，第3国からの移民医療専門職については，第3節で後述することにしたい。

(2) EUにおける人の自由移動とその法的根拠

EC法の形態は、国際法であると同時に国内法でもあり、公法であるとともに私法としての側面をも持つ「独自の」(sui generis) 性格を持っている[12]。

前述したニース条約のような基本諸条約が国家でいえば憲法の役割を担い、「第1次的法源」と呼ばれる。この基本条約に基づいて、EU主要機関によって制定される法規範である、「規則」(Regulation)、「指令」(Directive)、「決定」(Decision) などの共同体制定法、そして欧州司法裁判所による判例の積み重ねによって形成される判例法や法の一般原則などが、EUの「第2次的法源」となる。指令は全ての加盟国に、EUレベルの目的を設定するが、それを達成する方法については各加盟国レベルで国内法を制定するか、行政規則を定めるか、について各国に裁量を認める法形態である。通常、加盟国は指令を実施するために法律を制定するための期間として、2～3年の猶予期間が与えられる。それが加盟国において実施される場合に、規則はEUの全体を通じて加盟国の法人、自然人に対して直接適用される。

したがってEC条約第Ⅲ編では「人、サービス、資本の自由移動」について、労働者の自由移動の確保のための措置と制限[13]（第39条、40条）、若年労働者の交流[14]（第41条）、移民労働者の社会保障[15]（第42条）、居住・開業・営業の自由の確保に関する権利[16]（第43条）とその制限撤廃[17]（第44条）、加盟国の公権力行使[18]（第45条）と外国人の取扱い[19]（第46条）、出身国以外の加盟国における自営業・自由業への参加促進[20]（第47条）、会社・事務所等の設置[21]（第48条）、サービス提供の自由に対する制限の禁止[22]（第49条）、サービスの定義[23]（第50条）、運輸・金融・保険サービス提供の自由化[24]（第51条）、特殊なサービスの自由化[25]（第52条）、サービスの自由化促進[26]（第53条）、サービス提供の制限に対する差別禁止[27]（第54条）、第45条から第48条に定めるサービス提供の範囲[28]（第55条）を定めている。

とはいえ、医療分野における医師や薬剤師が関わる業務についての制限の漸進的撤廃は、各加盟国における取扱いの条件の調整に従い行われる（第47条3項）こととし、EU域内で国境を越える自由移動が認められる人は、「欧州市民権」(European Citizenship) を有するEU加盟国の国籍をもつ人に限定されることに留意しなければならない[29]。つまり、「すべての欧州市民は、本条

約および実施措置により規定される制限および条件に従い，加盟国の域内において自由に移動し，かつ居住する権利を有する[30]」(EC 条約第 18 条)。したがって，EU 加盟国国民以外の第 3 国の国民には，原則として本編に定める国境を越える自由移動の権利は認められていないという現実がある。

(3) 人の自由移動と欧州市民権

それでは，欧州市民権とは，いかなるものであろうか。1974 年のパリ首脳会議において，EU レベルの「欧州市民権」という概念がはじめて提起された。当時は「人々からなるヨーロッパ」(Peoples' Europe) という表現が用いられていたが，はじめて法的に「欧州市民権」が文言化されたのは，1992 年 2 月に署名された EU (マーストリヒト) 条約においてであった。このマーストリヒト条約 (1993 年 11 月発効) によって確立された「欧州市民権」は，欧州共同体設立条約 (EC 条約) 第 17 条において，

「1．ここに EU の市民権を創設する。加盟国の国籍を有するすべての者は，欧州市民となる。欧州市民権は加盟国の市民権を補完するものであり，それに取って代わるものではない。

2．欧州市民は本条約により与えられる権利を享受し，本条約が課す義務を負う。」と規定されている。

特定の領域において加盟国の国民の権利を保障する規定としては，EEC 条約第 48 条，第 51 条があったが，一加盟国の国民に対してのみ与えられていた市民権が EU という大きな法的枠組みの中で確立されたことは画期的な変化であった。それでは，この欧州市民権の導入によって，欧州市民には，どのような越境移動に関する権利が認められるようになったのであろうか。それは以下の 4 つに整理できる。

第 1 に，母国を出国し，加盟国の領域内を自由に移動し，他のいずれかの加盟国に入国し，居住する権利である。これは加盟国の国民が最も直接的に欧州統合のメリットを実感できる権利である。従来，EC 条約第 48 条，第 52 条で保障されていた労働者・自営業者の移動，居住の自由は，マーストリヒト条約により，すべての EU 加盟国国民を対象とすることになった。

第 2 に，自国以外の加盟国に居住する場合に，その国の国民と同じ条件の下

で地方選挙における選挙権，被選挙権を与えられる。また，居住国または母国のいずれかで，欧州議会議員選挙の選挙権，被選挙権というEUレベルでの参政権の行使も認められた（EU条約第8b条(1)，(2)）。

第3に，EU域外において，欧州市民の出身国が大使館，領事館などを置いていない第3国においては，他のEU加盟国の外交領事施設から，その国の国民と同等の保護を受ける権利を付与された（EU条約第8c条）。

第4に，欧州議会に請願する権利および欧州オンブズマンに申し立てをする権利も欧州市民に付与された。欧州オンブズマン制度[31]は欧州議会の補佐機関として制度化され，欧州市民はEU行政に対して苦情がある場合，オンブズマンに対して申し立てをすることができる（EU条約第8e条）。

以上のような4つの権利が加盟国国民に認められたのであった。そこで欧州市民が享受できることになったEU域内での国境を越える自由移動の権利は，EC条約においては主として，生産要素の一部となる「経済活動を行う人」を対象としており，その「経済的地位」を重視している。そのため，労働者・自営業者とともに移動する「非経済的活動」(non-economically active)を行うその家族（配偶者・子供・高齢の両親等）は，あくまで第2次的立法で定める範囲内で国境を越える自由移動の権利が与えられるに過ぎない。すなわち，「非経済的活動」に従事する人の国境を越える自由移動は，以下の3つの指令のもとでのみその権利を認められたに過ぎない。

1) 指令93/96/EEC[32]（旧指令90/366/EEC）・・・受け入れ加盟国における職業訓練コースに参加することを受け入れた人，および受入国で働く必要のない十分な資力のある留学生
2) 指令90/365/EEC[33]・・・受入国で退職もしくは職業の継続が困難になった被用者もしくは専門職としての活動を辞めた自営業者が受入国にとどまることを希望する場合
3) 指令90/364/EEC[34]・・・他の何らかのEC諸規定に該当せず，受入国の社会保障上の負担とならない十分な資力のある人々

以上，1）〜3）の条件に該当する人に限ってEU域内の移動の自由の権利を認めているに過ぎないのである。

EU域内で「経済的活動」に従事する人々の自由移動は，その経済的活動の

内容の違いで次の3通りに分類される。

1) 受入国において賃金労働者または給与所得者として雇用されかつ定住する労働者（EC条約第39〜42条）
2) 受入国で法人格のある会社・事務所，代理店等を開業し，経営する自営業者（EC条約第43〜48条）
3) 一定期間のみサービスを提供するために，受入国に入国する権利を持つ者（EC条約第49〜55条）

以上のほかに，EC条約第12条で定める国籍に基づく一般的な差別の禁止と関係する場合にのみ，移動の自由が認められる。

1)の労働者について，EC条約第39条は，EU加盟国民である移民労働者に関係する規定を含み，受入国で実際に申し出を受けた雇用に応じる権利，受入国の国内労働者の雇用を規律する法令，規則または行政行為に従って雇用に就くために受入国内に滞在する権利などを含んでいる。いったん受入国に合法的に受け入れられたEU加盟国民である移民労働者は，「雇用，報酬，その他の労働および雇用条件に関して」，加盟国の労働者間で国籍に基づくすべての差別待遇を受けることなく，自由移動が確保されることになった。

欧州市民である移民労働者は，職業訓練学校や研修センターが実施する職業訓練へのアクセス，労働組合への加入，受入国国民と同じ条件での住居の賃貸契約など，受入国内労働者と同様の社会的・税制上の恩恵を享受できなければならない[35]。

さらに欧州市民権は，以上の4つの権利だけにとどまらない。EU域内における人の自由移動の権利を保障するために，移動先の加盟国において社会保障を受けたり，移民労働者の子供が教育サービスを受けたり，医療保障も受けられる必要がある。学生であればEU域内のどこであってもその居住地で十分な教育を受ける権利が保障されるなど，欧州市民権を保障するための広範囲にわたる諸権利が賦与されたのである。

第 2 節　人の自由移動に関する政策決定

(1)　人の越境移動に伴う社会保障に関する政策決定

EU において欧州市民権を持つ人の自由移動，医療専門職や患者，あるいはその他の移民労働者等の社会保障に関する政策決定は，どのように行われるのであろうか。

「理事会は，第 251 条[共同決定手続]に定める手続に従い，労働者の自由移動を確保するために必要な社会保障の分野における措置を採択する。このため移民労働者およびその家族に対し，次の事項を確保するための措置をとる。
　(a) 給付を受ける権利の設定および維持ならびにその給付のため，各国の国内法が考慮するすべての期間を合計すること，
　(b) 加盟国の領域内に居住する者に対して給付を行うこと，
　理事会は，第 251 条に定める手続により，全会一致で議決しなければならない[36]。」(EC 条約 42 条・旧 EEC 条約第 51 条)

これらの何ヵ国かの EU 域内の加盟国間を移動する労働者に対して，年金や医療給付受給資格や支給額算定の根拠とされる期間の合計など，社会保障が連続して合理的に確保されるような措置をとるよう EU が加盟国に義務付けることにより，国境を越える域内での人の自由移動が阻害されないようにすることが目指されている。自営業者については，当然のことながら，医療に関係する「専門職」(profession) も含まれる。EU 域内の医療専門職には，医師，薬剤師，看護師，助産師，医療臨床検査技師，救急医療隊員など，診察，治療，投薬，看護，検査，介護などに関与するさまざまな職種があり，国家資格を要する専門職である場合が多い。しかし，それぞれの国ごとに医療専門職に認められる医療・投薬・保健・介護等の行為の範囲や職務の分担のあり方は国によって異なる規制の下におかれている。

EU レベルの意思決定には，図 1.1 のように，欧州の超国家的利益を表出す

る欧州委員会，EU加盟国政府の国益を表出するEU閣僚理事会，そして欧州市民の民意を代表する欧州議会という主要機関の他，さまざまなEU諸機関，諮問機関等も関係する。

　新しい法案を提案するのは国家でいえば内閣になぞらえることのできる機関は，EUの行政府である欧州委員会である。しかし，欧州委員会が提案した法案を審議したり，議決したりする権限を有する立法機関は，EU閣僚理事会と欧州議会である。なお，EU加盟国の国家元首・政府首脳と欧州委員会委員長から構成される欧州理事会（European Council）は，あくまで欧州統合の進

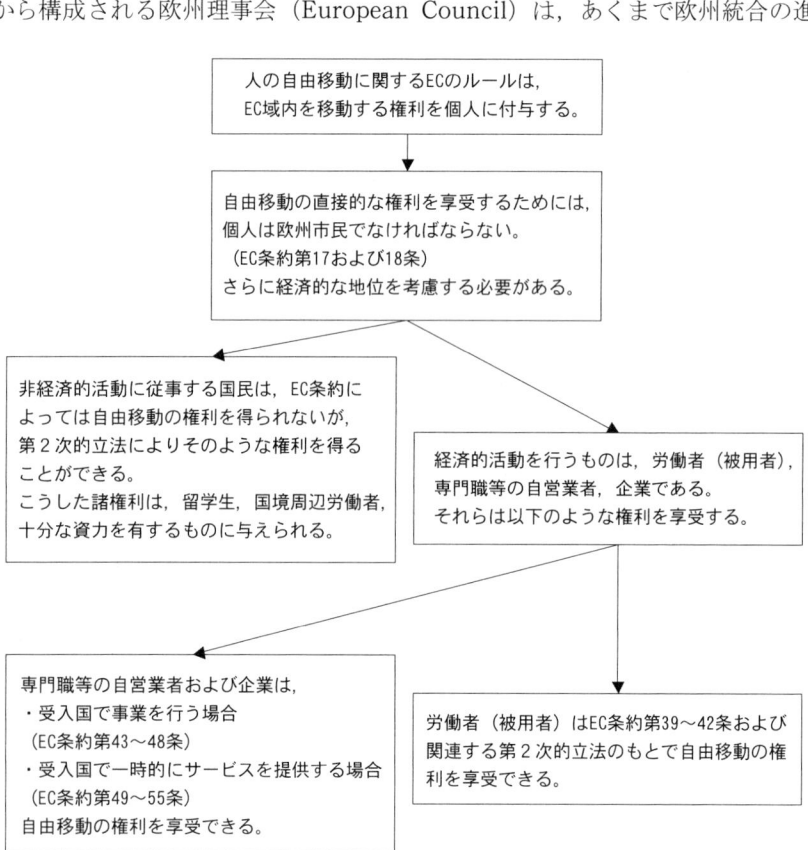

```
┌─────────────────────────────┐
│ 人の自由移動に関するECのルールは， │
│ EC域内を移動する権利を個人に付与する。│
└─────────────────────────────┘
              │
              ▼
┌─────────────────────────────┐
│ 自由移動の直接的な権利を享受するためには，│
│ 個人は欧州市民でなければならない。    │
│ （EC条約第17および18条）          │
│ さらに経済的な地位を考慮する必要がある。 │
└─────────────────────────────┘
        │              │
        ▼              ▼
┌──────────────────┐  ┌──────────────────┐
│非経済的活動に従事する国民は，EC条約に│  │経済的活動を行うものは，労働者（被用者），│
│よっては自由移動の権利を得られないが， │  │専門職等の自営業者，企業である。      │
│第2次的立法によりそのような権利を得る │  │それらは以下のような権利を享受する。    │
│ことができる。                  │  └──────────────────┘
│こうした諸権利は，留学生，国境周辺労働者，│           │
│十分な資力を有するものに与えられる。  │           │
└──────────────────┘           │
        ▲                      │
        │                      ▼
┌──────────────────┐  ┌──────────────────┐
│専門職等の自営業者および企業は，   │  │労働者（被用者）はEC条約第39〜42条および│
│・受入国で事業を行う場合        │  │関連する第2次的立法のもとで自由移動の権│
│（EC条約第43〜48条）          │  │利を享受できる。              │
│・受入国で一時的にサービスを提供する場合│  └──────────────────┘
│（EC条約第49〜55条）          │
│自由移動の権利を享受できる。      │
└──────────────────┘
```

図1.1　人の自由移動の概観

出典：Davies, Karen, *Understanding EU Law*, Second Edition, Cavendish Publishing Limited, 2003, p.106, を基にして筆者が作成。

路にかかわるような政治的方針の意思決定を行うのみで，個別の立法過程には参画できない。

(2) 人の移動と「共同決定」手続

EU 意思決定に対する規則と手続は，諸条約で定められている。EU の意思決定に関する現行の 3 つの手続は，共同決定（Co-decision）手続，諮問手続および同意手続である。あらゆる提案は，条約の諸規定に基づかなければならず，欧州委員会は，諸条約や共同体制定法に基づいて，当該法案の決定に，どの立法上の根拠や手続が採用されなければならないかについて決定する。

人の自由移動に係わる立法には，これら 3 つのうち，共同決定手続が用いられる。共同決定手続は，EU の立法過程において欧州議会の役割を強化する目的から，1993 年 11 月 EU 条約（マーストリヒト条約）の発効に伴い導入された意思決定手続である。その骨子は，以下の図 1.2 の通りである。

域内市場に関する措置について，この共同決定手続が適用されるのは，労働者の自由移動，開業・営業の自由，専門職，国家資格の相互承認，自営業者に関する規則等である。この手続は，アムステルダム条約で簡素化され，ニース条約による改正では，同手続の適用範囲の拡大が行われた。

人の移動に関しては，現行のニース条約では，第Ⅳ編において，査証，亡命，移民および人の移動に関するその他諸政策が適用範囲とされている。現在では大部分の EU 立法のためにⅣ編のすべての分野で共同決定手続が用いられることになった。この手続においては，欧州議会は，閣僚理事会と等しく立法権を理事会と共有する状態にある。理事会の最終承認では特定多数決を用いる。

閣僚理事会と欧州議会が提案された法律について同意することができない場合は，欧州議会と理事会のそれぞれ 2 つの連続した「読会」の準備をする。合意がこれらの段階で整う場合，法令は可決され得る。否決された場合には，調停委員会が招集される。そして，理事会と欧州議会の同数の代表から成るこの調停委員会で合意に達するなら，法令を最終的に採択することができる。同意された法令案の文言は再び欧州議会と理事会に送られる。共同決定で可決される大部分の法令は，実際に，欧州委員会，欧州議会，理事会という 3 つの機関の間で良好な協力の結果として，第 1 読会または第 2 読会で採択される共同決

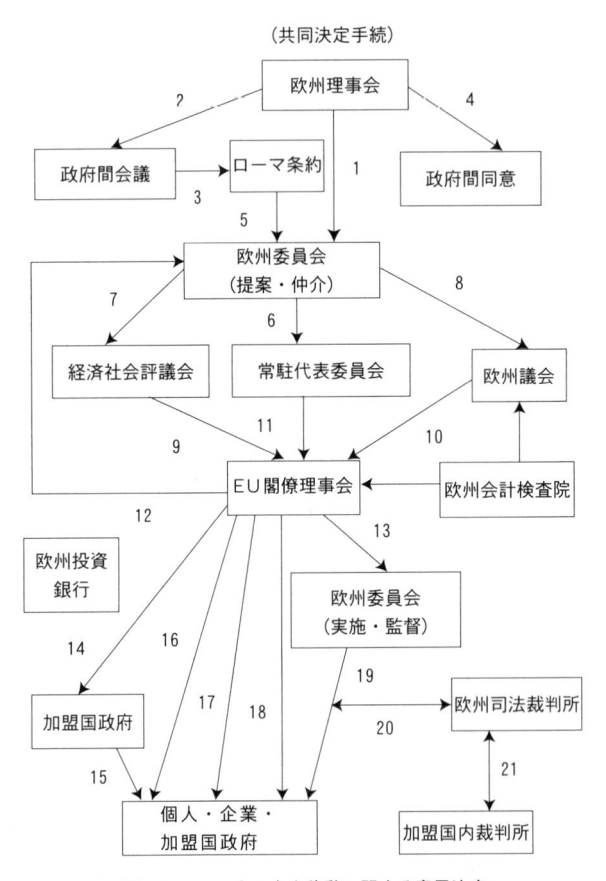

22　第1章　EUにおける人の自由移動とその制度的枠組み

図1.2　EUの人の自由移動に関する意思決定

出典：M. Peter van der Hoek, *Handbook of Public Administration and Policy in the Europian Union*, T&F informa, 2005, p.12, から筆者が作成。

定以前に定期的に開催される理事会で詳細に検討される[37]。

(3) リスボン条約による人の自由移動に関する政策決定手続

　現行ニース条約を改正するリスボン条約[38]が発効すれば，人の移動に関わる政策決定手続はどのように変更されるのだろうか。

　欧州議会および理事会は，「通常立法手続」に従って，経済社会評議会と協議の後，同条約第45条に定めるような労働者の自由移動を実現させるために，

必要な措置を講じる指令，または規則を定め，以下のような手段をとるよう求めている．
  (a) 各加盟国の国内雇用機関との密接な協力の確保
  (b) 国内立法，もしくは従来から加盟国で締結されている協定に基づく行政上の手続や慣行，就職資格の獲得期間でその維持が労働者の移動の自由を妨げている障壁を撤廃すること
  (c) 国内立法，もしくは従来から加盟国で締結されている協定に定めるすべての資格獲得期間およびその他の加盟国の労働者に対して課している条件が自国の労働者に対する条件と異なるものを撤廃すること
  (d) 各地方，各産業における生活水準に対する重大な危機を避けるようなやり方で，雇用提供と応募を結びつけ，労働市場における供給と需要の均衡を容易にするための適切な機構を設置すること

(EU 運営条約第 46 条)

　労働者の国境を超える自由移動を実現可能にするために，社会保障分野において「被雇用・自営の移民労働者とその扶養家族」に対し，社会保障給付を受ける権利の取得や保持，その給付額の算定のために各加盟国の国内法で定めるすべての期間を合計し，域内領域居住者に社会保障給付を保障する（EU 運営条約第 48 条）。またそのための立法措置がその範囲，費用，もしくは財政構造を含む社会保障体制の重要な側面に影響を与えるか，その体制の財政的均衡に影響を与えると理事会の構成員が宣言した場合，その問題を欧州理事会に付託することを要請することができる。欧州理事会は，審議の後，4ヵ月以内に，①立法草案を理事会に差し戻し，理事会は通常立法手続の一時停止を終了する，あるいは，②何ら行動をとらないか，欧州委員会に新たな提案をするよう要請する。その場合，先に提案されていた法案は採択されなかったものとみなされる（EU 運営条約第 48 条）。

　医療専門職等の個人が自営業を開始し，営業を続けることを容易にするため，「1．欧州議会および理事会は，通常立法手続に従って，卒業証書，免許状，およびその他の公式の資格証明書を相互承認のための，さらに自営業者としての活動の開始および営業することに関する加盟国の法令，規則もしくは行政行為に定められる規定の調整のために指令を発する

2．医療及びそれに類似する職業,または薬剤業の場合には,制度の漸進的撤廃は,各加盟国おける実施条件の調整による」(EU運営条約第53条)。

　第3国国民の権利の内容は,当該国とEUとの間の連合協定によって,その内容が異なる。国籍の違いによって第3国国民はEUの政策の適用範囲外とされたり,労働市場において排除されたりすることも少なくない。EU統合に貢献する加盟国国民となるためにはその加盟国の国籍法に基づく帰化以外にない。医療専門職の国家資格の認定に関しても第3国国民と加盟国国民との扱いは違っている。

第3節　EU域内における人の自由移動政策と各加盟国の移民政策

(1)　欧州市民と第3国国民

　1993年1月の域内市場の統合以降,人,サービス,モノ,資本の自由移動が促進された。EU加盟国の中でも,域内における人の自由移動の結果,イタリア,ベルギー,ルクセンブルグなどのように,自国内居住者の1割～2割以上を外国人が占めている場合もある。さらに,移民労働者であっても,ドイツに居住するトルコ人のように,EU域外からの第3国国民とその子孫(二世,三世)が占める割合の高い加盟国もある。EU域内における就業目的の人の移動の自由を保障するためには,後の各章で検討するように,大学や大学院の卒業証書,修了証明書・学位や各職業の実地研修の修了証明,医師,薬剤師,看護師などの医療専門職としての国家資格などについて,加盟国間で調整したり,学位,専門職資格,開業・営業の権利などを相互承認したりすることも不可欠となってくる。

　EU域内における第3国出身の外国人労働者とその家族は,EU加盟国の国民(欧州市民権を付与されて「欧州市民」になった人)と「第3国国民」とに大別され,その処遇は異なっている。また,何らかの経済的活動に従事する人は,①専門職,技術者,ビジネスマン,②熟練労働者と一般公務員,③資格や特別な技能を持たない未熟練労働者に分けられ,それぞれに適用される法令も異なる。一般にEU域内で国境を越える自由移動が多いのは,①の専門職

のエリート層と，③の未熟練労働者層である。②は，国家意思の形成，公権力行使に係わるため，自国民のみに限定している職種，外国人のアクセスが困難な職種が多い。しかし，公共性が高くても，交通・運輸，郵便，電気通信，電気・ガス，医療，および教育・研究等の分野では，他国民に開放している分野もある。医療分野においては歴史的関係もあり，たとえばアジア諸国から，多くの医療専門職を受け入れてきたイギリスのような加盟国も，9・11米国同時多発テロ事件以降は，第3国からの外国人医師・看護師等をできるだけ制限しようとする政策へと転換した。

EU 域内における人の自由移動は，欧州市民権を持つ EU 加盟国国民にのみ認められた権利であり，第3国国民には適用されない。

(2) EU の東方拡大と旧加盟国の新規加盟国に対する移民の制限

欧州市民は他の加盟国に居住し，また就労する権利を有する（EC条約第18条）が，近年の東方拡大において旧加盟国は国内の労働市場を保護する措置をとった。そこで7年間の移行期間にさまざまなレベルで移民制限措置が加盟ごとにとられたが，2004年以前の EU 加盟国では，以下の4つのタイプの移民政策に分類できる[39]。

1) 就労は自国もしくは旧15加盟国市民で人員をうめることが出来ない場合のみであり，新規加盟国の労働者については労働許可を必要とするというベルギー，フィンランド，ドイツ，ギリシア，ルクセンブルグ，スペインが採用した移民制限制度
2) 新規加盟国からの移民については定員制とし，労働許可が必要とされるオーストリア，イタリア，オランダ，ポルトガルが採用した定員制移民制限制度
3) 労働市場への一般的なアクセス制限はないが，福祉給付の受給制限があるというアイルランドやイギリスの制度
4) 労働者の自由移動に関する共同体法を完全に適用するスウェーデンの制度である。

これは新規加盟国と旧加盟国との賃金格差が大きいため，新規加盟国から多くの医療従事者が流入することは旧加盟国にとって脅威であると考えられたた

めである。

(3) 欧州市民権と第3国国民の移民

　欧州市民権は，欧州市民のために創設された権利である。欧州市民とは前述のように「加盟国の国籍を有するすべての人」を指し，「欧州市民権は，国民の有する市民権に付加されるものであり，それに取って代わるものではない」(EC条約第8条・リスボン条約第9条) ことが明記されている。それでは，加盟国の国籍を得るための条件とは何か。EC条約では具体的にいかなる条件を充たせば，EU加盟国の国籍が与えられるか規定はない。とはいえ，ある個人が滞在国でその国の国籍を取得できるか否かは加盟国の国内法によって決定される旨が，マーストリヒト条約の最終規定「加盟国の国籍に関する宣言」で示されている。欧州市民権を得るための基準は，EU加盟国の国民であることである。EU加盟諸国民でなければ，欧州市民にはなれず，欧州市民権は付与されない。したがって，いかなる第3国出身の国民を自国民，欧州市民とするかは，各加盟国の判断，法政策的な裁量に委ねられている。しかし，これは第3国国民が欧州市民権を得ようとする際に不平等が生じる。なぜなら，国籍法の規定が加盟国により異なるからである。たとえばドイツでは，血統主義によって国籍が決まるため，何世代もドイツで暮らす移民の二世，三世の場合には，帰化以外にドイツ国籍を得る方法はなく，その条件は最近まで厳しかった。しかし2000年1月ドイツは国籍法を改正し，出生地主義に基づいて，ドイツ在住の外国人夫婦，例えばトルコ人夫婦が，ドイツ国内で出産した子供についてはドイツ国籍が与えられることになった[40]。

　フランスにおいては国籍の取得は比較的容易である。フランスでは血統主義と出生地主義に基づいて国籍を与えるため，フランスで生まれた場合には，フランス国民となる。また，同じ人が，例えば，イギリス国籍とフランス国籍を同時に持つことができる二重国籍も認められている。しかしEU域内で，このように加盟国によって国籍法や移民法，移民政策の違いによる差が生じるため，欧州市民権のあり方には多くの課題が残されている。また2004年5月以降，中・東欧諸国から西欧諸国への人の越境移動によって，従来のような経済的な視点だけでは捉えられない複雑な要素が加わり，EU共通移民政策の形成

が要請されるようになってきている。

(4) EU 域内における入国管理規制の撤廃とシェンゲン空間

　EU 域内における国境の開放，つまり EU 加盟国国民に適用される入国管理規制の撤廃と人の自由移動は前述のように原則的には実現した。しかし，人に自由移動の原則を，「何人にも」国籍にかかわらずすべての人に適用すべきだと考える国々と，域外第3国国民の流入に対しては厳しく規制を続けるべきだと考えるイギリス，アイルランド，デンマークなどとは立場が異なっていた。1980年代に入るとこの協力の枠組みをさらに発展させる機運が高まり，域内国境における検問の廃止に伴う諸問題，犯罪者の取締等に対処するための交渉がはじまった。これは，1985年6月14日5ヶ国間で「シェンゲン協定」(l'Accord de Schengen) として結実し，「共通の国境における監視の漸進的撤廃に関するベネルクス経済連合各国，ドイツ連邦共和国，およびフランス共和国の政府間協定」，すなわちシェンゲン協定として制度化された。このシェンゲン協定は，その起源が1960年に国境検問の簡素化に関する協定を締結したベネルクス3国と1984年ザールブリュッケンでの独仏間の合意にあるとされ，独仏の国境近くにあるルクセンブルクのシェンゲン村の湖畔船上において署名された。同協定により，ドイツ，フランス，ベルギー，オランダ，ルクセンブルクの合計5ヶ国間で域内国境検問を廃止し，人の自由移動を促進させることになった。こうした問題に対処する観点から，シェンゲン協定・同実施協定と第3国国民の越境移動をめぐる問題が検討されることになった。

　EU 域内国境の撤廃による国境を超える人の自由移動の増加は，麻薬取引，金融詐欺，テロリズム，人身売買などさまざまな種類や形態の国境を越える犯罪の増大にも繋がる。こうした犯罪の国際化に対応するため，加盟国間の警察行政協力を強化し，国際犯罪取締のための効果的な活動を確保するため，EC の枠内でのトレビ (TREVI) グループや新たに「シェンゲン (Schengen) グループ」と呼ばれる枠組みを構築し，情報システムの活用による司法・内務協力を発展させた。国境を超える警察情報のデータベースの構築と各加盟国間での双方向の情報交換システムは，同時に国境を越える個人データの保護，個人のプライバシー保護をめぐる国際情報政策にかかわる問題をも惹起する。警察

や治安維持の活動は，軍事・安全保障分野とともに主権国民国家システムの中核ともいえる行政活動であり，伝統的な国家権力の存在理由とかかわる分野でもある。EU 加盟国の拡大によってこのような人の出入国管理に係わる枠組みは EU 枠内に取り込まれることになった。

この交渉中にベルリンの壁崩壊とソ連邦体制の崩壊，東欧の紛争から生じる難民，移民の西欧への流入という状況の大きな変革が起こり，西欧諸国の失業問題の深刻化とともにテロリズムや麻薬犯罪の増加，治安の悪化が懸念された。これらの諸問題に対処するため，1990 年 6 月 19 日「共通の国境における監視の漸進的撤廃に関するベネルクス経済連合各国，ドイツ連邦共和国，およびフランス共和国の政府間の 1985 年 6 月 14 日のシェンゲン協定の実施のための協定」（シェンゲン実施協定）(Convension d'application de l'Accord de Schengen) が署名され[41]，1995 年 3 月に発効した。このシェンゲン実施協定には，前述の 5 ヶ国のほかに，イタリア（1990 年），スペイン，ポルトガル（1991 年）が加わり，7 ヶ国体制になった。シェンゲン協定による域内国境における入国管理の廃止は，1997 年のアムステルダム条約付属議定書の「シェンゲン・アキ」により，他の EU 加盟国もシェンゲン実施協定に定める「シェンゲン空間」に包摂されることになり，EU 共通移民政策へと組みこまれていくことになった。その内容はいかなるものであったのか。この補足協定は第 2 条第 1 項で「域内国境の通過はどこにおいても人に対するコントロールを経ずに行われる。」と定め，経済活動，国籍の条件なしに原則としてすべての人を対象とした点は注目されるが，各国における犯罪の増加や治安への懸念が高まることになった。全 142 条からなるシェンゲン実施協定のうち自由移動の原則に関わる規定は一項を占めるに過ぎず，残りは治安の維持を目的とした政策，警察司法協力，第 3 国国民に対するビザ及び入国管理政策などに対する具体的な措置とその制限について規定されている。

シェンゲン協定で決定されたことはそのすべてが完全に締約国を拘束するものではなく，第 2 条第 2 項で「締約国は他の締約国と協議の上，一定の期間状況に応じた自国による国境管理の実施を決定できる」とあるように，例外的な措置も認められている。また共通ビザ政策に関しては 3 ヶ月までの滞在については全締約国に有効なひとつのビザが導入され，それを超える滞在については

各締約国の交付するビザが必要であるが，3ヶ月以内の滞在に関しても第3国国民に対して締約国が独自のビザを要求することが認められている。このような例外的な措置は人の移動の自由を実質的に否定することにもつながりうる。

共通ビザに関しては問題もある。それは締約国が自国の旧植民地などにおいては入国の際ビザを免除してきた場合があるからである。このような免除制度は全締約国にあてはまることではないため制度の中では適用されない。その結果今までビザを免除されてきた第3国国民に対してもビザを求めることが必要となった。また共通ビザを発給する際，その共通の基準は最も条件の厳しい国に合わせられる。それまで比較的条件が緩やかだった国への条件が厳しくなり，自由移動の制度の下，第3国国民は従来よりも厳しい条件を求められるという矛盾した状況におかれることになった。

この実施協定[42]では，域内国境での検問廃止に伴う治安の悪化，特にテロリズムや麻薬など国際犯罪取締の対策として，「シェンゲン情報システム」が創設された。国境規制の廃止に伴う犯罪者の国境を越える自由移動に対処するため，各締約国警察当局間で共通の大規模な犯罪情報網が構築された。その後，アムステルダム条約の付属議定書「シェンゲン・アキ」を根拠に，イギリスとアイルランドを除くすべてのEU加盟国が参加する，いわゆる「シェンゲン空間」ができあがった。こうしてマーストリヒト条約を改正したアムステルダム条約においてEU条約の枠外に置かれていたシェンゲン・グループをも，EUの枠内に1999年1月以降取り込まれることになった。

EU域内においては，イギリスとアイルランドを除く全てのEU加盟国で域内国境検問の廃止を行うため，現在では，シェンゲン実施協定の拡大によって「シェンゲン空間」にあるすべての加盟国で域内国境検問が廃止されている。しかし，出入国管理の統一基準に関しても各国に例外を設けていることは，一国の決定がシェンゲン全体に対する決定となることを考えると第3国国民にとっては国境が撤廃されたとはいえない。

アムステルダム条約によりようやくシェンゲン実施協定とそれに基づく成果（シェンゲン・アキ）はEUの枠内に統合されることになった。これに伴い，5年以内に欧州市民または第3国国民が域内国境を通過する際の管理を廃止することを定め，域外国境での検問を実施するにあたり，とられるべき基準と手

続き，ビザに関する法規を整えることが定められた（EC条約第62条）。

(5) EU域内における第3国国民と移民政策

特別な地位を持たない第3国の国民は域内では統一した地位を与えられていない。タンペレ欧州理事会では，加盟国は合法的にEUに滞在する第3国国民に対して公平な待遇をする必要性を強調した。そこで欧州委員会は長期滞在者の地位に関する指令を制定することを提案した（COM 2001/127 final）。この提案では，ある加盟国に一定の期間滞在した者には長期滞在者の地位を与え，欧州市民が享受する権利にできるだけ近い権利を与えるべきであるとされた。これは他の加盟国に滞在できる権利を含め，アムステルダム条約第63条第4項を実質化することにもつながる。その具体的な内容を見てみよう。

EU加盟国における第3国国民の滞在が短期的である者，たとえば難民申請を待つ者，季節労働者，一時的な保護を受けている者，学業または職業訓練を受ける者等，はこの指令の対象から除外される場合もありうるが，基本的には加盟国に滞在するすべての第3国の国民にこの指令は効力を持つとされる。またこの指令は，差別禁止の原則（EC条約第13条），そして欧州基本権憲章第21条に基づいて適用しなければならない，とされる。

それでは第3国国民の長期滞在の地位はどのような条件を充たせば得られるのか。第3国国民が加盟国に5年間の連続して合法滞在した場合，加盟国は長期滞在者の地位を承認しなければならない。しかし，6ヶ月以内の不滞在や兵役，仕事上の理由，学業，産休という具体的な理由による不滞在は滞在期間に含まれる。第3国国民は，長期滞在者の地位を得るために本人とその家族に健康保険，安定した所得・財産があることを証明しなければならない。加盟国は公共の秩序や国内の安全に脅威を与える個人に対してはこの地位を拒否することができる。権限を持つ機関は地位の申請がされてから6ヶ月以内にその地位を与えるか否か決定しなければならない。そして，その地位を拒否する場合はその個人に対して理由，再申請手続きの可能性，申請者が行動をとるべき期限を書面で通告しなければならない。長期滞在者は10年間有効で，自由更新される滞在許可証を得る。この地位が取り上げられるのは，2年間その領域から離れる場合，地位を不正に取得した場合においてのみである。長期滞在者の地

位を取得した者は，EU 加盟国の国民と同様，① 賃金，非賃金労働へのアクセス及び雇用，労働条件，② 教育，職業訓練，資格の承認，③ 福祉手当と疾病保険，④ 社会手当，税金，財やサービスへのアクセス，組合に所属する自由などの諸権利を享受できる（Council Directive 2003/86/EC）。

2000 年 11 月欧州委員会は，「共同体移民政策に関する委員会通知[43]」（COM (2000) 757 final）において，人口動態や経済的な視点からも，医療専門職などの高度専門技能を持つ第 3 国国民については，原則的に受け入れる立場を打ち出し，EU 共通移民政策へと大きく政策転換をはかりつつあることを内外に示したように見える。しかし，現実には，とくに第 3 国国民の受入国となる加盟国が，移民管理コストを自国のみで負担することに躊躇し，費用負担をも含めて制度・政策的にも EU レベルでの対応を求めた結果であると見ることができる。

おわりに

以上のように多くの移民を受け入れてきた欧州諸国の歴史的経験から，同化政策をとるのか，多文化主義的政策をとるのか，両者を折衷した方式をとるべきなのか，あるいは移民受け入れ自体をできる限り制限するのか，社会的合意を形成する上でわが国も多くを学ぶ必要がある。また移民受入国においては，「シチズンシップ（市民であること）」を社会的連帯の成員資格であるとすれば，移民労働者であるか否かにかかわらず，その労働が尊重され，ひとりの人間としてその尊厳を保てるように，居住者に社会保護を与えられることが望ましい。それゆえ国際社会においては，ILO が「外国人労働者の相互的待遇に関する勧告」（第 2 号勧告）などを採択し，また「内外人平等待遇の原則」(Principle of Equality of Treatment)のもとで，「移民の障害，老齢，寡婦，および孤児保険に基づく権利保全のための国際制度確立に関する条約」(1935 年）や「移民労働者に関する条約」(1949 年），「社会保障における内外人平等待遇に関する条約」（1962 年），「社会保障の権利のための国際システム確立に関する条約」（1982 年），国際連合の「外国人労働者およびその家族の

権利の保護に関する条約」(1990年)など,外国人の権利や生活を支援するために,国際機関が国際規範の形成と確立のための努力を続けてきた。いずれの国に居住しようとも人間としての尊厳を保つことのできる共通の国際人権保障が確保されるのが理想ではあることはいうまでもない。

　しかし現実には,国民国家システムのもとで,受入国の国籍を持った「国民であること」が社会的連帯のための成員資格とされる場合が一般的であり,EU域外諸国からの移民医師などの外国人労働者とその家族に対しては,各受入国の裁量事項とされ,外国人受け入れ政策と財政的許容度の範囲内で,一定範囲内の社会保障が提供されているに過ぎない。移民や難民,とくに不法滞在者,不法就労者にとっては,社会保障,医療保障の不適用など排除される対象となりやすく,悲惨かつ深刻な問題も少なくない。現在のところ,EU諸国家は,移民受入政策を策定し,実施する重要な役割を担っている。しかし,EU加盟国のような先進諸国家がグローバルな経済システムとEUの超国家的な統合プロセスに組み込まれる過程で,徐々に国家主権が影響を受け,侵食され,国家システム自体が変容しつつあり,EU共通移民政策の形成へ動きつつある。つまりグローバル化と欧州統合が深化する中で,一方では加盟国の経済的規制面での役割が低下する側面があるが,他方ではグローバル化と欧州統合に伴う,人の越境移動に関連した国内法の改正が必要となり,S・サッセンも指摘するように,国家が諸制度の改革を行ううえで戦略的な拠点としての役割を演じている[44]のもまた事実である。

　EU域内における医療専門職の移動が欧州市民の医療保障,健康保護に資するためには,どのような枠組みを設ければよいのか。また,EU域外から医療専門職を受け入れた場合には,域外諸国の医療保障体制にも大きな影響を与えることが指摘されている。WHOでは,医療専門職の国外,特に開発途上国からの医療専門職の採用に関して送出国の医療提供に悪影響を与えないよう倫理的配慮を求めている。これまで見てきたようにEUにおいてはEU域内の経済発展を成し遂げるために人の自由移動政策を促進しており,EU域内という大きな枠内での国境を越える専門職の相互承認という制度を設けて,人の移動の障壁となるものを取り除いてきたと考えてよいだろう。

注

1. EEC Council Directive 68/360.
2. Commission Regulation 1612/68.
3. Commission Regulation 1251/70.
4. OJ L 180/26, 90/361, OJ L 180/28, 90/365, OJ L 180/28, 90/366, 13, 7, 1990.
5. OJ L 317/59, 18.12, 1993.
6. Treaty of Nice, Article 3,14.
7. European Commission, *Freedom of Movement for Persons in the European Community*, European Documentation 3/1982.
   小城剛「労働者の自由移動に関するECの立法」『日本EC学会年報』第2号1982年。
8. Treaty of Nice, Article 3.
9. Ibid., Article 3. c,d.
10. Ibid., Article 14. (2).
11. Convention d'application de laccord de Schengen du 14 juin 1985,Action Commune du 10 mars 1995 adopte par le Conceil sur la base de l'article K.3 du trait sur l'Uion europeene concernuant l'unit Drogues Europol, JO n L 62 20. 3. 1995, pp.1-3。福田耕治「EU/加盟国警察協力におけるユーロポールの役割とeガバナンス―欧州公共空間の安全確保とEU条約『第3の柱』の改革」『ワールドワイドビジネスレビュー』第3巻第2号、同志社大学、2002年、4-25頁を参照されたい。
12. アン・ダルトロップ著、金丸輝男監訳『ヨーロッパ共同体の政治』有斐閣、1984年、65頁。
13. EC Teaty, Article 39. (Treaty of Nice).
14. Ibid., Article 41.
15. Ibid., Article 42.
16. Ibid., Article 43.
17. Ibid., Article 44.
18. Ibid., Article 45.
19. Ibid., Article 46.
20. Ibid., Article 47.
21. Ibid., Article 48.
22. Ibid., Article 49.
23. Ibid., Article 50.
24. Ibid., Article 51.
25. Ibid., Article 52.
26. Ibid., Article 53.
27. Ibid., Article 54.
28. Ibid., Article 55.
29. Ibid., Article 17.
30. Ibid., Article 18.
31. 欧州オンブズマンの任務は、申し立てられた事項について調査を行い、行政の瑕疵・過誤を確認した場合、関連機関にその内容を通告し、通告を受けた機関は3ヶ月以内に見解を表明することを求められる。欧州オンブズマン制度についての詳細は、福田耕治「EUオンブズマン制度の創設と共同体行政の監視(1)」『法学論集』第50号、同(2)『法学論集』第51号、1995年参照。
32. Directive 93/96/EEC.
33. Directive 90/365/EEC.

34 Directive 90/364/EEC.
35 Davies, Karen, *Understanding EU law*, CAVENDISH Publishing, 2003, pp.107-108.
36 EC Treaty, Article42. (Treaty of Nice).
37 Ibid.
38 The Treaty of Lisbon, Consolidated Version of EU Treaties, 2007.
39 Christiane Wiskow, Health worker migration flows in Europe : Overview and case studies in selected CEE countries, *International Labour Office*, Geneva 2006, p.24.
40 http://www.zuwanderung.de/english/2_Staatsangehoerigkeit.html
htttt://www.auswaertiges-amt.de/diplo/en/WillkommeninD/EinreiseUndAufenthalt/Staatsangehoerigkeitsrecht.html. 外国籍の夫婦からドイツで生まれた子供については，18歳から23歳までの間にドイツ国籍か両親の国籍のいずれかを選択できるように改正された。
41 このシェンゲン補足協定は，以下のよう全8編142ヶ条から構成されている。
第1編定義，第2編域内国境での検問廃止，第3編警察と治安，第4編シェンゲン情報システム(SIS)，第1章SISの設置，第2章SISの操作と利用，第3章SIS内部におけるデータ保護とデータ保証，第4章SISの費用負担，第5編商品の輸送と自由移動，第6編データ保護，データの混用に対する個人の保護，第7編運営委員会，第8編最終規定，から構成される。
42 1990年6月19日「共通の国境における監視の漸進的撤廃に関するベネルクス経済連合各国，ドイツ連邦共和国，およびフランス共和国の政府間1985年6月14日のシェンゲン協定実施のための協定」(Convension d'application de l'Accord de Schengen)は，「シェンゲン実施協定」と呼ばれ，全8編，142ヶ条から構成される。福田耕治「EU/加盟国警察協力におけるユーロポールの役割とeガバナンス」前掲論文，5-6頁参照。
43 European Commission, Communication from the Commission to the Council and the European Parliament on a Community Immigration Policy, COM (2000) 757, 22 November, 2000.
44 サスキア・サッセン著／田淵太一・原田太津男・尹春志訳『グローバル空間の政治経済学』岩波書店，2004年，65-66頁。

第2章
EU 各加盟国の医療保障・医療保険制度の比較
―財源の持続可能性と患者・医療専門職の移動との関わり―

はじめに

　EU における医療制度の共通原則は，連帯，公正，および組織や構造の如何に関わらないアクセスの普遍性であるといわれる[1]。現在，「欧州社会モデル」あるいは「欧州社会市場経済」は，EU 統合の基本原則として認識されている[2]。そこで EU の医療戦略としては，① アクセシビリティ（accessibility），② 質の向上（improvement of quality），③ 財政の持続可能性（financial sustainability）が挙げられる[3]。WHO の定義によれば「アクセシビリティとは適切な医療サービスに到達できる国民の割合である[4]」としている。欧州基本権憲章第 35 条において「すべての EU 市民は国内法の制度のもとで医療へのアクセスの権利を有する」とされている。このアクセスには 2 通りの観点がある。第 1 はすべての人が排除されることなく，「最低限度の医療保障」をするという考え方であり，第 2 は「同レベル」の医療へのアクセスを保障するという考え方である。これらの戦略のもとで，EU 各加盟国においては，どのような医療保障がなされているのであろうか。患者および医療専門職が国境を越えて移動する際，移動先の医療保障制度が自国の医療保障制度と異なる場合には，その医療制度の相違が，自由移動の大きな障壁となり，あるいは逆に越境移動の誘因となりうる場合もある。そこで，本章では，EU 諸国の医療制度を，患者および医療専門職の自由移動との関連において，以下の 3 つの側面に焦点を当て，分析したい。

　医療制度はその国の歴史的背景を無視することは出来ず，形成過程の文脈から捉える必要がある[5]。そこでまず第 1 に，EU 加盟国の医療制度がどのよう

に形成され，現在の制度に至ったのか，その背景について概観する。第2に，各国の医療制度を支える医療財源について明らかとすることで，負担者と医療保障との関係性について考察したい。第3に，医療保障は各加盟国において特定の範囲の人を選択的に対象とするのか，あるいはすべての人を普遍的に対象とする，アクセスの公平性が保たれているのか否か，について検討を行う。これらの比較分析を踏まえて，各加盟国の医療制度がどのようにEU域内における患者や医療専門職の国境を越える自由移動に影響を与えるのか，について考察を行うことにしたい。

第1節　医療保障制度の分析視角
—財政的観点から見た構成要素とその関係

(1) 患者，医療提供者，第3者機関の関係

それでは医療サービスの提供は，どのような構成要素から成り，その関係性はいかなるものであろうか。医療保障制度は，国民が疾病に罹患した際の金銭的リスクに対する保護を，第3者が提供するという形で発展してきた。

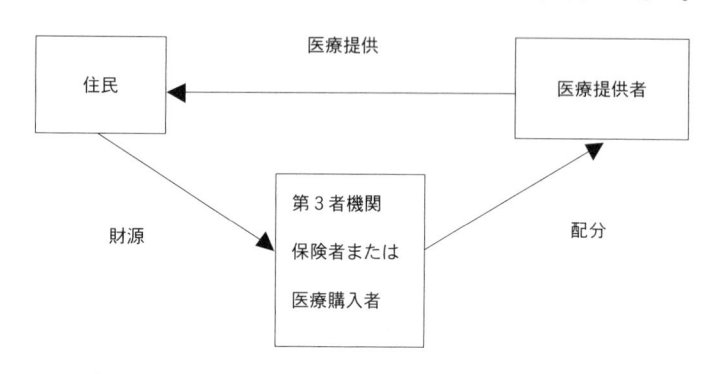

図2.1　医療保障における3者の関係

出典：Elias Mossialos and Anna Dixon et al., *Funding health care options for Europe, European Observatory on Health Care Systems Series*, Open University Press, 2002, p.2.（エリアス・モシアロス他編著『医療財源論　ヨーロッパの選択』一圓光彌監訳，光生館，2004年，3頁。）

エリアス・モシアロス（Elias Mossialos）らによれば，医療提供者は医療サービス，薬剤，医療器具等の医療資源を患者に移転し，国民は疾病リスクに対し，あらかじめ財源を第3者に移転しておき，第3者はその財源のなかから，医療提供者に財源を移転するという関係にある。第3者機関は，公的機関，あるいは，民間機関の場合もあり得る。財やサービスの移転の最も簡潔なものは患者による医療提供者への直接払いであるが第3者を介在させることで疾病リスクの不確実性に対処し，リスクの分散が可能となる。また，これは，個人間の所得再分配にも繋がる。

(2) 医療財源の徴収方法，徴収機関との関係

医療保障制度では，誰がどのような形で支払いを行い，またどのように徴収するのかということが重要となる。図2.2に示すように医療財源は個人あるいは法人，企業から得ており，財源の調達は，租税，社会保険料，民間保険料，個人の貯蓄積立，患者の直接払い，借り入れ，支援金，寄付金という形式による。徴収機関としては政府，独立公的機関，民間営利・非営利組織，医療提供者などである。

(3) 医療財源の調達と配賦

現実の医療保障財源は，エバンズ（Evans）によれば，租税財源（Tax Financing：TF），社会保険の保険料収入，（Social Insurance：SI），自己負担（User Charge：UC），民間保険料（Private Insurance：PI）などであり，これが，財やサービスの価格（Pice：P）に数量（Quantity：Q）を乗じたものに等しくなる[6]。これが医療サービス提供者の所得，賃金率（W）に，投入労働時間（Z）を乗じたものと同一となる。すなわち，以下の等式が成り立つとされる。

$$TF + SI + UC + PI = P \times Q = W \times Z$$

税方式とは租税の要素が他の構成要素より非常に大きい場合をいう。これに対し，公的保険料を主たる財源とする方式が社会保険方式であるが，実際には欧州加盟国において複数の財源の組み合わせによって医療保障がまかなわれている[7]。

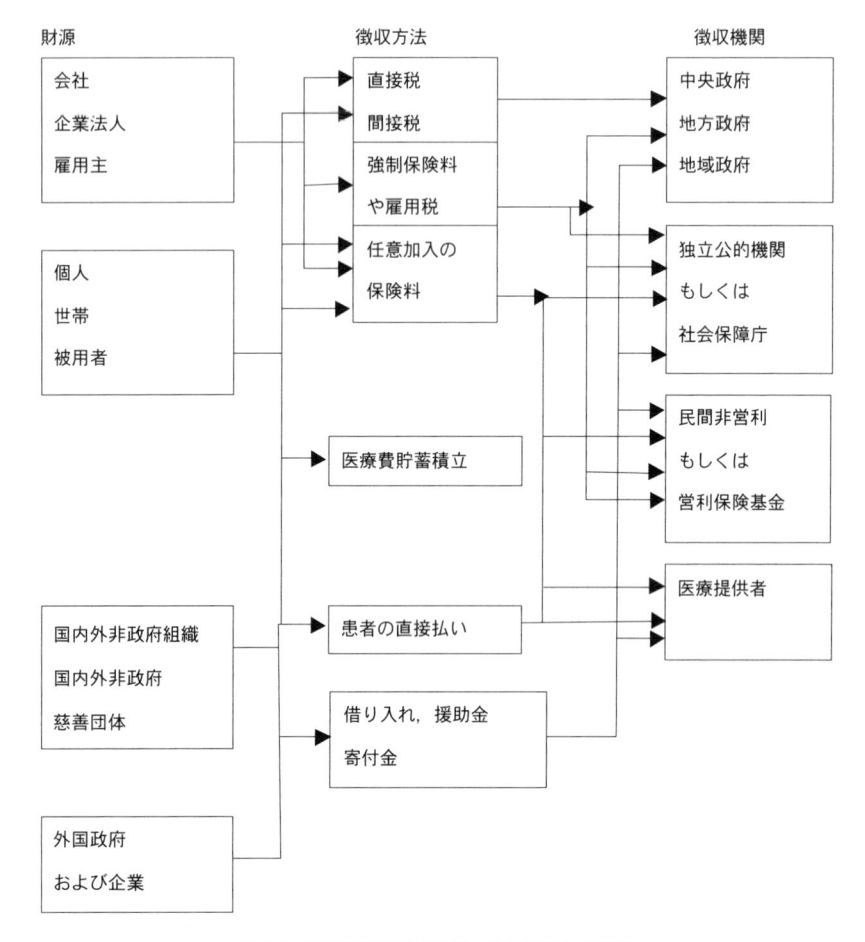

38　第2章　EU各加盟国の医療保障・医療保険制度の比較

図2.2　医療財源の徴収方法，徴収機関との関係

出典：Elias Mossialos and Anna Dixon et al., *Funding health care options for Europe*, European Observatory on Health Care Systems Series, Open University Press, 2002, p. 5.（エリアス・モシアロス他編著『医療財源論　ヨーロッパの選択』一圓光彌監訳，光生館，2004年，8頁。一部修正。）

※医療費貯蓄積立とは，一定の金額を個人が疾病リスクに対して積み立てる義務を課すものである。

(4) 医師・医療機関の支払い方法と医師の行動に与える影響[8]

　医師や医療機関への支払い方法は医師の行動にどのような影響を及ぼすのであろうか。それぞれの支払い方法について概観してみよう。

医師，医療機関への支払い方法として出来高払い，包括払い，人頭払い，総額予算制がある。

出来高払いは提供した医療サービスや医療材料に対し，個別に支払いがなされる方式である。医師が必要と認めた医療サービスの費用を補償するというものであり，個々の患者に応じた医療サービスを提供することができる。反面，医師の裁量の範囲が大きく，医師の過剰診療に結びつく可能性がある。

包括払いとは患者を診断群に分類し，各分類に応じた包括的な報酬額を設定するものである。包括払いの場合には標準化されたサービスが提供され，医療コストの削減が可能となる。他方で，過少医療の危険性があり，コストのかかる患者の受診を回避するなど医師による患者の選択といった問題が生ずる可能性もある。

人頭払いは，患者が受診する医師を登録し，患者1人当たり一定額が支払われるというものである。これは家庭医・一般医 GP（General Practitioner）制度と結び付けられ，登録した患者について医師が責任をもつという考えに基づいたものである。不必要な医療サービスを抑制する効果が期待できる半面，過少医療の危険性や医師による重症の患者の登録回避などの問題が生じる危険性を招きかねない。

総額予算制とは医療機関に対し，年間総予算が前年度の実績に基づき，設定されるものである。これは医療費抑制が行える一方，他方で，過少医療の危険性があり，効率的な医療を提供するインセンティブが働きにくいなどの問題点もある。

それでは EU 加盟国の医療制度はいかなるものであろうか。EU 加盟国には，多様な医療保険制度が存在している。これは，社会保障制度の形成の歴史が加盟国ごとに異なることに起因する。ピータースミス（Peter C. Smith）によれば西ヨーロッパの医療制度はイギリス国民保健サービス（National Health Service ; NHS）などのように中央集権化された公的部門の制度，スカンジナビア諸国など地方政府が主体となる制度，雇用を基礎としたオーストリアやフランスなど社会保険制度によるもの，ベルギー，ドイツ，オランダなどのように社会保険制度を改革し，被保険者が保険者を選択可能な制度に分類できるとしている[9]。とはいえ，EU 諸国の医療財源，制度については一般に

次の2つの制度で説明することができるとされている。その第1は,「ビバレッジモデル」といわれる一般的な「租税」による公的財源方式である。第2は,「ビスマルクモデル」と呼ばれる強制的もしくは義務的な「社会保険」に基づく公的保険方式に大別することができる。本章では,本研究の目的との関係から財源による分類を用い,各加盟国の医療制度について分析を行うことにしたい。第1に各国の医療制度は,その歴史的背景に依存しており,まず形成過程をみることにしたい。第2に医療へのアクセスがすべての国民に保障されているのか否か,アクセシビリテイについて明らかにしたい。第3に医療の質や効率性といったものには,被保険者の医師や保険者の選択といった競争原理が係わってくるため,これらについてみていくことにする。第4に財政の持続可能性といった観点から患者の自己負担や医療者への支払い方式,財源などについて検討したい。

(5) 医療サービスへの普遍的なアクセスとその障壁となるもの

各加盟国の医療制度を概観する前に,EU加盟国が自国の医療制度を普遍的な医療制度へと発展させてきたことを認識する必要がある。普遍的な医療制度とはどのようなものであろうか。医療サービスの普遍的制度とは,以下の5つの特徴を有する。すなわち,第1に医療に対するアクセスへの基本的手段を提供すること,第2に公的資金を主要な財源とすること,第3に加入は義務的であること,第4に給付が広範囲であること,第5にニードにあわせた資源の配分,アクセスであることなどである[10]。

この医療へのアクセスにはどのような障壁が存在するのであろうか。

その障壁は次の6つの側面から捉えることができる。

まず,第1に医療サービスがカバーされる人口である。難民や非合法の移民に対する医療サービスへのアクセスについて医療保障への加入状況は明確ではない。また合法的に居住している市民に対してすべて医療保障が適用されるか否かについては医療サービスの給付がどのように構成されているのかという問題が生じる。たとえば職域ごとの疾病金庫などの雇用に基づいた社会保険制度では失業者について制度的な対応が要請されるからである。たとえばドイツにおいて前述のように強制的な保険の加入者が88%を占め,代替的な民間保険

によって10％以上の人が医療保障を受けており，2003年には医療保険のないものは0.2％に過ぎなかったが，2005年の改革によって失業給付の規制が厳格化したことで医療保険を持たない人が増加した。アイルランドでは，一定収入以下のもの，慢性疾患を有するものについては公的制度によって医療保障が受けられるが，これらの基準にあてはまらない人たちは入院治療など中核的サービスのみ公的制度で保障されるがその他については利用者負担となっているため，任意医療保険を購入しなければならない。

　第2に，医療保障の給付範囲である。各加盟国において給付範囲がより明確化される傾向にあり，また給付内容もより制限されるようになってきている。各加盟国によっていくつかのサービスは保障の程度が異なっており，給付の対象となっていないものも存在する。たとえば歯科治療や眼科治療については，公的制度によって保障されにくくなっている。たとえばオランダでは普遍的医療保障の導入によって医療サービスの治療効果が評価されることとなり，費用対効果分析が進められてきている[11]。長期的な介護は医療ではなく福祉部門にその責任が移行されつつある。

　第3に費用分担の問題である。各加盟国において需要サイドによる費用分担すなわち患者の一部自己負担という手法がとられている。患者の自己負担には直接払いという保険などではカバーされないものやサービスについて患者が全額費用の支払いを行うもの，医療保障で大部分カバーされるが費用の一部を利用者たる患者が負担する費用分担，医師に対する謝礼など非公式な支払いなどの種類がある。費用分担には提供されるサービスやモノに応じて定額を負担するもの，費用に応じて定額を利用者が負担するもの，利用者が負担する費用の上限が定められ，それ以上については控除されるものの3種類に分類される[12]。患者の一部自己負担で最も一般的なものが処方薬の薬剤費であり，GPや専門医の診察費，入院費用についても定額負担という形態で患者が一部負担金を支払うようになってきている。

　一般に自己負担のない場合には医療サービスに対する過剰な需要が生じるため，医療支出が増大するとの指摘がある。これは利用者による「モラルハザード」の問題とされ，利用者が費用の1部を負担することで不必要な医療サービスの需要を抑制しようとするものである[13]。詳細は後述するが，EU各加盟国

では患者による費用負担が増加しており,経済的に脆弱なものにとって医療へのアクセスを妨げられる結果となる。このような弊害を防ぐために各加盟国では年齢や収入,健康状態や疾病のタイプたとえば慢性疾患などの高リスクの人たちについては自己負担の軽減,負担額の上限の設定,自己負担の免除などの措置がとられている。

第4に地理的なアクセスに対する障壁もある。すなわち医療サービスにアクセスするための時間コストや搬送コストも重要な障壁の1つである。アルベル(Jenes Alber)とコーラー(Ulrich Kohler)の報告によればEU旧加盟国では病院に20分以内にいくことが出来るのは人口の約50%であるのに対し,新規加盟国では38%であるとされている[14]。加盟国間の格差があるのみならず,国内レベルでも地域格差が存在する[15]。オランダは20分以内に病院にいくことが出来る割合が最も高くなっているが,これは保健省が医療サービスを受けるために要する時間を病院については最大30分,GPに関しては15分という基準を設定したことによるものである[16]。

第5に組織的な障壁である。待機リストがこれにあたり,患者が自己負担する能力を有し,給付対象であっても待機リストの存在は適切な時期に適切な治療を受けるための障壁となる。イギリス,オランダ,イタリア,ポーランドなどでは待機リストが存在する。医療への財源の投入,医療提供体制の再構築によって待機リストの問題への対応が要請される。また,同じ医療サービスに対する公的保険制度と任意保険制度の混在は医療サービスへのアクセスの不平等を招きかねない。公的制度による場合のほうが治療を受けるためにより長い時間待たなければならないという問題が生じる。待機時間を短くするために非公式な支払いをするという場合にも支払い能力が障壁となる。

第6にアクセス可能なサービスの利用に係わる障壁である。これは利用可能なサービスとサービスの利用に係わる問題である。社会経済的な問題がこれにあたる。プライマリーケアではそれほどではないが,特に専門医療については患者の経済状況による不平等が生じる場合もある。以上のような分析視角から,以下において各加盟国の医療制度をタイプ別に整理し,検討していこう。

第 2 節　公的社会保険に基づく医療制度を採用している加盟国

(1) フランスの医療制度

　現在のフランスにおける社会保障制度は，どのようにして形成され，いかなる特質があるのだろうか。1945 年「社会保障の組織に関する大統領令[17] (Ordonnance of 4 October 1945) を根拠として確立された。この内容は，労働者やその家族を対象に社会保険，労働災害や職業病老齢被用者手当ての給付，家族給付を行うものとしていた。1961 年に農業従事者に対する義務的健康保険制度 1966 年に自営業者に対する健康保険制度へと拡大していった。

　1967 年にフランスでは最初の重要な社会保障改革が行われた。医療保障，年金・家族給付，労働及び職業病関連保障の 4 つに分けられ，労働者と雇用者間の協議システムが確立された[18]。フランスにおける疾病（医療）保障は，「国民連帯」という理念の下で，労使による自治を基本原則として運営されてきた[19]。被用者保険制度には一般制度（*Régime général*）とパリ市交通公社，船員，軍人を対象とした特別制度があり，一般制度がほぼ 80％占めており，農業者制度（*Matualité Sociale Agricole*）が 7.2％，独立自営業のための制度（*Caisse Nationale d'Assurance Maladie des Professions Indépendante*）が 5 ％を占めている[20]。フランスでは 1999 年以前は，職域ごとに発展してきた医療制度であったため，離婚した女性，寡婦で子どもが 3 人以上いない者，資産はあるが働いていないもの，社会保険料を負担しようとしないものは無保険者となっていた。しかし，2000 年 1 月 1 日から実施された「普遍的医療カバレッジ制度」（*couverture maladie universelle* : CMU）の下では，強制加入の対象とならないこれらのフランス在住のフランス人および外国籍の人を対象とし，一般制度に加入できるようにし，基礎的疾病給付と呼ばれる低所得者の保険料の減免が実施されることとなった[21]。この制度の導入により，医療保険制度が雇用に基づいた制度から，普遍的な制度へと適用範囲が広がってきた[22]。つまり，すべての人に，医療へのアクセスを保障する制度となった。このほか共済組合や相互扶助組合，一般の保険会社などによる補足制度がある。

この補足制度である民間健康保険の対象は，公的医療保険における自己負担分と差額ベッド代，私費診療の医療費などである。フランスでは民間の職域単位の非営利共済制度（mutunelles）が発達していたことにより，民間医療保険の加入率は87％から90％と高く[23]，公的医療保険と民間医療保険の2階建ての制度により医療給付制度が成り立っている。

それでは公的医療保険の給付の対象となるのは，いかなる医療サービスであろうか。また，患者は，どの程度，負担することになっているのか。給付の対象は，入院医療費，外来医療費，薬剤費等の医療サービスであり，医療サービスや疾病の種類によって給付の割合が異なる。入院費は80％[24]，医師の診療は，70％[25]，歯科治療は70％[26]であり，慢性疾患患者に対して自己負担はない。また，近年，家庭医（GP）にゲートキーパーとしての機能をもたせる主治医制度（médecin traitant）が導入された。かかりつけ医として登録されている家庭医GPの診療を受けた場合，患者は70％が償還され，30％自己負担であるのに対し，登録外の別のGPに診療を受けた場合には50％が償還され，50％が自己負担となり，患者が，かかりつけ医を登録し，かかりつけ医にまず診療を受ける経済的インセンティブを与えた。2008年からは費用に対する患者の意識を高めるために医師に診察を受けるごとに1ユーロ[27]負担することとなり，また医薬品についてもジェネリック薬品処方の積極的使用なども進められている[28]。薬剤費については効果の高い医薬品については100％償還されるが，治療効果によって65％償還されるもの，35％のもの，償還されないものなど償還率が異なっている[29]。この公的健康保険の管理運営は，「疾病金庫」（caisse）が行っており，一般制度については，「全国被用者疾病保険金庫」（Caisse Nationale d'Assurance Maladie des Travailleurs Salariè：CNAMTS）が管理運営を行ってきたが，2004年の改革により，公的医療保険については，全国健康保険基金連合（Union Nationale des Caisses d'Assurance Maladie：UNCAM），民間医療保険については，全国民間保険連合（Union Nationale des Organismes Complémentaires d'Assurance Maladie：UNOCAM）が創設された[30]。

フランスにおける公的医療保険は，いかにして賄われるのであろうか。公的医療保険の財源は，労使拠出の保険料であり，報酬全体を対象に被用者が0.75

％，雇用者が 13.1％の保険料率を負担し，一般社会拠出金（CSG），国庫補助，目的税(タバコ，酒など)の税収等である[31]。CSG は，1991 年家族給付のための目的税として導入され，ジュペ改革によって医療保険へ充当されるようになった[32]。CSG は労働収入だけでなく，資産収入などを含む広い範囲を課税対象としているため，職業間，世代間の負担の公平に資するものであると考えられる。1996 年の制度改革では，社会保障予算法が，フランス議会の議決対象となり，疾病保険支出国家目標（*Objectif national de depenses d'assurance maladie*：ONDAM）が設定され，医療費赤字の削減を行うこととした[33]。2004 年疾病保険改革法が制定された。これにより，新たな医療カードの配布など医療の個人ファイル（*dossier médical personal*）化を徹底し，主治医制度の導入と主治医以外の診療を直接受けた場合の自己負担額の引き上げ[34]，医療の質を向上させるための独立機関である保険高等機関（*Haute Autborité de Santé*）[35]が創設された。

最後に，フランスにおける医療サービスの提供体制は，どうであろうか。医療提供体制の整備のため，フランスでは，「医療地図」（*carte sanitairè*）が病院計画の量的手法として，また「地域医療戦略計画」（*Schéma Régional D'Organisation des Soins*；SROS）が質的手法として用いられてきたが，SROS に計画手法が統合された。これは地域医療提供体制整備を目的とし，地域における病院のネットワークの向上を目指すものである[36]。また，地域ごとの医療提供者の偏在について，公的機関は，受け入れ枠制度やインターンシップのポストの数などでこのような問題に対処しようとしている。地域格差は，減少してはいるが，予想したとおりの結果は得られていない。

GP は出来高払いであり，1 回あたりの診療費は，専門医が，23 ユーロ，GP は 22 ユーロであり，これは政府，公的保険機関，医師会との交渉によって決定されている。医師は，医学研究総期間に基づき加算することができる[37]。

3 分の 2 の病床が政府所有か非営利病院であり，残りが民間営利診療所である。また，大学病院はすべて公的病院である。病院の医師は官民に関わらず，勤務医であり，1968 年から公的病院で私費による患者を診療することが許されるようになった[38]。2008 年から病院および診療所は診断関連群のような予想支払い制度で償還がなされるようになり，教育研究費が 13％を上限にまた救

急サービスや臓器移植について病院予算の平均10〜11％付加的に支払われる[39]。

(2) ドイツの医療制度

ドイツにおける医療制度は，どのように形成され，いかなる特徴を有するのであろうか。ドイツでは，労働者の相互扶助として共済組合が存在しており，鉱山，精練所，採塩所の労働者は，強制的に鉱夫共済組合に加入させられていた。1883年ビスマルクにより，「労働者の疾病保険に関する法律」が施行され，世界最初の社会保険制度が創設された[40]。しかし，それ以前から共済制度が事業所ごとに存在しており，これらの既得権が認められたため，複数の保険者が存在している。ドイツでは1990年代より，被保険者による保険者選択の自由が導入された。これは，雇用に基づいた保険計画から競争的保険計画へと転換するものであった。次に，ドイツの公的保険制度の仕組みと，医療財源の管理は，どのように行われているのか。ドイツの公的保険制度は，一般地域金庫，企業金庫，農業従事者，船員，鉱業従事者の金庫等の多様な制度設計となっているが，一定の相互連帯により，制度間のリスク調整措置を採用することとなった[41]。リスク調整と保険者の選択の自由を導入した効果は，疾病金庫の保険料率の調和化（ハーモナイゼーション），金庫間の被保険者の移動，それぞれの疾病金庫の被保険者のリスク構造的格差が生じた。ただし，疾病金庫間の保険料率の格差は縮まったものの企業基盤の疾病金庫が他の金庫に比べて依然保険料率は低い傾向にあった。そこで，年齢，性別，障害者保険に加入しているか否かなどをもとにリスク調整がはかられたが，2002年まで慢性疾患に罹患しているか否かについての調整がなされていなかったため，疾病金庫は，慢性疾患に罹患していない新規加入者を望む傾向にあった。2002年には高リスク基金（high risk pool）が導入され，年20450ユーロ以上の支払いをしなければならない被保険者についてその費用の60％を高リスク基金から補償することとした[42]。

疾病金庫として知られる200以上の健康保険金庫は，政府によって規制される自律的で非営利の非政府組織であり，使用者，被保険者の同数の代表によって構成された自主管理組織によって，金庫の定款が作成され，これをもとに運

営される。

　一般疾病保険の保険料率は各疾病金庫によって異なり，平均約13％であり，被用者の場合，労使折半となっている[43]。患者はその収入に関係なく，給付を受けられることをめざすものであり，社会法典第5巻第2条第2項に給付にかかる費用は第3者支払い方式で支払われる現物給付の原則が採られているが，患者自身が受けた治療費が正確には認識されない恐れがあり，透明性の確保が重要である。

　年収4万8000ユーロ以下の被用者は公的健康保険に対して強制加入であり，人口の約88％がこれによってカバーされている[44]。この年収を超える被用者は，強制保険の対象者ではなく，この公的健康保険や民間保険かあるいは保険に加入しないかを選択でき，人口の約10％が民間保険に加入している[45]。すべての人に対し，以前の保険や就労状況に応じて2009年から強制的な保険加入となる予定である。

　2004年から成人患者について4半期ごとに10ユーロの初診料が必要となり，外来処方薬剤については，薬剤の包装の大きさに応じた5ユーロから10ユーロの自己負担がある。また，入院治療費については，年間28日を限度とした1日あたり10ユーロの定額自己負担と5ユーロから10ユーロの処方医薬品費の自己負担がある。歯科補綴費の償還に関して，患者は費用の平均50％の一括払いを受ける[46]。年間の自己負担は，収入の2％を上限とする条項が適用され，自己負担の軽減措置がとられており，これは慢性疾患患者については1％となっている[47]。また，18歳以下の子供については自己負担がないというセーフティネットを有している。

　個人は元来医師の選択する自由を有し，GPは公式にゲートキーパーとしての機能は果たしてこなかった。しかしながら，2004年に疾病金庫は家庭医治療モデルの選択肢を採用することとなった。外来専門医療は，民間の医療提供者によって主としてなされてきているが，2004年から診療所タイプの外来医療センターで勤務医が医療サービスを提供することが許されるようになってきている。外来部門における医師の報酬は，時間給と医療行為あたりの報酬との混合方式で支払われる。これらは毎年疾病金庫と地域の医師会との交渉によって決定される[48]。

個人は病院を自由に選択することが可能であり,病院は民間であれ,公的機関であれ,主として非営利機関であるが,近年民間の営利病院も増加してきている。病院の医師は原則的に勤務医であり,一般的には外来患者の治療は許されていなかったが,2004年から一部の高度専門的医療については,外来診療を基本に提供することが可能となった。入院治療は2004年から導入された診断関連群(diagnosis-related groups : DRG)に基づく制度によってその費用が償還されている[49]。2009年から病院予算制も,DRGに置き換えられ,また外来治療に対する予算は住民の罹患率を考慮したより精巧な資源配分制度に置き換えられることになる[50]。

(3) オーストリアの医療制度

オーストリアの医療制度は,自治体への権限委譲という連邦主義の構造をとる。すなわち連邦レベル,州レベルと地域レベルとの間の共同計画,協調体制となっている[51]。

保健省(Federal Ministry of Health and Women : BMGF)の役割は,新規医薬品の承認と医療サービスにかかわる政策実施であり,州の権限当局は,医療提供の管理運営に責任を有する。同保健省は,医療保障制度と疾病金庫の監督機関としての機能をもち,社会保険基金連盟(Hauptverband der Sozialversicherungstrager)は,医薬品の処方や政策提案や州の医療サービスの提供に関するガイドラインの作成を担う重要な機関である。医療費の財源は社会健康保険による財源が45%,税負担が約25%,民間保険が約25%[52]である。21の社会健康保険金庫があり,人口の98%がいずれかの社会健康保険金庫に加入している[53]。一般社会保障法によってカバーされる労働者は,約80%であり,保険料は週給,日給あるいは時給労働者については,3.55%を雇用者が負担し,被用者が3.95%を負担する[54]。また,月給労働者については,保険料は,雇用者と被用者が3.75%ずつ負担することになっている[55]。公務員健康保険制度の加入者は,約8%であり,保険料は,雇用者が総収入の3.6%を負担し,被用者は4.1%を負担する[56]。農業従事者についても1998年から農業従事者のための社会保険制度に加入することになり,保険料は雇用者が3.7%,被用者が3.8%負担する[57]。自営業者のための保険制度には約8%が加入し,保

険料は総収入の9.1%である[58]。外来診療については，自営業と公務員は20%の自己負担となり，鉄道員，工業労働者は14%の自己負担がある[59]。また，2006年から雇用者を通じて健康保険証費が毎年10ユーロ徴収されることとなった[60]。標準クラスの入院費が年28日を上限として日額約8ユーロ要し，この費用の決定は上限10ユーロとして州に委ねられている[61]。また，扶養家族については年間28日を上限に看護費用の10%が自己負担となっている[62]。さらに1996年からスパリゾートに滞在する費用が一日あたり6ユーロから16ユーロ，リハビリをするための滞在には6ユーロ，医薬品については4.45ユーロ処方費が必要とされる[63]。民間医療保険には人口の約3分の1が加入しており，加入の動機は，診察のための待機時間の短縮のため健康保険金庫と契約していない医師の治療費や病院での追加室料（よりよい病院での滞在）のための費用をカバーするためである[64]。

外来診療はGPによって提供されるがこれに加えて外来診療所，病院の外来部門によっても提供され，近年この病院の外来部門での診療が増加してきている。GPの約57%が健康保険金庫と契約しておらず，もしこのような医師に診療を受けると健康保険金庫と契約している医師に同様の医療サービスを受けた場合の5分の4の金額が償還払いされることになる[65]。健康保険金庫と契約している医師は患者を専門医に紹介するというゲートキーパー機能を有している。外来診療所（Ambulatorien）は，連邦病院法によって規制されており，病院での入院を要しない患者に医療サービスを提供している。病院の外来部門（Spitalsambulanzen）についてはGPによる紹介を要せず，患者は直接診察を受けることが出来る。病院の外来部門は救急サービス，救急専門治療，アフターケア，予防医療診断が受けられる。オーストリアにおいて入院治療は大部分公的組織あるいは非営利組織によって運営されている[66]。

(4) ベルギーの医療制度

ベルギーの医療制度は社会保険制度を基礎としている[67]。人口のほぼ99%は，強制的な国民健康保険でカバーされており，① 入院や出産，緊急性の低い選択的手術，透析，移植，専門医療などのメジャーリスクと外来治療，外来処方薬，歯科治療などのマイナーリスクについて公務員，退職者，障害者を含

むすべての労働者をカバーする一般制度，② メジャーリスクのみをカバーする自営業者のための制度の2つの制度が存在したが2008年1月1日からすべての自営業者についてもマイナーリスクについてもカバーされるようになった[68]。国民健康保険は5つの非営利組織と1つの公的疾病金庫によって運営されている。人口の45％をカバーする全国キリスト教相互金庫連合（National Alliance of Christian Mutual Funds），人口の29％をカバーする全国社会党相互金庫連合（National Union of Socialist Mutual Funds）などの健康保険組合（Health Insurance Associations）によって国家レベルで管理されている[69]。

医療保険料の負担率は法律によって定められており，被用者が3.5％，雇用者が3.8％負担している[70]。医療費の支払い方式は，第1は償還払い方式であり，これは患者が直接全額支払いした後，疾病金庫から医療費の一部を払い戻しする制度であり，救急治療をカバーするものである。また別の方式として第3者支払い方式が存在し，これは疾病金庫が直接払い，患者は自己負担分のみ支払いをするものであり，入院治療や薬剤費をカバーする[71]。患者の自己負担は外来治療については家庭医の診療では25％，家庭医の往診は35％，専門医の診察で40％であるが[72]，家族の年収によって，最大の自己負担額が決められており，例えば，14878ユーロ以下の所得の場合には，年間450ユーロ，14878から22878ユーロ所得があるものは650ユーロまでなど，段階的に年間最大負担が決められている。これは，社会的にリスクの高い人たち，例えば，所得の低い人たちや，慢性疾患の人たちを保護する目的で導入された制度である[73]。薬剤費については約2500種類の薬剤について償還払いがなされ，100％償還払いされるもの（カテゴリーA）から，85％（カテゴリーB），50％（カテゴリーC），20％償還されるもの（カテゴリーCx）など薬効，薬剤費用の基準に基づく薬物の社会的重要性を反映して償還率が決められている[74]。

入院治療に関する患者の自己負担は，1日あたりの定率入院費，2人部屋ないし1人部屋を望んだ場合の室料，償還払いの出来ない医薬品の費用，0.62ユーロの医薬品の1日あたりの定額負担，7.44ユーロの診断検査のための1日あたりの入院費，放射線治療のための1日あたりの8.2ユーロの入院費である[75]。疾病金庫による効果的な医療サービスの提供のために医療保険に固定予

算が導入された。医療提供体制は自由の伝統に基づいており，医療業務は治療の自由と自治を認められ，医療サービスの報酬は，出来高払いである，ベルギーの医療制度ではゲートキーパーの機能は存在せず，患者は専門医であれ，GP であれ，自由に選択が可能であり，病院へのアクセスも直接行うことができる[76]。医師を自由に選択できるということは患者にとって重要な権利とみなされており，医療専門職のステークホルダーが GP をゲートキーパーとする制度に対して強硬に反対している[77]。医師の密度が高いため，待機リストはほとんど存在せず[78]，万人が医療サービスにアクセス可能である。ベルギーの医療システムの抱える問題点は，コストの抑制であり，効果的な規制が難しいという点である。

(5) ルクセンブルグの医療制度

ルクセンブルグの医療サービスは，制定法上の健康保険制度によって資金提供され，人口の 99%をカバーしている[79]。カバーされていない人々は，公務員と欧州機関や EU 諸機関やその他国際機関に雇用されている人々，失業保険や年金受給者でない失業者である。強制保険は疾病金庫連合（Union of Sickness Funds）と 9 つの職業に基づくエージェンシーによって運営，供給されている。資金源は，最大で 40%の国庫による負担，雇用者の負担が約 30%，被保険者が約 30%を負担する[80]。雇用者の負担の割合は，労働市場のセクターによって異なるが，ほとんどの被用者は，雇用者と折半の負担である。

疾病金庫連合は，ルクセンブルグや外国での入院治療の費用を出来高払いで直接給付する責任を有するが，個々の疾病金庫は，医療品や医療サービスの費用の償還払いを行う。医師は，出来高払いを基本に報酬を得ており，外来診療については被保険者の患者が償還払いを受ける。GP（家庭医）による 28 日以内の往診の場合，80%が償還され，GP や専門医の初診の場合，95%が償還される[81]。医療専門職によって提供されるすべてのサービスは専門家委員会からの詳細なプロポーサルをもとに社会保障保健省によって明確に定められ，報酬計画（fee schedule）もしくは目録（nomenclatures）として毎年発行される。医療専門職のサービスは病院の予算からではなく，疾病保険システムによって償還払いされる。

(6) オランダの医療制度

オランダにおいては,医療は歴史的には篤志家による機関によって提供され慈善に基づいた支援であった[82]。かつてこのような機関はプロテスタント,ローマカトリック,ユダヤ教などの宗教団体や人道主義などイデオロギー団体を通じて運営されてきた。ほぼすべてのオランダの病院は,民間の非営利機関であり,病院供給法(Wet Ziekenhuisvoorzieningen:WZV)によって,病院の収容力を政府によって規制されている。1960年代中ごろから,医療保険(短期医療保険),介護保険(特別医療費保険)が導入され,両者が密接に関わっている[83]。

オランダの医療制度改革は,1980年代後半のデッカープラン(Plan-Dekker),シモンズプラン(Plan-Simmons)の構想により始まった。オランダの医療・介護保険制度は,3つのコンパートメント(Compartment)で構成されている。コンパートメント1は,治療,療養に比較的長期間要する疾患,高コストな治療を中心とし,カバーする保険であり,特別医療費補償法(The Exceptional Medical Expenses Act ; Algemene Wet Bijzondere Ziektekosten ; AWBZ))に基づいている[84]。コンパートメント2は,治療,医療を中心とした短期の医療費をカバーする保険であり,疾病金庫法に基づく健康保険(Ziekenfondwet:ZFW)である[85]。コンパートメント3は,公的保険でカバーされないサービスをカバーしている民間保険である[86]。コンパートメント1の特別医療費保険[87]の加入は法律によって定められており,オランダの居住者に対し,国籍,所得の多寡,雇用されているかどうかに関わらず,原則として強制加入であり,非居住者であっても,オランダで雇用され,賃金の支払いを受け,所得税を納めている場合は強制加入である[88]。保険料は加入者の課税所得に比例して課されるが,課税所得には上限がある。保険料は,被用者の場合は雇用者が給与天引きで徴税当局に納め,非被用者の場合は非被用者自身が徴税当局に納めなければならない[89]。

2006年から健康保険法(Zorgverzekeringswert;ZVW)によってすべてのオランダの居住者,納税者は,健康保険に加入することが法的に定められた[90]。

保険者は,標準給付パッケージを提供することが法的に求められ,これに

は，GP，病院，助産師による医療，歯科治療，医薬品，医療器具，患者の輸送サービスが含まれる。公的医療保険については，被保険者は定額の保険料を支払うこととなっており，2006年には治療を受けなかった人に対し，255ユーロの払い戻しがなされた[91]が，このような「請求しなかったものに対するボーナス」という制度は廃止され，税控除に置き換えられた。18歳以上の被保険者は所定された年度に150ユーロ支払うこととなっており，自己負担は約8％であり，所得比例保険料は課税可能所得の6.5％である[92]。2006年から医療保険金庫の保険者は，民間であり，私法によって規制されることとなった。したがって営利企業として許可されることとなった。この健康保険金庫の保険者は，健康保険金庫監督局（CTX）に登録しなければならない。被保険者は保険者を選択できるが，保険者は，加入を求めるすべての居住者を受け入れなければならないこととされている。すなわち，リスクによる被保険者の直接的間接的差別は禁止されている[93]。

医師は直接あるいは間接的に民間医療保険者と契約し，業務を行っており，GPは，業務リストにある患者について人頭払いを受け，また診察ごとに支払いを受ける。大部分の専門医は病院で医療業務を行っており，3分の2は自営業者であり，上限を決められた出来高払いで支払いを受けている[94]。

大部分の病院は民間の非営利組織であり，病院予算はベッド，患者数，専門医の数に基づき固有額が支払われる。診断治療混合制度（Diagnosis Treatment Combinations：DTCs）という専門治療のための新しい制度が実施されており，病院サービスの10％がこの制度によって償還されている[95]。

オランダにおいては医療制度の効率性を高めるために「保険者間での規制された競争」というアプローチがとられている[96]。

(7) 小括──EU諸国における健康保険システムの組織と医療財源の現状および政策動向

それでは，社会保障制度においては，どのようなステークホルダーが存在するのであろうか。

EU諸国における公的医療保険制度の構造は，①疾病金庫（基金）など社会保険の支払い者，②公衆衛生供給者，急性期医療提供者，長期医療提供者な

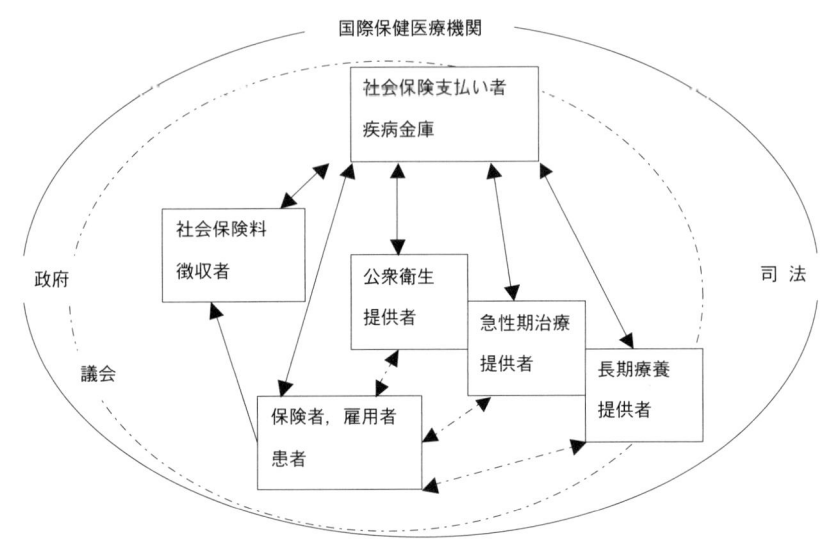

54　第2章　EU 各加盟国の医療保障・医療保険制度の比較

図2.3　医療保険制度のアクターとその関係

出所：Richard B. Salfman et al., Social health insurance systems in western Europe, World Health Organization, European Observatory on health Systems and Policie, 2004, p.35.

どの医療サービスの提供者，③ 保険者と雇用者，患者など保険料の負担者，④ 社会保険料の徴収者，⑤ その上位に国家の機関や政府，議会など政策決定機構が存在する。

　公的医療保険制度の特徴はまず第1に資金の徴収と運営が独立して行われるため，適切な説明責任の仕組みを備えることにより透明性が高められることがあげられる。第2に疾病金庫に保険料を支払うことにより受診の権利が得られる。患者が顧客としての性格を有することになる。第3に疾病金庫の収入は保険料によって決定されるため，政治的介入を受けにくいという点があげられる[97]。

　これまで公的医療保険制度のもとでは，患者は顧客として医療サービスを選択する権利があると考えられ，医療提供者の選択の自由が認められてきた。しかし，この制度は医療の効率化，医療費の抑制といった点で問題も多い。

　現在，家庭医である GP の選択を自由に行うことが出来る点では患者の医師

を自由に選べる権利が保障されているといえるが，GPに2次医療へのゲートキーパーとしての機能を部分的あるいは完全に持たせようとする傾向が強められていることから，患者の医療サービスの選択権は制限されつつあるとも考えられる。これは，2次医療へのアクセスの自由を制限することで，需要サイドの過剰診療を抑え，不必要な医療を抑制し，効率性を高め，医療費抑制効果を期待したものである。医療財源の不足による自己負担の増加は患者の医療へのアクセスに対する事実上の制限となることも危惧される。

社会保護の観点から，社会経済的に脆弱な集団には，自己負担の軽減措置がとられているが，所得による段階的な負担という制度は，運営コストを上昇させる結果となり得る。ベルギー，ドイツ，オランダなど保険者による競争を導入することで，効率化を図る試みがなされている。その効果についても検討する必要があろう。

第3節　社会保険方式と税，自己負担による混成制度をとる加盟国

ギリシアの医療制度

ギリシアの医療制度は，国民保健サービス(NHS)と強制的な社会保険，民間健康保険の混成制度として位置づけられる。NHSは公正，すべての人に平等なアクセスを保障するという原則のもと普遍的な適用となっている。これに加え，人口の97%は35の異なる社会保険基金にカバーされている[98]。

医療財源は公的資金と民間資金でまかなわれており，公的資金は直接税および間接税によるものと強制的な健康保険料であり，個人や雇用者の自己負担の割合すなわち私的資金の割合がEU加盟国の中で最も高い国であるといえる。

NHS予算は毎年経済財政省によって設定され，病院資金の約70%が税によってまかなわれており，残りを社会保障と患者の自己負担によってまかなわれている。NHSのスタッフは政府によって雇用された被用者である。NHSの医師は個人的に医療業務を行うことは禁じられている[99]。IKAという最も大きな社会保障基金が550万の受給者に対するプライマリーケアに責任を負っている。また，医療提供体制にGP導入のパイロットプログラムが進行中である。

公的部門のプライマリーケアは，プライマリーケア医療センターと病院の外来部門が提供している。2次医療，3次医療は123の一般，専門病院が提供しており，病床の約75％が公的部門である。

第4節　租税による財源方式をとる加盟国

租税には直接税であるか間接税であるかという財源の違い，国税であるのか地方税であるのかといった課税段階のちがい，普通税であるのか目的税であるのかといった課税形態の違いなどがあり，公平性，効率性が異なる。

(1) イギリスの医療制度

第2次世界大戦下に，社会保障制度の再編成のため，1941年ビバレッジを委員長とする社会保険および関連サービスに関する各省関連委員会が設置され，翌年の1942年，この委員会により「社会保険および関連サービスに関する報告書」いわゆる「ビバレッジ報告」が提出された。同報告は国民を窮乏，疾病，無知，不潔，怠惰から守るため，社会保険の形式による個人と国家の協力に立脚した総合的な社会保障制度の創設，全国民をカバーし，あらゆる診療科目にわたる包括的な医療サービス（Comprehensive Health and Rehabilitation Service）の創設が提案された[100]。1946年，「国民保健サービス法」（National Health Service Act）が制定され，1948年国民保健サービスNHSが実施されることとなった[101]。NHSはイギリスに居住するすべての人に普遍的に医療サービスを提供する制度である[102]。

給付の対象は，予防医療サービス，入院，外来，専門医療，GPサービスなど対象人口が包括的であり，主要病院の国営化，医師など医療専門職の公務員化など社会主義的な医療保障である。これは租税による国の一般財源をもととし，全国民を対象に原則無料で提供される制度である。住民は，あらかじめGPと呼ばれる一般家庭医をかかりつけ医として登録し，まず，「かかりつけ医」を受診し，必要に応じて紹介を受けた専門医を受診することとなる。すなわち，GPは2次医療へのゲートキーパーとして機能している。大部分のGP

は，プライマリーケアトラスト（PCT）から人頭払い，給料，出来高払いを混合した方法で支払いを受ける[103]。GPの個人的サービスの提供は，公的制度では償還されない。NHSの財源は主に一般税（76%）であるが，19%が国民保険料で利用者の負担が5%である[104]。

患者の自己負担で主なものはGPの処方する処方箋1枚あたり8.85ユーロの薬剤費の負担であるが，88%の処方について支払いが免除される。また，歯科治療についても年間上限230ユーロの自己負担が必要である[105]。

民間医療保険の保険者には非営利，営利の両方が存在する。民間保険は専門医を選択する場合，選択的手術の待機時間を避ける場合，NHSより快適でプライバシーを保つことの出来る医療を求める場合に使用される。

病院はNHSトラストによって運営されているが，2003年からは民間部門の提供者によってNHSの患者が手術を受けることもあり，NHSの専門医が個人患者を診察する場合もある[106]。

医療の質はNHSの焦点となっており，2007年の保健省の目標は，医療と社会的介護サービスの質と安全性の向上であった。多くの組織が，公的あるいは民間提供者によって提供される医療サービスの質をモニターし，評価しており，イギリスにおける規制組織である健康管理委員会（Healthcare commission），社会介護監察委員会（Commission for Social Care Inspection），精神保健法委員会（Mental Health Act Commission）は，2008年後半に統合されることとなっている[107]。

政府はNHSの予算を3年周期で設定している。効用とコストをコントロールするために政府はPCT（プライマリーケアトラスト）に対して総予算上限額を設定する。NHSトラストとPCTは毎年財政均衡を達成するよう求められる。中央集権管理体制は低コストとなるが，新しい技術と従来の技術の体系的な評価（バリューフォアマネー）を行う他の手法，例えばNICE（National Institute for Health and Clinical Excellence）を通じた評価制度が要請されている[108]。

(2) スウェーデンの医療制度

現在のスウェーデンの医療制度は長い歴史を反映しており，17世紀には都

市では公的に医療を提供するため，医師を雇用し，田園地域においては中央政府が基本的医療の提供のため，医師を雇用していた[109]。

1862年広域自治体ランスティング（Landsting）[110]が確立され，医療は重要な義務の1つとなり，医療に対する責任が中央政府から地方へと段階的に移転されることとなった。1928年病院法が制定され，住民に対する入院治療の責任は法的にランスティングにあるとされた。1946年，国民保健法が国会に上程され，1955年に施行，実施されることとなり，普遍的な医療保障制度が導入された。1970年の「7クローネ改革」のもと公的病院において外来診察について患者は7クローネ支払うことで診療を受けることが出来ることとなった[111]。それ以前には患者は診療費を直接支払い，その75％を償還されることとなっていた[112]。1982年保険医療サービス法が制定し，ランスティングに対する「すべての国民に同様の良い医療」を提供する責任を規定した。1985年医療保険制度が改革され（DAGMAR Reform）救急医療に対して国からランスティングに対し，外来患者数による償還払いを廃止し，社会・医療ニーズ調整を行った人頭払い方式が適用されることとなった。1992年にエーデル改革によって長期入院者や高齢者の医療に対する責任をランスティングから地方自治体コミューンに移行することとなった[113]。

スウェーデンの医療保険は普遍的であり，すべての住民が公的財源に基づいた医療保険に加入する。スウェーデンにおいて医療保健サービスは，個人の尊厳の原則，ニード（需要）と連帯の原則，費用と効果の原則に基づいてなされる[114]。給付の対象は，公衆衛生・予防医療サービス，入院・外来治療，入院・外来薬剤費，精神医療，子どもと若者に対する歯科医療，リハビリテーションサービス，ナーシングホームサービス，障害者支援サービス，患者輸送支援サービスなどである[115]。

医療財源は主に中央および地方税であり[116]，国からの交付金，補助金，患者負担である。一般医を受診するには100から150クローネ，専門医の受診や救急治療には200から300クローネ，入院では一日当たり上限80クローネ，患者は自己負担することになっている[117]。外来処方薬については年間900クローネまでは患者がすべて負担し，これを超える医療費の自己負担額に応じて50％，75％，90％，100％と異なる割合で助成される[118]。セーフティネットと

しての上限が設定され，公的医療に関して自己負担が医療サービスについては年最大900クローネ，外来医薬品については1800クローネとしている[119]。子供については医療サービスの自己負担はなく，子どもを扶養している家族については医薬品の自己負担が1家族1800クローネを限度としている[120]。

医療提供体制は中央レベル，地方レベル，地域レベルの3つの政府レベルで行われ，中央政府は医療制度の目標や規制，法制を決定し，地方政府は地域の状況や優先順位に基づいて医療サービスをどのように提供するかを決定する。

プライマリーケアは，ランスティングによってまちまちで大部分の医療センターは，ランスティングによって所有され，運営されている。GPや他のスタッフは公務員であり[121]，住民は医療提供者を選択できるため，ゲートキーパー機能は有していない。住民は直接病院や民間の専門医を選択することが出来るが，専門医受診のための自己負担が大きいことが，最初にプライマリーケア提供者を選択する住民が増加している原因と考えられる[122]。公的プライマリーケア提供者は，大部分は人頭払いであるが，民間プライマリーケア提供者と公的契約のもとで就労している外来専門医は増加している。民間医療提供者，特に外来専門医の支払いは出来高払いがより一般的である。

ほとんどすべての病院はランスティングが所有，運営しており，外来部門を有している。民間病院は主に選択的手術に特化しており，ランスティングと契約している。病院の医師やスタッフは被用者であり，病院の支払いは診断群に基づいて行われる[123]。

(3) デンマークの医療制度

デンマークには公共福祉政策の長い歴史があり，これは福祉の地方分権管理に適用されている。デンマークの医療システムの特徴は，プライマリーケアや2次医療に対する地方分権化された責務（レスポンシィビリティ）であるが，州，地域，市の間の協調チャネルや交渉が存在し，医療コストをコントロールすることを政治的重点とし，協力を促進してきている[124]。デンマークの医療システムは国家レベルでは一般累進所得税や地方レベルでは収入や財産に対する比例税に基づき，資金調達がなされてきた。デンマークの医療保障はデンマークに住民登録するすべての人が医療サービスに加入する普遍的な制度であ

る。医療制度は公的財源をもとにしたもので，すべてのプライマリーケア，専門医療サービスをカバーしている。国家レベルの租税収入は，目標基準などに基づいた定額交付金を通じて州や市に再配分されてきた。このシステムは，保障範囲の公平性や資金調達における連帯を支援するためにデザインされたものであった。2007 年からは税加算可能な収入の 8％を医療負担税として中央集権的に徴収することとなっている[125]。税収の 80％が社会的人口動態的指標（インディケーター）をもとに定額交付金として州に再配分され，20％が地域病院サービスの基金として使用するよう市に再配分されている[126]。2005 年運営・管理システムの改革がデンマーク議会を通過し，2007 年に履行された。これによって地方当局を 14 行政区から 5 行政区に削減し，市の数を 275 から 98 へ減少させた[127]。地方行政区の責任は医療サービスの提供にあり，環境や地域開発はこのレベルで行われることとなる。他の任務は州や市に移行されてきている。市は予防，健康増進，病院外でのリハビリに対する責任を負う。現在の制度は普遍的で無料で公正なアクセスという原則に基づいている。1973 年から 16 歳以上のデンマーク居住者は，グループ 1 とグループ 2 として知られる保証範囲の選択を行えることとなっている。選択を行わなかった場合はグループ 1 となり，2004 年度では人口の 99％がグループ 1 である[128]。グループ 1 に属する人は，自宅から 10km 以内，コペンハーゲンでは 5 キロメートル以内で医療業務を行っている GP を選択し，登録を行う[129]。すべてのデンマーク居住者は，一般医 GP，眼科医，耳鼻科医にフリーアクセス（無料）である。この制度は GP によるゲートキーパーの原理，すなわちプライマリーケアの GP に常に診察を受ける（相談する）という点で英国の国民保健サービスと類似している。グループ 2 において個人はどの GP に診察を受けてもまた GP による紹介なしに専門医に診察を受けても自由である[130]。カイロプラティック，理学療法，歯科治療については，グループ 1 と同様に自己負担が必要であるが，入院治療は無料で行われる。グループ 1 とグループ 2 の変更は 12 ヶ月間に 1 度可能である[131]。フリーアクセスには救急搬送や緩和ケアも含まれる。18 歳以上の歯科治療については 35％から 60％が自己負担であり，病院における薬剤費はすべて償還されるが，プライマリーケアの薬剤費については段階的な自己負担が課され年額 520 クローネ（DKK）より少ない場合には償還されず，520

から1260クローネでは40％償還され，1260－2950クローネでは75％，2950クローネ以上は85％が償還され，残りが自己負担となる[132]。医薬品，歯科治療，薬剤，理学療法など患者負担は増加しつつあり，これに関連して，民間医療保険市場が成長しつつある。この傾向は，医療サービスが連帯，公平，資金基盤が税であるという原則を脅かすものとなる可能性を有する[133]。一時的な旅行者や外国人は医療サービスに対し，直接払いをしなければならず，費用の償還を求めるには欧州健康保険カードか民間健康保険証を提示する必要がある。合法的な移民は，税に基づいた資金調達制度によってカバーされ，デンマーク市民とともに居住者として同じ権利を有する。亡命者は居住者ではなく，これらの権利を有しない。基本的なプライマリーケアや救急入院治療や生命の危険がある場合には専門的な治療が必要となることもあるが，この場合は，デンマーク移民サービスによって資金調達がなされる。非合法の移民については，救急治療のみ受けられるが，税に基づいたシステムによってカバーされない。

　一般医（GP）は，人頭払いと出来高払いの組み合わせによって報酬を得ており，病院医師は勤務医である。また，病院勤務でない専門医は出来高払いで報酬を得ている[134]。

(4) フィンランドの医療制度

　フィンランドでは支払い能力や居住地によらず，すべての人が医療サービスを受ける権利を有している[135]。医療に対する資金提供や組織化は公的責任と考えられてきている。1972年の「1次医療法」（Primary Health Care Act）により，自治体は，健康の増進，疾病予防，医療，歯科治療，リハビリテーションなどの提供について義務を負うことが規定されている。これにより，自治体が教育や社会的サービス，医療サービスの整備に責任を有する。また，1991年の「専門医療法」（Specialized Health Act）および1991年の「精神医療法」（Mental Health Act）によって自治体は，住民に専門医療についても整備する義務を負うことが定められている[136]。自治体の人口は1000人より少ないところから約50万人であるところなどさまざまであり，自治体は税を徴収する権利を有する[137]。自治体の所得税は，収入に対し，定率であり，

自治体によってさまざまであるが、平均で課税対象の17.5％である[138]。自治体の予算の約半分が社会保障や医療に費やされ、24－25％が医療にかけられる[139]。医療費の一部は「国民健康保険機構」（National Health Insurance scheme）によってまかなわれる。この組織は社会保険機構によって運営され、約400の地方事務所がある[140]。自治体は必要とされるサービスを提供するために国家から補助金を受ける。社会問題保健省が社会サービスや医療サービスを国家レベルで指導監督している。

医療サービスの地方分権化の目的は、地方レベルの政策決定力や責任（レスポンシビリテイ）を増大させ、1次医療と2次医療の連携を向上させ、効率的な医療の提供に対するインセンテイブを高めることであった。医療センターは、1次医療、予防医療サービスを提供する機関で1つの自治体もしくは複数の自治体が所有している。フィンランドには約270の医療センターが存在する[141]。医療センターの規模やタイプは人口や地域の環境に依存する。医療センターは、外来治療、予防医療サービス、歯科医療、妊婦医療、小児医療、家族計画などさまざまなサービスを提供する。患者負担については、小児、妊婦医療、精神科外来治療、予防注射、法定伝染病のテストや治療など予防医療サービスは無料である[142]。自治体は、医療センターの患者負担額を12ヶ月間すべての診察を20ユーロでカバーするか、最初の3回の診察ごとに10ユーロとし、それ以上の診察について1年間は無料とするか選択することが可能である[143]。2次医療および3次医療は病院の外来部門や入院部門で提供される[144]。

(5) ポルトガルの医療制度

ポルトガルでは、歴史的に医療は宗教をもととした貧困者に対する慈善事業として発展してきた。公衆衛生保健サービスは1901年にはじめて公衆衛生法が制定され、公衆衛生に責任を有する医療機関のネットワークが創設された[145]。1946年に最初の社会保障法が実施され、このころ医療の提供はドイツのビスマルクモデルに従っており、社会保障と疾病金庫を通じた被用者を対象としたものであった。社会福祉制度は、雇用者と被用者の義務的な費用負担によってまかなわれており、診療費は無料であった。当初は、カバーされる対象は、工業部門の労働者に限られていたが、他の部門の労働者にも拡大していっ

た。1971年には，医療に対する市民の権利が認識され，医療センターが創設された。1974年宗教慈善団体によって所有されていた地域病院，中央病院が政府に置き換えられるなど，改革によって医療サービスの再構築が行われ，1979年に「国民保健サービス法」（National Health Law）が制定され，「国民保健サービス」（National Health Service：NHS）が設立された[146]。1976年ポルトガル憲法において「包括的，普遍的，無料の国民保健サービスの提供」が謳われた。1989年に憲法の改正がなされ，「おおむね無料」と変更された。

ポルトガルでは，すべての居住者がNHSによって提供される医療サービスにアクセスすることができる。NHSは主に一般税によってまかなわれ，約60％が間接税であり，たばこ消費税が6％以上で，所得税が39％を占めている[147]。患者の自己負担（現金払い）は，約23.5％で，主に医薬品（38％），外来医療センター（29％），診療所，病院，ナーシングケア機関（21.9％）である[148]。一次医療，外来診療，救急診療，往診などについて定額負担金が課せられる。2007年4月から患者の病院の利用料が1日あたり5ユーロ最大10日，外来手術1回当たり，10ユーロ必要となった[149]。処方薬の患者の自己負担については，薬効によって異なり，5％のもの，31％のもの，63％のもの，80％のものとさまざまであり（Decree-Law 129/2005），国民最低所得の14倍以下の所得の年金生活者については，処方薬の自己負担軽減措置がとられている[150]。

患者は，地域のGPを選択し，登録しなければならず，GPに診察を受けなければ，理論的には2次医療に直接アクセスできず，GPがゲートキーパーの役割を期待されている。しかしながら，実際には専門医の診察を受けるのが遅れるため，緊急の症状が出た場合には多くの患者は直接病院の救急部門に診察を受ける。救急治療の必要のない患者が病院の救急部門にかかる割合は推定25％である[151]。

(6) イタリアの医療制度

イタリアの医療は，歴史的にはカトリック教会に資金援助を受けた医療センターや慈善機関によって提供され，19世紀になると労働関連の任意の保険基

金によって労働者と雇用者が医療の資金提供について責任を有するようになってきた[152]。この結果，労働者をカバーするいくつかの医療保険基金に基づく細分化された医療構造となった[153]。1925年には地方当局の被用者に医療を提供する国家機関（Instituto Nazionale di Assistenza per I Dipendenti degli Enti Locali：INADEL）が設けられ[154]，1926年から1928年にかけて労働組合制度の規制枠組みが形成された。さらに1929年に職業病に対する強制保険が導入された[155]。1970年代には約100の健康保険基金が存在し，それぞれ独自の手順，規則を有していたこと，多くの失業者を含む約7％の人がカバーされないことなど構造的な問題が存在した[156]。そこで1978年国民保健サービス（National Health Service：NHS）が創設され，すべてのイタリア市民がカバーされる医療保障制度が導入された[157]。イタリアの医療制度は，国家レベル，地域レベル，地方レベルで組織化されたNHSに基づいた制度である。このNHSは，①すべての国民は個人的社会的特質によらず，平等の権利を有し，個人は平等の尊厳をもって扱われるべきであるという人間の尊厳の原則，②必要とするすべての人が健康管理に対する権利を有しているとする医療ニードの原則，③NHSの財源は，適切なサービスに対する国民の需要への地理的経済的障害を除去するために使用されなければならないという公正の原則，④NHSは，市民の健康の増進と保護を最優先事項とするという保護原則に基づいている[158]。

医療制度の財源は，1997年までは一般税，被用者や自営業者が支払う賃金税，地域医療機関の医薬品や専門診療，診断などの一部自己負担収入，地域からの賦課金であったが[159]，1998年から賃金税は，地方の法人や合併会社や自営業者に対する付加価値税，公的セクターの被用者に対する所得税（imposta regionale sulle attivita produttive：IRAP）と国民所得税に課税する便乗地方税に置き換えられた[160]。これは財政の地方分権化と地方の権限機関の責任の強化であった。しかし，地方による財政の不均衡が生じることから，充分な財源が得られない地域への財政を均等化するメカニズムである国民連帯基金（National Solidarity Fund）が創設された[161]。患者の自己負担は，診断料，医薬品，専門診療など需要サイドの自己負担であり，もう1つは，民間医療サービスとOTC医薬品の費用である[162]。

プライマリーケアの促進が進められており，政府と契約した家庭医，小児科医，開業内科医が人頭払い制でプライマリーケアを提供している。家庭医や小児科医は患者を診察し，セカンダリーサービス（2次医療）へのゲートキーパーとしての役割を果たしており[163]，患者は自由に家庭医を選択することが出来る。2次医療については，家庭医が必要と認めれば，患者はNHSに登録された医療提供者から自由に選択することが出来るが，待機リストが長く，自己負担が高く，サービスの質への不満から特に中央地域や南部地域ではNHS以外で治療を受ける人も多い[164]。

(7) スペインの医療制度

スペインでは，1900年代初頭に国家社会保険組織（National Institute of Social Insurance : Instituto Nacional de Prevision : INP）が社会保険政策履行のために設立された[165]。これは，低賃金労働者の社会健康保険を開発させるためのものであった。1936年スペイン内乱が起こり，フランコによって鎮圧され，独裁主義体制の下，1942年から1972年まで労働社会保障省によりINPを通じて社会保障関連医療が実施された[166]。1967年の基本社会保障法（Basic Social Security Act of 1967）が承認されるまで保険でカバーされる人は限られていたが，自営業の専門職や資格を有する公務員の拡大に伴い，カバーされる割合が1966年には53%であったが，1978年には81.7%と増加していった[167]。1978年スペイン憲法においてすべてのスペイン国民に健康保護の権利を保障し，新しく地域を基盤とした医療組織フレームワークを設置した[168]。この憲法の基本的な目的はすべてのスペイン国民が健康的な環境と適切な医療サービスを受ける権利を有することを認識すること，医療と公衆衛生の分野における地方分権を定めることであった。1979年医療の運営に対する責任は「保健機構」INSULD（National Institute of Health）と呼ばれる保健省の下部機関に分離された[169]。1978年には65歳以下の社会保障利用者に対して処方薬剤の一部自己負担が導入された[170]。1978年には家庭医を独立した専門分野とすることに伴い，一般医の研修制度が正式に修正された。1982年社会民主党PSOEが中央議会で58%の議席を獲得したのに伴い[171]，1986年の一般医療法（General Health Care Act）によって社会保障制度（ビスマ

ク・モデル) から NHS (ビバレッジ・モデル) へと移行し, 主要財源は賃金税から一般税へ転換した[172]。この新しいモデルは2001年から適用され, 資金の持続可能性を保証することが意図されている[173]。スペインのNHSでは, ほぼ普遍的 (99.5%) にカバーされており, 残りの0.5%は高収入で社会保障に参加する義務のない非給与労働者であり, すべての住民に給付パッケージが保障されている。

17の自治体 (*Comunidaades Autonomas Autonomous Communities,* ACs) が地域の医療サービスの提供および医療計画についての責任を有する。2001年12月に制定された法律 (Act 21/2001, on The new Financing System of the Autonomous Communities) では, 自治体に税収の一部を一部移転すること, 自治体の税の修正を行う権限を拡大することなどが規定され, 他の地域との連帯のため, 領域間の補償基金 (International Compensation Fund : FCI) 制度が導入された。自治体の財源は個人所得税や付加価値税, タバコ税やアルコール飲料税, 賭博税, 相続税, 贈与税など税と中央政府からの割り当て金である。サフィシェンシィ基金 (Sufficiency Fund) が地域のニーズをカバーするために必要な財源を提供するために設立された。また, 他のEU加盟国から, あるいは医療相互協定を締結している国からスペインにやってきて居住している地域外で医療サービスを受けるものについて公平な医療へのアクセスを保障する医療連合基金 (Health Cohesion Fund) が創設されている[174]。公的セクターにおけるプライマリーケアや専門医療サービスへのアクセス (受診) について医療費負担はないが, 医薬品や医療器具については一部自己負担しなければならず, 65歳以下で障害や慢性疾患でない患者は, 処方薬の40%の自己負担を求められる[175]。

プライマリーケアはプライマリーケアセンターと多専門チームによって医療サービスが提供され, 主に公的に資金調達がなされ, 運営されている。プライマリーケアチームの機能は, 小児医療, 成人医療, 高齢者医療を含む一般医療, 診断。裂傷の縫合, 骨折の処置などの小手術, 家族計画, 産科医療, 救急処置, 医薬品の処方, 24時間利用可能で, 往診など包括的でサービスの範囲は広い。

プライマリーケア専門職は, 専門医療サービスへのゲートキーパーの役割を

有し，GP（一般医）は，住民と医療制度の最初の接点となっている。1986年の一般医療法（General Health Care Act）の実施以来，患者は，医師を選択する権利が保障されている。専門医療は，自治体によって多様であるが，大部分の病院が公営であり，ほとんどのスタッフが給与勤務者である。スペインの病院治療の患者の満足度は高いとされているが，主な問題はプライマリーセンターとの連携であり，診断や医療記録の重複や，治療の遅れ，待機時間などの問題が生じている[176]。

(8) 小括—租税による財源制度の現状と課題

租税が国税であるのか地方税であるのかが医療制度に与える影響，特徴についてみてみよう。イギリスなど国税が主である場合には医療保障政策と他の公共政策との優先順位で予算配分される。したがって優先順位が低いとされた場合には支出が抑制される。ただし，全国的に徴収されるため，管理費用が抑制できるという利点がある[177]。

他方でスウェーデン，デンマーク，フィンランドなど地方税が医療保障の主たる財源とする場合は医療保障支出を地域住民のニーズに合致するものとなり，説明責任を果たしやすく，透明性が確保されやすい。また地方政府は他の競合する政策が国家に比べ，少ないため，医療保障が優先されやすいという利点があるとされる。しかし，地域による貧富の格差，地方から都市への労働人口の移動は，地方の被扶養者率を上げることとなり，地域間格差をさらに増加させることに繋がり，医療財源の地域間格差，不公平が生じ，これを是正する措置が必要になる。

普通税は財源調達の対象が広いため，税収の確保が容易であるが，他の公共支出との競合が起こる。目的税とすれば課税に対する抵抗感を弱めることが可能であるがその租税すべてについて実際に用途を限定するものではないため，他の租税収入と統合されることもありえる。この場合，国民の信頼を損ねる結果ともなりえる。目的税の活用は予算活用の硬直性を生み出し，またその財源について利益集団が影響力を行使しようとする可能性もある[178]。

直接税など所得に対して課税する場合には課税が容易であり，所得の再分配を行うが，間接税は財やサービスに対する課税であるので逆進的であるとされ

る。

　税による医療保障制度は政府が医療費をコントロールしやすいという制度である[179]。この税による医療保障制度において緊縮財政下でコストがコントロールされた場合，医療の質の低下や待機リストの問題が生じる可能性もある。患者の需要を抑制し，医療提供者の選択が自由になされない場合には，医療提供者が医療サービスの質を向上させるといったインセンテイブを持ちにくく，過少医療となることが危惧される。また，公費による医療保障と私費による治療が混在した場合に経済的なインセンテイブから私費による患者が優先されるということが起こる[180]。

　租税によって医療財源が主に賄われている多くの加盟国ではGPによる2次医療に対するゲートキーピングはなされているが，患者がGPや病院を選択できるような制度をイギリスなどでも導入し，医療の質の向上が目指されている。

第5節　東欧諸国の医療制度

(1)　ポーランドの医療制度

　1918年から1939年にかけてのポーランド独立の期間に医療サービスは拡大し，人口の約7％をカバーする限定的なビスマルク型の社会保険システムが打ち出された[181]。第2次世界大戦後の共産主義の下，1945年保健省が設立され，医療は公的責任であるとされた。医療制度は中央集権化されたが，ソビエトモデルではない点がいくつか存在していた[182]。1989年以前に普遍的な医療制度の発展のための改革が行われ，すべての国家の労働者に医療サービスが提供されることになった。1950年代には職業医療診療所が職場に設置された。僻地では医療は限られていたが，1972年には，医療保障が農業従事者に拡大していった。

　1960年に保健省は，保健福祉省となり，1972年に統合された医療管理ユニットZOZ（Zespol Opieki Zdrowotnej）が設立されたが，これは，病院や外来診療所，専門医療，プライマリーケアを管理するものであった[183]。1983

年には保健福祉省の権限は地域やZOZに政治的および管理運営の権限が委譲されていった。1991年にほとんどの医療サービスの運営が保健福祉省から地域へ移行された。1993年にさらにほとんどの公的医療施設の所有権を地域や地方政府に委譲した。1997年2月6日普遍的健康保険法（Law on Universal Health Insurance）が制定され[184]，1999年16の地域疾病金庫と軍人や鉄道員など公的労働者の金庫が設立された[185]。これによって医療サービスの権利は強制的（義務的な）健康保険への加入と賦課金の支払いと関連付けられることになった。

2003年疾病金庫は国民健康金庫（National Health Fund）に統一された[186]。これは新制度に対する被保険者の不満と一部政治的理由からであった[187]。医療費の財源として2004年では疾病金庫が87％，国家予算が9.1％，自治体予算が3.6％であり[188]，健康保険料は，個人所得税から控除されるが，個人所得税と同様に個人所得から算定されるため，社会健康保険のためというより，ある意味では，税とみなされる[189]。患者の自己負担は20－25％であり，薬剤費の負担率が患者個人支出の約6割を占める[190]。また，公的医療提供者の提供するサービスの自己負担は比較的少ないが民間部門やいわゆるグレーゾーンの公的セクターでは多い[191]。標準的な無料の公的部門によって提供される医療サービスは長い待機リスト，専門医の不足，長い順番待ちなど問題も少なくない[192]。1991年まで家庭医や一般医は存在しなかった[193]。それまでプライマリーケアは軽視されていた。また，大学教育においても重要視されてこなかった。1991年プライマリーケアの地位と質を向上させるための戦略がとられ，1992年ワルシャワに家庭医大学が創設され[194]，また，卒後専門教育・研修に家庭医のコースが開始された。いわゆる家庭での治療（home hospitalization）が現在支持されている。外来専門医療分野は，大都市以外は開業医によって行われている。病院の管理，運営，設立については，1991年の医療施設法（Law on Health Care Institutions）によって規制されており，独立公的医療施設の90％が地方自治体によって設立されている[195]。

(2) ハンガリーの医療制度

ハンガリーの医療サービスは，さかのぼれば，17世紀の修道院による医療

の提供が起源とされ[196]，教会の慈善事業としてはじまった後，国家の役割は，貧困者に対する医療サービス，公衆衛生，健康保険分野において増大していった。1856年に病院は救貧院と分離され，貧困者は無料で特定の手術を受けることが可能となった[197]。1876年公衆衛生に関する法（Act XIV of 1876）が制定された。村医や地域医，診療所が低所得者に無料で医療サービスを提供していた。1840年産業労働者の任意の自助基金が法制化（Act XVI of 1840）され[198]，1870年に疾病，障害労働者一般金庫（基金）（General Fund of Sick and Disabled workers）が設立された[199]。1948年社会主義支配体制が確立し，国家サービスも中央集権化された[200]。1949年ハンガリー憲法において健康は国家が責任を有する基本的権利であると宣言した[201]（1949/1）1972年の健康に関する法で医療サービスは国民の権利であり，無料で提供すると認めているにもかかわらず，現実とのギャップが増加していった[202]。この医療制度は，サービスの質の低下とインフォーマルな支払いという問題に陥った。1988年社会保険基金は政府予算から分離され，医療サービスの民間供給の制限は廃止され，社会保険基金（Social Insurance Fund）によって資金を供給されるようになった[203]。1992年社会保険基金は，健康保険基金（Health Insurance Fund：HIF）と年金保健基金に分離された[204]。ハンガリーの医療制度の財源は，社会健康保険が約60％，税約12％，自己負担21％などである[205]。社会健康保険の財源は，雇用者と被用者による健康保険料負担金であり[206]（2002年度では，雇用者が総給与の11％，被用者が3％負担であった），2002年1月1日からハンガリーで就労するものは，社会健康保険に加入しなければならなくなっている。失業率の上昇や，実質所得の減少は，HIFの慢性的な資金不足をまねき，社会保険料が高いために，滞納や未払い，所得の過小報告などの問題にもつながってきている[207]。政府は，この問題を保険料負担の低減，保険料の徴収機能をHIFから国税事務所に移行することで解決しようとしている。

　患者の一部負担は，①社会健康保険でカバーされないサービスや製品，②一部社会健康保険HIFでカバーされるが，サービスや製品について患者の自己負担も必要なもの，③HIFでカバーされているサービスについて患者がインフォーマル（非公式に）医師などに支払いをするもの　という3つに分類さ

れる[208]。

まず,「国家健康保険基金管理機関」(National Health Insurance Fund Administration : NHIFA) と契約していない民間医療提供者によってなされる医療サービスは患者が全額自己負担しなければならない。NHIFA と契約している医療サービスの提供者は,医療保険でカバーされているサービスについて追加料金を徴収することは許されていない[209]。

医薬品,医療器具,人工器具について毎年政府アクター間で価格交渉がなされ,患者の一部負担率を決定し,HIF は,助成を行っている。助成の範囲は同一医薬品であっても,家庭医の処方であるか専門医の処方であるかによって異なる場合もある[210]。外来診療については医師による処方でなければならず,助成を受けるには NHIA が契約した薬局で購入しなければならない。また,入院治療については薬物治療を含め,患者の一部負担制度は適用してはならないとしている。歯科補テツは,1997 年の社会保険に関する法に一定の規定がなされているが,サービス提供者自身で患者の一部自己負担を決定できる[211]。

医療サービスについての非公式な支払いは社会主義下の医療制度であったころに広まり,深く根付いており,取り除くのは容易ではない。特に産科医,外科医はインフォーマルな支払いを大部分受けている[212]。医師や医療従事者の所得が他の経済活動を行っている分野に比べ,所得が低いという問題もあるが,医師や医療従事者の所得を上げるだけでは問題は解決しない[213]。公的なサービスへの信頼確保のためにもこのようなインフォーマルな支払いについての取り組みが必要とされている。プライマリーケアの責任は自治体が負っており,プライマリーケアの強化,能力,質の向上,家庭医が診療後,必要に応じて専門医に紹介するというゲートキーパーとしての機能の確立をめざした改革が 1992 年に行われた[214]。政府は 2000 年(医療)業務権を導入し,家庭医として業務を行う権利を売買できるようにすることで家庭医の医療業務の市場化をはかろうとした。この制度によって自治体が家庭医のポストを募集した場合,志願者は,家庭医としての資格と業務権を有する必要があるようになった[215]。2 次,3 次医療については自治体,州,国家にその責任を有し,州政府は,複数専門州病院を所有し,入院,外来の 2 次,3 次医療を地域住民に提供している。自治体は,専門医療を提供する複合専門施設の診療所や慢性疾患に

対して外来医療を提供する施設，2次救急あるいは慢性疾患の入院，外来治療を行う病院を所有しており，国家政府も病院を所有し，急性，慢性疾患について外来，入院治療を行っている[216]。

(3) エストニアの医療制度

エストニアの医療サービスは，1940年以前は大学レベルの医師教育，世界レベルの医療が実施されており，また地方分権化が進み，入院治療を行う民間病院，貧困者のための自治体病院，国有病院などが存在した[217]。1940年から共産主義の支配下となり，医療は国家予算によってまかなわれ，政府による中央集権体制となった。多くの医療専門職がエストニアを去り，医療労働者の構造に大きな影響を与えた。共産主義の下では，すべての市民が政府に雇用された医療提供者によって医療に無料でアクセスが可能であり，個人の医療技術のレベルと医療サービスの質は良好で，他の旧共産主義国のようにはインフォーマルな支払いは拡大しなかった[218]。

1991年の独立後，医療改革がなされ，1991年健康保険法（Health Insurance Act of 1991），1994年医療サービス機構法（Health Services Organization Act of 1994）によって社会健康保険制度の導入，医療制度改革の法的基盤が形成された。社会健康保険制度は，中央疾病金庫と22の地域疾病金庫によって運営されることとなった[219]。2000年健康保険基金法（Health Insurance Fund Act）により，中央健康保険金庫は，エストニア健康保険金庫（Estonian Health Insurance Fund；EHIF）という独立公的機関に変更された。2001年議会によって新しい医療サービス組織法が採択され，医師や施設の医療提供者の新しい免許制度が確立した。2002年新しい健康保険法が採択された。これらによって施設自体は，主に国家や自治体の所有であるが，すべての医療サービス提供者は，法的には私法のもとで活動を行うこととなった。また，2002年の契約法（Law of Obligation）によって，患者と医療提供者の新しい関係すなわち医師と患者関係からクライアントとサービスの提供者という関係へと変容してきている[220]。

EHIPの加入の条件は，エストニアの居住者であることであり，人口の94％をカバーしている[221]。労働者と自営業者はEHIPに対し，保険料を税エー

ジェンシーを通じて賃金税として支払う。これは社会税として知られ，労働者の保険料は賃金の13％，自営業者に保険料についても所得の13％であり，実際には労働者の保険料は雇用者が代理人として支払い，労働者は直接支払いを行わない[222]。なお，孤児や失業者，障害者の介護者，年金生活者，障害者年金を受給しているもの，学生は国の予算でカバーされる。

患者の自己負担はプライマリーケア（家庭医）診療については必要ないが，往診については，3.20ユーロを上限に必要とされる[223]。同一施設や同一の専門分野の別の医師の紹介がなければ，外来専門医の診療には3.2ユーロを上限とした自己負担が存在する。入院治療については10日を上限に1日当たり最大1.6ユーロ必要とされる[224]。歯科治療については19歳以下の患者は無料であり，19歳以上の患者は直接費用を支払った後，一定額が償還される[225]。

外来処方薬では一般薬は，3.2ユーロの定額負担と薬剤費の50％，償還は1処方箋あたり12.0ユーロを上限とし，慢性疾患薬は，1.3ユーロの定額負担と薬剤費の0から25％が自己負担となる[226]。外来専門治療について待ち時間が存在するため，患者の中には民間で治療を受けるものもあり，この場合は治療費の全額を自己負担しなければならない。

プライマリーケアはEHIFと契約している家庭医によって提供され，家庭医は1200から2000人以上の患者登録リストを有している[227]。患者はいつでも家庭医を変更可能である。家庭医は人頭払い，基礎手当て，人頭払いの18％を上限とした出来高払い，付加手当て（遠隔地手当て）によって報酬を得ている[228]。家庭医は，専門医療へのアクセスをコントロールしており，患者は専門医療を受けるために家庭医に紹介をしてもらう必要がある。しかしながらこのような部分的なゲートキーパー制度はいまだに充分には受け入れられておらず，直接専門医の診察を受けることを望む患者も少なくない。プライマリーケアへのアクセスと質について社会問題省（Ministry of Social Affairs）とEHIFがモニターし，家庭医は1週間に最低20時間の診療時間を求められ，1日最低8時間開業していなければならない[229]。急病の場合には患者はその日のうちに診察を受けること，慢性疾患の患者の場合，3日以内に診察を受ける権利があるとされる。外来専門医治療は診療所，医療センター，病院外来部門，開業専門医によって提供される。

すべての病院は私法のもとで運営され，医療局（Health Care Board）の許可を要する。大部分の病院は市の所有であり，民間病院は特定の専門医療を提供している。入院，外来にかかわらず，専門医への支払いは価格リストに設定されたサービス価格に基づいて行われる。エストニアにおいても待機リストの問題があり，資金の問題だけでなく，休暇中のスタッフの不足，患者が専門医の治療を望むこと，選択的治療に対し，患者自身が医師を選択することに起因する。

(4) 小括—東欧諸国における医療制度の課題

東欧諸国では，まず，医療制度の中央集権体制から地方分権化を行う改革が進められたが，自治体レベルでは規模が小さく，また，自治体ごとの医療財源の格差が大きく，医療費のコントロールも難しいことから，国家レベルでの医療計画が要請されてきている。社会保険制度を採用している国の多くが財源の確保に問題を抱えており，これは失業の問題，保険料の未払いによる問題に起因する。これにより，待機リスト，待ち時間，専門医の不足などの問題を惹起し，患者の不満を増大させる。また，医薬品費用などの自己負担の増加，インフォーマルな支払いの問題なども医療をすべての人へという理念とのギャップを示しているといえよう。プライマリーケアについては，地方，地域レベルにその責任を，2次，3次医療については，地域，地方，国がその責任を担うという構造になっている。GP（一般家庭医）がゲートキーパーとしての役割を果たすことが期待されているが，患者が直接専門医へ診療を受けることも少なくない。

おわりに—患者による医療サービスの選択の自由と医療制度

選択の自由は，経済活動の基本原則であり，よりよい質のものをより安価な価格で得るため，患者自身が移動し，医療サービスを購入する場合，あるいは提供者が移動し，当該国より，よいサービスを提供することで利益をうるということはきわめて一般的なことといえる。

おわりに―患者による医療サービスの選択の自由と医療制度　75

　医療サービスが他のサービスを購入する際に社会保障の観点から他のサービスと異なる点は購入額の大きな部分を公的部分が占めるという点にある。また医療サービスの質評価の不確実性と提供者，患者間の情報の不均衡が指摘されている。

　公的医療保険制度は被雇用所得を基にしており，これを雇用者が支援する形で発展してきている。所得が支払い能力を反映している場合には，累進的であり，経済成長が順調で産業構造が労働集約型産業であるのなら，保険料収入は確保される。

　しかしながら，被用者が減り，自営業者が増加した場合，2つ以上の職業を持つ人が増加した場合，就労ではなく自己の資本が収入源である場合，雇用体系が不安定である場合，保険料支払い者が支払い意欲を喪失した場合にはこのような支払い方式に問題が生じる。

　EU各加盟国において医療政策は，中央集権体制から地域，地方レベルへと地方分権化が進められてきた。これは，人口や地理的要因に則した医療サービスの提供，プライマリーケア重視，GP制度の導入などの政策に反映されている。しかし，この方式では，地域による医療財源の不均衡が拡大され，医療サービスへのアクセスに地域による格差が生み出されている。

　医療従事者の自国の医療体制への不満は，ポーランドやエストニアで見られたように医療従事者の国外への流出をまねき，患者の自国の医療への不満は，他国での治療を選択する結果となりうる。医療へのアクセスを確保するため，自国の医療財源を国外での治療費に充当することは医療財源の負担者にリスクを負わせることにもなりかねず，公正さを欠くことにもなろう。さらに国外で治療する患者が増加し，その医療費を自国の医療財源でまかなうとすれば，税や保険料の支払い者，負担者に対し，説明責任が求められるであろう。医療財源の持続可能性の担保のために，健康保険料方式から一部税方式を取り入れる国も少なくなく，社会保険制度を取っている国においても保険料負担は，税としての性格が強まってきており，東欧諸国のように税徴収エージェンシーによって保険料を徴収するようになってきている。

　患者の満足度については医療選択の余地が大きく，専門医療へのアクセスの制限が少ない社会保険制度の国において高いという結果もあるが，医療費のコ

ントロールが難しいという問題もあり，フランスなど医療の選択，医師の選択の自由を重んじてきた国においてもゲートキーピング制度を導入することで過剰医療を制御し，効率性を高め，適切な資源配分を行い，医療費を抑制する試みがなされてきている。患者に対する自己負担の導入は，患者の受診行動を制限すること，抑制することで不必要で適切でない医療，すなわち「医療の過剰需要」の防止，医療の効率化が目的とされる。患者の自己負担によって医療財源を獲得することで医療提供者の報酬を確保するということも起こりうる。患者の自己負担を医療財源の不足に充当することは，経済成長の鈍化とともに増加しつつあるのが現状である。

　また，公的保険制度では期待する報酬を得られない医療専門職が付加的な報酬を求め，民間保険加入者たる患者を優先的に受け入れ，患者は待機時間を回避するため，民間保険あるいは自費による治療を選択することも起こりうる。この場合，所得いいかえれば，患者の支払い能力によって，患者の医療へのアクセスが制限される危険性をはらんでいる。自営業者たる開業医は，医療サービスを自国民であるか否かに関わらず，提供し，支払いを受けることは制限されていない。

　医療サービスを一般サービス，競争原理に基づいて考えれば国内，国外に関わらず，求める医療サービスを選択し，サービスを購入することが可能であると考えられる。また，医療サービスの輸出入として捉えるならば，患者が他国で治療を受け，支払いが自国の医療制度を用いて行われるのなら，医療サービスの提供国は，医療サービスの輸出国となり，患者の出身国は輸入国と捉えることができる。自己負担率の高い保険でカバーされない歯科治療などの医療サービスについては患者がよりコストの低い地域での治療を選択することにも繋がるため，各加盟国において医療保障の適用範囲をどのようにするのか，何を標準的治療とするのかが患者の移動に重要な意味を持っている。医療保険制度を採用している国においてもすべての国民について医療保険へ加入するよう移行している。財源をどのように確保し，相互の連帯，医療の質の確保，公正な医療へのアクセスという理念を具現化するかがEUおよび，加盟国共通の課題であるといえる。この意味でEUレベルでの相互協力，相互学習が要請されているといえよう。

注

1 Council of the European Union, Conclusions of the Health Council, 26 June, 2002.
2 The European Convention The Secretariat, "Final report of the European Convention Working Group on Social Europe", Brussels 30 January, 2003 CONV 516/03.
3 EU Health Policy Forum, "Recommendations on Health and EU Social Policy", Brussels December 2003, p.2.
4 WHO Regional Office for Europe, Terminology A glossary of terms on the economics and health services, EUR/ICP/CARE 0401/CN01.1998.
5 Elias Mossialos and Anna Dixon et al., *Funding health care options for Europe*, European Observatory on Health Care Systems Series, Open University Press, 2002, p.290.（エリアス・モシアロス他編著『医療財源論　ヨーロッパの選択』一圓光彌監訳，光生館，2004年4頁。）医療サービスの価格には，医療提供者の報酬（所得）が含まれる。
6 Robert G. Evans, "Going for the Gold : The Redistributive Aqenda behind Market-Based Health Care Reform", *Journal of Health Politics, Policy and Law*, Vol.22, No.2, 1997, pp.440-441.
7 Ibid., p.32.
8 遠藤久夫「診療報酬制度の理論と実際」『医療保険・診療報酬制度』遠藤久夫　池上直己編著，勁草書房，2007年，63頁。
9 Peter C. Smith, "Health care reforms in Europe and their implications for Japan", *The Japanese Journal of Social Security Policy*, Vol.3. No.2, 2004, p.80.
10 Elly A. Stolk, Frans F. Rutten, "The Health Benefit Basket in The Netherlands", *Eur J. Health Econom*, 2005, (Suppl.1), pp.653-57.
11 Nadia Jemiai, Sarah Thomson and Elias Mossialos, "An overview of cost sharing for health services in the European Union", *Euro Observer*, 2004, Vol.8. No.3, pp.1-3.
12 モラルハザードとはもともと保険用語で，保険に加入することで被保険者が危険回避行動をとらなくなるために保険事故の発生確率が上昇し，保険財政が悪化することをいう。
　　遠藤久夫「患者負担の国際比較—自己負担と医療アクセスの公平性」田中滋　二木立編著『医療制度改革の国際比較』，2007年，47頁。
13 Jenes Alber and Ulrich Kohler, *Quality of life in Europe, Health and Care in an Enlarged Europe*, Dublin, European Foundation the Improvement of Living and Working Conditions, 2004, p.28.
14 Ibid., p.29.
15 Markus Worz, Thomas Foubister and Reinhard Busse, op.cit., p.3.
16 池上直己著『医療問題』第2版，日本経済新聞社，2005年，33頁参照。
17 Simone Sandier et al., *Health Care Systems in Transition France*, European Observatory on Health Systems and Policies, 2004, p.7.
18 Ibid., p8.
19 加藤智章「フランス社会保障制度を考える視点」『海外社会保障研究』2007年，10頁。
20 Simone Sandier et al., op.cit., 2004, p.23.
21 Ibid., p.9. 週刊社会保障編集部編『欧米諸国の医療保障』103頁。
22 ただし，公的健康保険基金は職域に基づいており，金庫間の競争はない。補足的な民間健康保険についても雇用に基づいた制度であり，リスク調整制度はない。Isabella Durand-Zaleski, "The health system in France", *Eurohealth*, Vol.14, No.1, 2008, p.4.
23 Ibid.

24　入院費用の20％プラス一日あたり16ユーロが公的保険でカバーされない自己負担分となる。Isabella Durand-Zaleski, ibid., p.3 参照。
25　Ibid.
26　Ibid.
27　医師の診察については，上限を50ユーロとし，薬剤1処方ごとに0.5ユーロ，高額な治療には18ユーロが，償還されずに患者負担とされる。Ibid.
28　Ibid., p.4.
29　Ibid.
30　Simone Sandier et al., op.cit., 2004, p.24.
31　Ibid., pp.37-38.
32　前掲書，週刊社会保障編集部編，128頁。
33　笠木映里「医療制度―近年の動向・現状・課題」『海外社会保障研究』，2007年16頁。
34　主治医に診察を受けた場合には30％の自己負担であるのに対し，それ以外の一般医を受診した場合には50％の自己負担となる。Isabella Durand-Zaleski, op.cit., p.3 参照。
35　www.fas-sante.fr.
36　Simone Sandier et al., op.cit., 2004, pp.29-30.
37　Isabella Durand-Zaleski, op.cit., p.4.
38　Ibid.
39　Ibid.
40　Reinhard Busse, Annette Riesberg, *Health Care Systems in Transition Germany*, European Observatory on Health Systems and Policies, 2004, p.12.
41　被保険者の性別，年齢，扶養率，所得水準など構造的なリスクの格差があり，これによって保険料率の格差が生じていたことから基本法の平等の原則に照らし，格差の是正が要請された。1994年から一般医療保険を対象に1995年から年金受給医療保険に対象を拡大し，リスク調整が導入された。田中耕太郎「ドイツの医療保険制度改革」『海外社会保障研究』No.145, 2003年, 16頁。
42　Markus Worz and Reinhard Busse, "Analysing the impact of health-care change in the EU member state-Germany", *Health Econ.*, 14, 2005, S.138.
43　健康保険組合連合会編『社会保障年鑑』2007年版，東洋経済新報社，311頁。
44　Reinhard Busse, "The health system in Germany", *Eurohealth*, Vol.14, No.1, 2008, p.5.
45　Ibid.
46　Ibid.
47　Markus Worz and Reinhard Busse, op.cit., S.144.
48　Reinhard Busse, 2008, op.cit., p.6.
49　Ibid., p.6.
50　Ibid.
51　Maria M. Hofmarcher, Herta M. Rack, *Health Systems in Transition Austria Health system review*, European Observatory on Health Systems and Policies, 2006, p.31.
52　Ibid., p.73.
53　Ibid., p.72.
54　Ibid., p.76.
55　Ibid.
56　Ibid.
57　Ibid.
58　Ibid.

59 Ibid., p.95.
60 Ibid., p.92.
61 Ibid., pp.93-95.
62 Ibid., p.94.
63 Ibid., p.94.
64 Ibid., p.96.
65 Ibid., p.120.
66 Ibid., p.126.
67 Dirk Corens, *Belgium Health system review Health Systems in Transition*, European Observatory on Health Systems and Policies, 2007, p.1.
68 Ibid., p.59.
69 この他に中道相互連合 (National Union of Neutral Mutualities) 自由主義相互連合 (National Union of Liberal Mutualities), 自由専門職相互連合 (National Union of the Free and Professional Mutualities) がある。Ibid., p.40.
70 The Scottish Parliament, *The Information Center, European Health Financing & Expenditar*, 19 September 2001, p.2.
71 Dirk Corens, op.cit., p.69.
72 Ibid., p.63.
73 Ibid., pp.63-64.
74 カテゴリーAは，重篤疾患に対する医薬品および慢性疾患に対する医薬品，カテゴリーBは，社会的医学的に有用な医薬品　カテゴリーCは社会的医学的に有用性が低い医薬品とされている。
75 Ibid., p.65.
76 Ibid., p.106.
77 Ibid., p.108.
78 臓器移植については，ドナー不足により待機リストが存在する。
79 Elizabeth Kerr, *Health Care Systems in Transition Luxembourg*, European Observatory on Health Care Systems, 1999, p.17.
80 Ibid., p.18.
81 Ibid., p.19.
82 Andre den Exter Herbert Hermans et al., *Health Care Systems in Transition Netherlands*, European Observatory on Health Systems and Policies, 2004, p.6.
83 Ibid., pp.7-10.
84 Ibid., p.33.
85 Ibid. コンパートメント1は1年を超える医療サービスをカバーし，コンパートメント2は原則1年以内の医療サービスをカバーしているとされる。大森正博「オランダにおける医療と介護の機能分担と連携」『海外社会保障研究』2006年，86頁参照。
86 Ibid.
87 大森によればコンパートメント1はいわゆる介護保険で，コンパートメント2が日本の医療保険にあたるとされている，大森正博「オランダにおける医療と介護の機能分担と連携」『海外社会保障研究』2006年，78頁参照。
88 Ibid., p.35.
89 大森正博，前掲書，2006年，86頁。
90 Niek Klazinga, "The health system in the Netherlands", *Eurohealth*, No.1, 2008, p.8.
91 Ibid., p.9.

92 Ibid., p.9.
93 2006年以前は年収が3万ユーロ以上の所得者とその家族は公的疾病金庫の適応から除外されており，私的健康保険を購入することができるとされていた。これは，年齢の高い人，健康状態がよくないハイリスクの人が医療にアクセスできるよう公的に保障するためのものであった。しかしながら，公的なものと私的なものとの共存という制度についての不満が増大したことより，2006年の改革に至った。Ibid., p.9.
94 Ibid.
95 これはオランダ型の診断関連群（DRG）制度である。Ibid., p.10.
96 Ibid.
97 Elias Mossialos et al., op.cit., p.73. エリアス・モシアロス，前掲書，106頁。
98 Sara Allin, Vaida Brabkauskaite et al., *Snapshots of health systems, Greece*, European Observatory on Health Systems and Policies, 2004, p.24.
99 診療時間以外で症例ごと，診療ごとに報酬を得ることは可能である。Ibid., p.25.
100 週刊社会保障編集部編『欧米諸国の医療保障』法研，2000年，188頁。
101 Ray Robinson, *Health Care system in Transition United Kingdom*, European Observatory on Health Care Systems, 1999, p.3.
102 Seän Boyle, "The health system in England", *Eurohealth*, No.1, 2008, p.1.
103 GPの報酬の50%弱は登録した住民数を基礎に支払われる。郡司篤晃「イギリスにおける医療と介護の機能分担と連携」『海外社会保障研究』2006年，20頁参照。
104 Seän Boyle, op.cit., p.1.
105 Ibid.
106 Ibid., p.2.
107 Ibid.
108 Ibid.
109 中央政府は「地方医務官」を雇用し，地方の一般衛生や貧困な病人に医療サービスを行ってきたとされる。週刊社会保障編集部編，前掲書，149頁。
110 ランスティング（Landsting）は，日本の県にあたる広域自治体，コミューンは，日本の市町村にあたる基礎的自治体のことである。伊澤知法「スウェーデンにおける医療と介護の機能分担と連携」『海外社会保障研究』2006年，33頁。
111 Anna H. Glenngärd et al., *Health Systems in Transition Sweden*, European Observatory on Health Systems and Policies, 2005, p.16.
112 Ibid.
113 Ibid., p.18.
114 Ibid., p.26.
115 Andres Anell, "The health system in Sweden", *Eurohealth*, Vol.14, No.1, 2008, p.10.
116 2007年度の税率は平均10.78%となっている。健康保険組合連合会編『社会保障年鑑』2007年度版，323頁。
117 Andres Anell, op.cit., p.10.
118 Ibid.
119 Ibid.
120 Ibid.
121 健康保険組合連合会編，前掲書，322頁，およびAndres Anell, op.cit., p.11.
122 Ibid., p.11.
123 Ibid.

124 Martin Strandberg-Larsen MIkkek Bernt Nielsen et al., *Denmark Health Systems in Transition Health system review*, European Observatory on Health Systems and Policie, 2007, p.1.
125 Karsten Vrangbaek, "The health system in Denmark", *Eurohealth*, Vol.14. No.1, 2008, p.7.
126 Ibid., p.7.
127 Martin Strandberg-Larsen, op.cit., p.23.
128 Ibid., p.32.
129 Ibid., p.32.
130 Ibid.
131 Ibid.
132 Karsten Vrangbaek, op.cit., p.7.
133 Martin Strandberg-Larsen, op.cit., p.56.
134 Karsten Vrangbaek, op.cit., p.7.
135 Jutta Järvelin, *Health Care Systems in Transition Finland*, European Observatory on Health Care Systems, WHO Regional Office for Europe, 2002, p.21.
136 Ibid., p.22.
137 Ibid., p.17.
138 Ibid.
139 Ibid., pp.29-30.
140 Ibid., p.20.
141 Ibid., p.45.
142 Ibid., p.34.
143 Ibid., p.34.
144 Ibid., p.49.
145 Pedro Pita Barros, Jprge de Almeida Simoes, *Portugal Health system review Health system in Transiton*, European Observatory on Health Systems and Policies, 2007, p.15.
146 Ibid., p.16.
147 Ibid., p.44.
148 Ibid., p.47.
149 Ibid.
150 Ibid., p.103.
151 Ibid., p.92.
152 Andrea Donatini et al., *Health Care Systems in Transition Italy*, European Observatory on Health Care Systems, 2001, p.13.
153 Ibid., p.13.
154 Ibid.
155 Ibid.
156 Ibid., p.14.
157 Ibid., p.36.
158 Ibid., p.19.
159 Ibid., p.37.
160 Ibid., p.38.
161 Ibid., p.41.
162 Ibid., p.48.

163 Susanne Grosse, Tebbe Italy, *Snapshots of health systems*, 2004, p.34.
164 Ibid., p.63.
165 Antonio Duran et al., *Spain Health System review, Health Systems in Transition*, European Observatory on Health Systems and Policies, p.36.
166 Ibid., p.36.
167 Ibid.
168 Ibid., p.38.
169 Ibid., p.39.
170 Ibid.
171 Ibid.
172 Ibid.
173 Ibid., p.40.
174 Ibid., p.50.
175 Ibid., p.54.
176 Ibid., p.130.
177 Elias Mossilas et al., op.cit., pp.15-16.
178 Ibid., p.16.
179 Ibid., p.37.
180 Ibid., pp.41-43.
181 Krzysztof Kuszewski et al., *Health Systems in Transition Poland*, European Observatory on Health Systems and Policies, 2005, p.6.
182 Ibid., p.7.
183 Ibid.
184 Ibid., p.20.
185 Ibid., p.9.
186 Ibid.
187 Ibid.
188 Ibid., p.35.
189 Ibid., p.26.
190 Ibid., p.30.
191 Ibid., p.31.
192 Ibid.
193 Ibid., p.55.
194 Ibid.
195 Ibid., p.56.
196 Péter Gaál, *Health Care Systems in Transition Hungary*, European Observatory on Health Systems and Policies, 2004, p.5.
197 Ibid., p.6.
198 Ibid.
199 Ibid.
200 Ibid.
201 Ibid.
202 Ibid., p.7.
203 Ibid.

204 Ibid., p.21.
205 Ibid., p.34.
206 Ibid., p.37.
207 Ibid., p.38.
208 Ibid., p.44.
209 Ibid.
210 Ibid., p.45.
211 Ibid.
212 Ibid., p.46.
213 Ibid.
214 Ibid., p.63.
215 Ibid., p.65.
216 Ibid., p.67.
217 Maris Jesse et al., *Health Care Systems in Transition Estonia*, European Observatory on Health Systems and Policies, 2005, p.9.
218 Ibid.
219 1992年政府は15の広域自治体と6都市に疾病金庫をまた船員については特別に疾病金庫を設立した。さらに1994年地域における財源をコントロールし，税収の再分配，計画などの中央機能を強化するため，中央疾病金庫を設置した。Ibid., p.30.
220 Ibid., p.10.
221 Ibid., p.26.
222 Ibid. 失業者については，9ヶ月を上限としてカバーされる。Ibid., p.28.
223 2004年8月から2歳以下の乳児，妊娠12週以上の妊婦について外来専門医診療，往診の自己負担は必要なくなった。Ibid., p.37.
224 Ibid., p.37.
225 19歳以上の患者は，年9.8ユーロ，妊婦は28.8ユーロ，1歳以下の子どもを有する母親19.2ユーロ，歯科治療の必要な病人19.2ユーロ償還される。Ibid., p.33.
226 Ibid., pp.35-36.
227 Ibid., p.69.
228 Ibid., p.114.
229 Ibid., p.70.

第3章
国境を越える医師の自由移動

はじめに

　EUは，モノ，資本，サービスとともに人の越境移動を促進してきている。EUにおける医師の自由移動は，どのように制度化されてきたのであろうか。本章では，医療専門職，特に医師の移動を自由化するというEUの域内政策に焦点を当てて，分析する。

　いうまでもなく，医師など医療専門職の育成には長期間を要し，多額の教育コストが必要となる。そこで医療サービスの提供を行う人的資源の活用という観点から，国境を越える医師の自由移動を認めるEUの政策は，きわめて合理的であり，有効であると捉えることもできる。しかし，その越境移動に対する障壁はないのであろうか。あるとすればどのような問題があり，いかに解決されるのであろうか。

　本章では，まず，医師の自由移動という制度が欧州統合という文脈の中でどのように形成されてきたのか，いかなる国際制度やEU規制が必要であったのか，その歴史的背景と現状について概観したい。次に各加盟国で医師という医療専門職がどのように教育され，養成されてきたのかを検討する。さらに現在，EU各加盟国において医師という人材がどのような状況にあるのか，またその背景についても明らかにしたい。EUの医師の自由移動政策がEU加盟国の医師を含むEU加盟国市民の医療保障や加盟国政府の医療政策にいかなる影響をもたらしたのか。さらに各加盟国のEU域内外からの移民医師の移動の現状について検討し，EU域内外から移民医師を受け入れる場合に生じる問題や今後の課題について考察したい。

第1節　国境を越える人の自由移動と医療専門職の国家資格相互承認の要請

(1) 歴史的背景と分析の視点

　1957年欧州経済共同体が創設され，当初6ヶ国であった加盟国は，1973年に9ヶ国，2003年には15ヶ国，2004年には25ヶ国となり，2007年以降，27ヶ国に拡大している。共同体創設の目的は，巨大経済圏の創設であったが，政治や社会に大きな影響を及ぼすこととなった。EUの経済成長を目指し，ローマ条約第3条においてモノ，人，サービス，資本の自由移動が規定された。医療専門職は，欧州地域で自由に移動可能な権利を有する市民としてだけではなく，医療サービスの提供者としての側面も有する。すなわち，医療専門職がその技能を労働市場に生かせるために，専門職としての権利を保障する必要があると同時に，そのサービスの質について基準を定め，規制を行うことで消費者（患者）の健康・安全を保護する必要が生じる。そこで共同体は，医療専門職がすべての加盟国で医療サービスの提供や開業を可能とするために，医療専門職の資格の相互承認と個々の加盟国が与えている免許について調整・協力を行い，調和をはかる必要が生じた。医療専門職の自由移動は，医療専門職側の視点からは，労働市場の拡大という大きな意味を持つ。国境を越える自由移動が承認されれば，自らの専門性，医療技術，能力を生かし，より良い労働条件で医療業務に従事することが可能となる。EU・欧州の政策立案者は効果的な資源の活用，質の高い医療サービスの提供，よりよいアウトカム，加盟国市民に開かれた医療へのアクセスを実現するため，持続可能な医療制度の確立と医療・健康の増進に向けた方法を模索している。その過程では，各加盟国の医療制度の多様性，個々の加盟国の医療専門職教育プログラムの相違，大学カリキュラムなどに関して国家的規制の壁に直面した。

　国境を越える医療専門職の自由移動は，3つの観点から分析が可能である。まず，第1に，移民医療専門職という国境を越える医療専門職の就労権，越境移動の自由を確保するため，国境障壁をいかにして除去するという視点，第2

に，患者あるいは医療サービスの消費者・顧客としての患者が，安全かつ質が高く，コスト・パフォーマンスのよい医療サービスを受ける権利をどのように確保するかという視点，そして第3には，国民の社会保障，医療保障に責任のある各加盟国政府の視点からの分析が必要となる。

(2) EUにおける国境を越える人の自由移動と医療サービス関連の法制度

　国境を越える人の移動は，医薬品や医療機器などの「モノ」や，手術や治療などの医療行為を行う「人（医療専門職）」とそれに付随する医療保険などの「サービス」にまで及んでいかざるを得ない。これに伴いEUレベルでの医療・保健・福祉政策の統合が必要となり，同時にEUレベルの医療専門職の制度の違いを調整し，医療行為や医薬品，医療機器に関する規制・基準の調整ないし，医療サービスの調和化が要請されるようになってきた。

　EU諸国においては医療制度が国ごとに異なり，医療専門職が提供する医療サービスの種類も多様であり，一定水準の医療の質と量を確保しながら医療専門職の国境を越える自由移動を可能にするためには，さまざまな障壁が存在していたため，これを取り除く努力が重ねられてきた。

　たとえば加盟国ごとに異なる国家資格の調整のあり方，医療専門職の分類の方法，医療行為の範囲，医療技術や投薬基準，医療機器の安全基準など，EU諸国の多様性に起因する多くの障害を克服するためには，EU域内市場における競争政策とEUレベルでの社会労働政策，年金保険などの所得保障政策，医療・介護等の医療保険制度を含む社会保障・医療保障政策全体を総合的に捉え，各種の給付行政と規制行政のEUレベルでの調整やこれら政策手段の相互の有機的連携が必要となった。

(3) 医療専門職に関する学位，国家資格の相互承認と自由移動

　医療専門職は，各加盟国による規制または職能団体ごとの自己規制の下に置かれてきた。加盟国による医療資源への介入と管理は，患者である国民の安全性を確保し，そのために要する費用を調整し，賄うという目的がある。医療政策の分野は，主として各加盟国の管轄事項，責任の範囲内にあり，EUの役割や権限は，従来，きわめて限られているとされてきた。なぜなら医療分野にお

ける専門職の多くは，加盟国ごとに異なる国家資格制度があり，また専門職は，各専門職能団体の自治の下に置かれているからである。たとえば，ドイツで取得した医師の国家資格はドイツ国内では有効であるが，ドイツの主権が及ばないフランスその他の加盟国においては通用しなかったため，移動先で新たにその国の医師資格を取得し直す必要があった。これは，医師や薬剤師に限らず，看護師をはじめ国家資格を前提とするあらゆる医療専門職の国境を越える移動にとっては，きわめて大きな障害であったのはいうまでもない。

そこでこれら医療専門職の越境移動にとっての障害を取り除くことが，共同体の目的のひとつとされ，医師，歯科医師，薬剤師などの医療専門職は，原則としてEC条約第47条（旧EEC条約第57条1項）の下で規律されることになった。すなわち，「医師，医師類似行為および薬剤師の職については，異なる加盟国におけるこれらの職業の実施条件が調整されるのに伴い，制限の漸進的撤廃が行われるものとする」（第47条第3項）と定め，医師，歯科医師，薬剤師，看護師・助産師に関する「整合化」（coordination）を要請した。

欧州委員会は，各加盟国政府の専門家，EC医師会などの関係専門職団体の代表と接触を保ちつつ，まず作業部会，連携委員会と協議を重ね，経済社会評議会，各専門職に意見表明を行う機会を与え，各ステークホルダーを専門職指令案の形成に参画させていった。1975年以降，専門職の国家資格の相互承認の前提となる学位の相互承認に関する指令を採択する際，理事会は，各専門職，教育専門家，各加盟国政府の代表から構成される関係各専門職のための研修に関する諮問委員会を複数設置し，検討にあたらせた[1]。1975年4月には，「欧州専門職委員会（連携委員会）」を支えるため，欧州委員会事務局内に「欧州自由専門職，知識人と社会事務局」が設置され，また加盟国レベルでは専門職組織間連絡会も作られ，ECレベルの各専門職の利害を直接かつ集合的に反映させた共通政策の形成を目指した[2]。

しかし当時，国境を越える専門職の自由移動に関する具体的な政策が確立されておらず，専門職の資格の付与の前提となる学位も国ごとに多様であり，また専門職の条件としての実務経験の有無，研修やインターンの年限等も国ごとに異なっていたため，これらの調整のために多くの歳月を要した。

1958年に6加盟国で発足したEEC内では，6ヶ国間での相違を調整するた

めの交渉が医師や薬剤師など専門職ごとに行われた。しかし1973年に第1次拡大によって9加盟国となると，再び9ヶ国間で制度間の齟齬を調整し，整合化する必要に迫られた。さらに，第2次拡大，第3次拡大と続き，15加盟国となるともう一度同じ交渉を一からやり直すことを余儀なくされた。漸次拡大する方向にあるEUでは，こうした事情から加盟国家間での交渉と調整に膨大な時間と労力を費やしても，いつまでたっても各専門職が国境を越える上での障害を取り除けないことが予想された。医療専門職国家資格の背後には，加盟国ごとに前提条件となる大学卒業資格など学位の基準や必要年限の違いなどが存在し，これらの違いは無視できなかった。そこで医療専門職の教育，研修，権能の多様性の調整に関する共通政策の形成が要請された。ところが，各国の基準の違いや医療教育改革の問題と関係していたため，共通化は遅々として進まなかった。こうした状況にあって，加盟国間で「学位の相互承認」(mutual recognition of diploma) の概念が登場したことによって，この分野の進捗に画期的な変化をもたらすことになった。

(4) EU加盟国の医師養成教育・研修，医療技術・業務環境の相違

　医療専門職としての医師という人材の流動化をはかり，EUレベルでの人材の効果的活用のためには，どのような施策が必要となるのであろうか。医師が専門職として国境を越えることが可能となるには，専門職としての同質性がいかに保障されるのかが重要な問題となる。そこでまず，各加盟国では医師の養成をどのように行っているのか。いくつかの加盟国における特徴のある医師教育・研修制度について概観してみよう。

　ベルギーにおいては，医学研修は7年間のコースであり，2つのサイクルすなわち，3年間の基礎科学教育と臨床研修，実地研修を含む4年間の研修，教育を受けた後，「医学博士」学位を取得する。医療業務を行うには，さらに4年から6年の研修が必要であり，専門医になるには教育研修病院の研修ポストに応募しなければならず，その数は制限されている。専門医を目指す学生は，指導医と受け入れ機関の合意のもと，研修プランを提出しなければならない。家庭医になるためには，2年間の研修が必要である。ベルギーで医師業務を行うには非政府機関の「医師会」(Order of Physician) に登録する必要があ

る。しかしながら，他の EU 加盟国出身の医師がベルギーで医療サービスを提供する際には医師会に登録しなくてもよいが，外国人医師といえどもベルギー領域内ではその司法権に従わなければならないことはいうまでもない[3]。

イタリアでは，医師は3つの高等教育段階があり，大学教育，卒後教育，継続教育である。医師を目指すものは，公立大学あるいは私立大学で最低6ヶ月の病棟業務を含む6年間の医学教育を受け，医師登録の前に国家試験に合格しなければならない。家庭医となるには2年間の家庭医学の研修コースを終了し，国家リストに登録しなければならない。

ポーランドでは医師は1年間の卒後インターンシップを必要とし，修了時に国家試験を受け，合格しなければならない[4]。専門医となるためには，ポーランドで医師免許を取得後，専門医研修に対する入学試験に合格しなければならず，外国人医師でこの経路を経ないものについては保健大臣の承諾が必要である。専門医学実習期間中の学生は保健省によって資金供与される。専門医学研修の後，実務，筆記，口頭試験からなる専門医国家試験が行われ，専門医としての学位が与えられる[5]。

オランダの医学教育は，第1段階の学部教育と第2段階の大学院医学教育からなり，第1段階の学部教育はさらに2期に分かれる。第1期は1年間の人体や生命の機能や発達などや科学的基礎に関する学科教育を受け，試験を受ける。

第2期では2学年から4学年までで人や生命の機能障害や異常，プライマリーケアを含む学科教育を受けた後，試験を受ける。第2段階の大学院教育は2年間であり，臨床研修が含まれる。この2年間の教育修了後，試験が実施され，医師国家試験合格者は医師資格を取得し，医師業務を行うことができるようになる。卒後医学教育として専門医研修，家庭医研修，研究博士教育などがあり，29の承認された専門分野がある。専門医の承認，登録組織としては，セントラルカレッジ（Centraal College Medische Specialismen），専門医承認委員会（Specialisten Registratic Commissie）があり，控訴委員会（College van Beroep）もある[6]。

フランスでは，医学教育は3段階に分けられている。第1段階は2年間の教育課程であり，第2段階は理論的実務的研修を含む4年間の医学研修期間であ

る。第3段階は2つの形態があり、一般医研修のための専門医学実習（residanat）および専門医研修のためのインターンシップ（internat）である。専門医学実習は6ヶ月の一般医研修期間を含む2年半の期間を要する。インターンシップでは、専門医となる機会を提供する。インターンシップは、内科、外科、精神医学、生物学、公衆衛生などの分野に分かれている。専門医の選考は、病院の研修医ポストの空き状況と学生の成績・業績による。近年、麻酔科、集中治療、産婦人科、小児科に対する医師の関心が低下している。専門医学位は、5年から6年のインターンシップ後に得ることができる[7]。

オーストリアでは、医学教育は2段階からなる。医師資格取得には最低6年を要する。2002年の大学法（University Act 2002）を、個別大学の資格コースのシラバスと同様、医学の資格コースの法的根拠として採択した。独立して医師業務を行うにはインターンとして卒後専門医研修を修了しなければならない。この卒後研修は連邦法（Federal Law Gazette I No.169/1998）の医師の研修規制（Training Regulation for Physicians）と医師法（Physicians Act of 1998）で規定されている。家庭医として就労するには少なくとも3年の実務研修が必要である。専門医研修は最低6年の研修が必要であり、専門医、家庭医となるには研修修了後、試験を受け、合格しなければならない[8]。

イギリスでは、医学教育は学部教育、卒後教育、継続医学教育の3つの段階からなる。5年間もしくは6年間の大学教育・研修を受け、修了後、医師評議会（General Medical Council：GMC）に登録し、指導者の下で研修医として研修を受け、修了後、医師資格を取得する。

ドイツでは医学教育は最低6年を要し、最終学年は「実習学年」（Prakdiches Jahr）と呼ばれ、大学病院や教育病院で医学と外科の専門部門でそれぞれ4ヶ月間研修し、4ヶ月は自分の選択した専門分野で研修を行う。その後、試験（Zweiter Abschnitt der artlichen Prufung）に合格しなければならない[9]。

(5) 医師に対する需要の増大とその背景

欧州における医師に対する需要は、今後増大すると考えられる。その理由と

して，以下の3点を指摘できる。第1に，欧州でもベビーブーム世代の退職による医師労働人口の減少が挙げられる。第2に，高齢社会の深化とともに，疾病構造が急性疾患から慢性疾患へと移行し，医療サービスが長期的に供給され続ける必要性も高まってきた。第3に女性医師や若手医師の勤務形態，意識の変化も軽視できない。近年，「性差医学」の発展に伴い，疾患について性差が存在すること，女性特異的な疾患も存在することが明らかになってきており，女性医師の需要も増加している。男女共同参画社会の機運も高まってきたことから，その割合が増加する政策的要因もある。女性医師は，勤務時間の制約もあり，これに対応する必要もある。EUにおいては「ワークライフバランス」を重視するようになってきており，医師1人あたりの勤務時間の減少傾向によ

表3.1 加盟国における女性医師の占める割合

国名	1995	1996	1997	1998	1999	2000	2001	2002	2003	2004	2005
オーストリア	29.0	29.8	30.5	31.6	32.3	33.1	33.9	34.4	35.3	36.2	41.6
ベルギー	25.3	28.1				32.6	33.3	34.1	34.7	35.3	
チェコ共和国	51.0	52.1	51.4	52.3	52.7	51.5	51.7	51.8	51.8	52.1	52.3
デンマーク	31.6	32.3	33.4	34.1	35.2	36.0	36.9	37.7	38.6	39.5	
フィンランド	47.1	48.0	49.0	49.6	50.4	51.3	52.1	52.8	53.3	54.1	54.8
フランス	33.8	34.4	35.1	35.6	35.8	35.9	36.4	36.8	37.2	37.7	38.0
ドイツ	34.5	34.8	34.8	35.1	35.5	35.9	36.3	36.8	37.2	37.7	38.2
ギリシア	31.3	31.4	32.9	33.5	33.3	33.9	34.6	35.2	35.6	35.9	
ハンガリー	48.4	48.8	49.0	49.1	49.3	49.7	50.1	50.5	50.5	51.1	54.1
アイルランド		33.2	33.8	34.6	35.7	36.5	36.6	37.0	36.8	36.6	37.4
イタリア	28.1	28.8	29.4	30.8	33.6	33.3	35.3	37.5	39.7	35.3	34.7
ルクセンブルグ	22.1	23.0	23.4	24.2	24.7	23.7	25.4	25.9	25.8	25.7	26.4
オランダ				33.7	34.3	35.1	35.9	32.6	33.1	37.8	38.4
ポーランド	55.2	55.0	54.9	54.7	54.1	54.2	53.9	54.0	50.8	53.8	54.3
ポルトガル	43.1	43.7	44.2	44.7	45.3	45.9	46.5	46.8	47.3	47.8	48.1
スロバキア						56.4	56.5	57.0	57.2	56.8	
スペイン	33.9	35.1	39.2	36.5	34.9	37.6	37.6	40.4	44.4	44.1	42.1
スウェーデン	36.5	37.1	37.9	38.4	39.1	39.6	40.2	40.6	41.0	41.5	
イギリス	32.4	32.9	33.6	34.4	34.8	34.8	35.1	35.9	36.4	37.1	37.9

出典：OECD, *OECD HEALTH DATE*, 2007, より筆者作成。

り，必要とされる医師の数も増加してきている。

第2節　EU域内における自由移動の確保に向けた医学研修の調整と相互承認

　近年，医療の進歩により，医師はますます高度な知識，技術，能力が必要とされてきている。前述のように，医師は，労働者であるとともに，医療というサービスの供給者であるという側面を有する。しかし，多くの論者が指摘するように，医師の提供するサービスの質について顧客である患者が判断するのは困難である。患者は医師の有する資格（各種の専門医資格，家庭医もしくは一般医資格）に基づき，医師の技量を判断せざるを得ない。医師が EU 域内を自由移動し，そこで医療サービスを提供するためには，その障壁となっている各加盟国レベルでの多様な医療制度を，EU レベルで調整するために，EU レベルの統一的な基準の設定が必要となる。ここでは，加盟国ごとに異なっている既存の医学研修を，EU レベルで再調整し，整合化させていこうとしているのかその動向について検討を行うことにしたい。

(1) EU レベルでの医師国家資格の調整に関する法制化

　国際レベルでの移民医師の相互承認の端緒は，1965年のデンマーク，アイスランド，ノルウェー，スウェーデンなどスカンジナビア諸国の間でなされた「北欧協定」（Nordic Agreement）[10]であり，これが EU の多国間資格の相互承認合意の基本となっている。

　前述（第1章）のように EC 条約では，サービスの提供と開業について，国籍に基づく差別を禁止しており，とりわけ，医師の開業や登録に対して権限を有する専門職組織に対して適応されるとしている。専門職の相互承認についてまず，医師について EU レベルでの調整が行われた。

　加盟国の合意を得るのに18年を要し[11]，1975年になってようやくいわゆる「EEC 医師指令」，すなわち学位，医療における証明書およびその他の公式資格証明に関する相互承認，1975年に2つの理事会指令（Council Directive

75/362/EEC，75/363/EEC)[12]が採択された。これらは，医師の活動に関する法令，規則，行政行為の調整に関する措置を含む，国境を越える開業・営業の権利，サービス提供の自由の効果的実施を容易にするための措置に関する指令である。欧州経済共同体で医師資格の相互承認のために専門医学の研修条件の調整が必要であると考えられた。その条件は，すべての加盟国で共通化する必要があった。同年，医学研修に関する諮問委員会が設置された（75/364/EEC)[13]。さらに 1986 年「一般医のための特別研修指令」(Council Directive 86/457/EEC)[14]が出され，1989 年，加盟国は「3 年以上の研修（トレーニング）と専門的教育修了後のより高い資格承認システムの枠組みを創設する指令」(Council Directive 89/48/EEC)[15]が採択された。

1993 年にこれら指令は，「医師の学位，卒業証明書，その他の正式な資格証明書の相互承認と自由移動を容易にするための指令」(Council Directive 93/16/EEC)[16]として 1 つにまとめられた。

2005 年 9 月，欧州議会と理事会による「専門職資格の承認に関する EC 指令」(Directive 2005/36/EC)[17]では，医学基礎研修は，大学においてあるいは大学の管理下での少なくとも 6 年間のコースあるいは 5500 時間の医学教育によって行われるものとされている。医業を開始し，行おうとするものは全教育期間において以下のような知識ならびに医療技術を身につけなければならないとしている。

(a) 科学的に確立された事実の評価とデータの解析を含む，生物学的機能等，医学の基礎となる科学の適切な知識および科学的方法の十分な理解
(b) 人体の機能および構造の理解
(c) 人間の精神的および身体的疾患，予防，診断および治療の視点からの臨床・診断に関する正確な知識
(d) 病院における適切な指導下での臨床経験

専門職の相互承認指令では，すべての加盟国に自動承認の手続を適応することが要請される。このような加盟国間の相互承認は相互の信頼に基づくシステムであるといえよう。

この相互承認指令には明確に記載されていない，あるいは出身国には存在し

ない専門的研修があった場合に，受入国は資格申請者に自国の研修証明書を要求することができる。この場合，申請者の経験や医療再教育コースや補足研修や大学院研修を考慮に入れる必要がある[18]。医療専門職の受入国と送出国で同じ専門分野でも調整や考慮が必要となるのは，以下の場合である。第1に，本指令には何らかの理由で記載されていないが，医師の出身国にも受入国にも共通して存在している専門である場合，第2に，受入国では専門分野として捉えられているが，出身国では医療活動の1つとしてみなされ，特に専門として分類されていない場合，第3に受入国の専門と非常に似ているが，医師の出身国では異なる分類がされている場合などである。受入国と送出国と医療研修の内容が異なる場合，適性検査あるいは3年以内の適応期間を設けることができる。適性検査とは，受入国の権限ある当局によって申請者の能力を評価する目的で作られた専門的知識に限定したテストである。それでは，医師の言語能力についての条件はいかなるものであろうか。

　言語知識に関するテストについては同指令に規定されていないが，医師は必要があれば，患者や自身の利益のために受入国における専門職としての職の遂行に必要な言語知識を身につけるであろうと推定している。また，適応期間とは，受入国が規制している職業の履行のために，受入国が権限を有する医療機関によって規定されるものである。

　急速な科学技術の進歩という観点から医学についても生涯学習の重要性が指摘される。専門職は，適切なトレーニングを通じ，科学技術の進歩に遅れないようにする必要がある。すべての加盟国における研修プログラムは組み込まれるべき最低限の標準に適合しなければならない。ただし，新規加盟国については最低基準を満たしていなくとも指令適用時期以前に取得した卒業証書あるいは証明書については既得権として承認される。最低基準が満たされない場合には，専門職としての経験に関する証明書によってこれが補われることになる。

　専門医の卒業証書の既得権保護のために，受入国は専門的経験の証明を求めることができる。この場合，専門医師は指令で規定された最短研修期間の2倍の実務経験が求められる。加盟国国民であり，加盟国において基本的な教育を修了した医師は，他の加盟国において登録する権利を与えられる。登録基準を

満たし,一般医や専門医の研修を修了していれば,一般医や専門医として相互承認される。申請者は受入国の言語知識が専門職には必要とされるが,言語テストは登録の条件とはされていない点が注目される。ただし,患者の安全性の保護という観点からもある程度の言語能力は必要とされている。

専門医は先に述べた6年間の医学教育修了後,理論的教育と臨床実務教育を包括した研修を修了する必要がある。専門医研修は,各加盟国の権限のある機関においてフルタイムを基本として実施されなければならないとしており,理論的実務的教育をその内容とする。専門医はその専門分野により研修期間が決まっている。また加盟国により採用している専門分野にも若干の違いが認められる。

一般医療業務における特別研修は,研修プログラムの1部として6年間の学習の確認と修了に伴って行われる。2006年1月1日以前では正式な資格の証拠として,権限のある機関の指導下,少なくとも2年のフルタイムの研修が,それ以降は少なくとも3年のフルタイムを基本とした研修が必要とされる。これらはより実務実践的な内容であるべきであるとされている。実践的な研修は,病院業務の適切な知識やサービスについて少なくとも6ヶ月,医師がプライマリー・ヘルスケアを提供する公認のセンターで一般医療について少なくとも6ヶ月間研修が行われることが定められている。

(2) EUレベルで承認された専門分野と最低限必要とされる研修期間

研修期間は,3年から5年と専門分野ごとに異なっている。医療の専門分野の範疇は,加盟国によりその分類が多様であるため,EUレベルでは最低限必要な研修期間が下記のように定められた。

まず3年の研修期間のものは,麻酔科,眼科,耳鼻咽喉科,臨床生物学,血管学,内分泌学,生理学,神経精神病学,皮膚性病学,アレルギー学,核医学,口腔病学,皮膚科である[19]。

4年の研修期間が必要とされるものは,産婦人科,小児科,呼吸器科,病理解剖学,神経科,精神科,放射線診断科,放射線治療科,微生物学,生物化学,免疫学,心臓病学,胃腸病学,リュウマチ病学,放射線医学,小児精神医学,老人病学,腎臓病学,感染症学,地域医療,薬理学,職業(労働)医学,

生物血管学, 性病科, 熱帯医学, 臨床神経生理学, 口腔外科である[20]。
　5年の研修期間が必要なものは, 一般外科, 神経外科, 内科, 泌尿器科, 整形外科, 形成外科, 胸部外科, 小児外科, 血管外科, 顎顔面外科, 消化器（胃腸病）外科, 救急医学である[21]。
　当初すべての加盟国で専門領域とされた17部門だけが他の加盟国に医師の自由移動可能とするような提案がなされた[22]。どのような疾病に多く罹患してきたかは加盟国ごとに異なり, また現在罹患率の高い疾病は何かによっても重要視される専門分野, 必要とされる教育は異なってくる。前述のように加盟国によって採用されている専門分野・分類や専門医の研修も異なっているため, EUレベルでどのような専門分野を指令に盛り込むかについて議論が重ねられた。個々の加盟国医師にとって自らの専門分野が採用されるかどうかは, 自分の専門性が認知されるか否かという問題にもかかわる。医師の可動性を高めるため, さらに2ヶ国以上の加盟国で採用されている専門分野についても検討が行われ, 追加されることとなった。

(3) EU加盟国民が第3国で取得した医師資格・医学研修の評価

　ところで, 加盟国以外すなわち域外で取得した医師資格・卒業証書・医学研修については, EUではどのように取り扱われているのであろうか。
　第3国の卒業証書を承認するか否かは基本的に各加盟国の裁量に委ねられている。しかしながら, 加盟国による承認は共同体としての要素を持ちうる。それゆえ, 1加盟国によって承認された第3国の卒業証書が, 他の加盟国によって自動承認されるとはみなされない。言い換えれば, 他の加盟国で第3国の卒業証書を承認したとしても別の加盟国がこれに従うことにはならない, ということである。ただし, 各承認手続きの際, 加盟国は, 第3国の卒業証書を拒絶することはできず, 3ヶ月以内に合理的決定を行わなければならない。さらに, 加盟国は移民の資格だけではなく, 他の加盟国での研修や経験についても考慮すべきであるとされている。その問題とかかわるホクスマン（Hocsman）事件では, 第3国で得られた卒業証書と経験についてどのように解釈すべきかが争点となった[23]。ホクスマンはアルゼンチンで医師として基本的な医学研修をうけた。スペインで, 先の研修は承認され, 泌尿器科専門医の専門資格を得

て，専門医として業務を行い，EU 市民となった。しかし，フランスでは基礎研修が承認されなかったので開業の権利は認められなかった。欧州司法裁判所は，受入国は彼の経験と専門的知識や卒業証書，証明書や現在の経験を自国の要求する資格や知識と比較考慮すべきであると判示した。

またテナ・デュレ（Tennah-Durez）事件[24]では，ベルギーで医師資格が認められたものが，フランスではこれが認められないという問題が生じた。原告のテナ・デュレはもともとの国籍はアルジェリアであり，1989 年アルジェリアで医師の資格を取得した。研修期間の最後の年限を北フランスのルールで研修を行い，1993 年まで病院研修医として従事した。彼女は結婚して，ベルギー国籍を取得し，ゲント大学で 7 年間医学教育を受けることを許可された。1995 年医師登録し，さらに 2 年ゲント大学で研究を続け，1997 年一般医の専門医免許を取得した。1998 年ルールに戻り，そこで医療を行おうと地域登録を申請した。しかしながら，彼女のアルジェリアでの医学教育修了証（卒業証明書）が，フランスでは認められなかったため，フランス最高行政裁判所に提訴した。これは，第 3 国で受けた研修がフランスでは基礎研修と認められず，医師登録を拒否されたためである。しかし，ベルギーでは基礎研修をうけた者と同等の試験を受け，ベルギーの医師免許を取得できた。欧州司法裁判所によれば，どこで研修が続けられたかが問題ではなく，研修が医師指令の最低基準を満たすかが問題であるとし，その判断を下す権限当局はベルギー国家当局であるとした。すなわち，医師の研修の妥当性は，研修が最低基準を満たしているかなど，その質を医師資格認定当局が判断することによって，評価されなければならないとしたのである。

EU の医師に関する指令は，EU が各加盟国への最低限の基準を示したものであり，加盟国がさらに高い基準を設けることは可能であり，また第 3 国の資格を認めるか否かは，加盟国の権限に委ねられ，さらに他の加盟国で認められた医師資格を自国で認めるか否かも当事国の権限に委ねられている。

第3節　患者（顧客）の安全・医療の質の確保

(1)　医師の違法行為，不適切行為の情報交換システム

　加盟国において医師の違法行為および不法行為については権限当局や独立した政府機関によって行われる。これは，免許許認可機関とは別の独立の機関であり，医師と法学専門家によって構成されることが多い。

　2003年EU医療政策フォーラムにおいて，加盟国間の移民医師診療についての違法行為や不適切行為についての情報交換システムが必要であると提案された。法的・管理的規定が適用される場合，出身国は受入国へ医師に対してなされた懲戒処分や刑事罰など必要な情報を通知する義務を負う。資格の相互承認指令においても「受入国と出身国は懲戒処分や刑罰など医療活動の従事に重要であると考えられる緊密な情報交換を行うべきである[25]」としている。行政処分として，警告，正式な訓戒，罰金，免許停止，免許取り消しなどが，各加盟国に設けられている。しかしながら，個人情報の保護などの問題もあり，出身国で医師免許の停止処分，罰金，訓告を受けた場合などについていかに取り扱われるべきかなど受入国での処遇の正当性・妥当性の評価など多くの問題が存在する。

(2)　医療サービスの規制，監督機関

　イギリスは医師会（General Medical Council），歯科医師会（General Dental Council），看護・介護の整骨療法評議会（Nursing and Midwifery General Osteopathic Council），社会介護評議会（General Social Care Council），カイロプラクティック評議会（General Chiropractic Council），イギリス薬剤師会（Royal Pharmaceutical Society of Great Britain），北アイルランド薬剤師会（Pharmaceutical Society of Northern Ireland），医療専門職評議会（Health Professions Council），視覚評議会（General Optical Council）の10の管轄機関が協力してヨーロッパにおけるイギリス健康権限当局の監督機関（Alliance of UK Health Regulators on Europe：AURE）

を創設し，患者(顧客)の安全確保のため，提供される医療サービスの規制，監督を行っている[26]。

　AURE は提供される医療サービスをより安全で質の高いものにするため，医療従事者の情報を共有することが必要であるとしている。これはイギリスが多くの医療専門職をヨーロッパやその他の国から国際的に受け入れてきた経験から，このような規制がこの国で特に重要であることを示している。開業登録やその適合性に関する情報の提供・交換や協力が円滑になされるよう EU は支援を行わなければならない。このように患者の安全を守るため，あるいは医師の自由移動を促進するために，問題のある医師に関する情報交換が EU レベルで実施されることが要請される。しかし，実際にはイギリス医師会がある医師を医師としての適合性に問題があるという理由で登録を抹消し，他の加盟国にも通知したにもかかわらず，その医師が他の加盟国に移住した場合，その国の国内法では規制できないという問題も生じた。また，安楽死や妊娠中絶などある加盟国では許されている医療行為が別の国では禁止されているというように，加盟国により異なる法令や規制が存在する場合があり，生命倫理や文化，宗教とかかわる問題も少なくない。

(3) 受入国の言語能力・言語知識

　医療サービスを提供する際に必要とされる資質として専門的能力・医療技術以外にいかなるものがあるのであろうか。

　医師は質が高く安全な医療を提供するために，患者や他の医療従事者，行政機関への効果的な意思の伝達能力が必要である。例えば，患者に治療を行う前に患者の病状を理解し，診断を行い，治療方法などについてインフォームドコンセントがなされるが，これには，言語が堪能であることが要求される。しかし，言語能力について先の指令においては前述のように規定されていない。それはなぜであろうか。

　医師個人の言語能力の評価は，雇用者の問題とされるが，これは多くの医師が自営業であるという事実を無視している。また開業医の場合には，言語能力のレベルについて，市場に委ねればよいという考え，つまり，医療提供者の言語能力が十分でない開業医師では患者が医療サービスの提供を受けたがらない

ため，医師は開業し，営業を続けることが困難であるという推定がなされる。しかし，医師が不足し，自由に医師を選択できない地域では，この考えはあてはまらない。医療提供者の医療行為を安全に行い，患者を保護するためには医師の言語能力のレベルについて規制される必要があるといえよう。また，言語能力以外にも受入国の文化的・倫理的価値観に対する理解も必要となろう。

(4) 免許更新制度と生涯医療教育

顧客である患者に質の高い医療サービスを提供するためには，前述のように医師の医療技術や能力の確認システムである医師免許更新制や医療教育の継続システムが有効となる。2001年の医師指令では，加盟国において，専門性の高い医療技術を保っていることを確認しなければならないとしている。もし，そうであるならば，加盟国は，医師の知識や技能が最新のものに更新されているか否かを確かめる義務がある。加盟国により，これらに対する取り組みを以下に示した。現在，免許更新制度や免許取得後も生涯教育を行っていない国もあるが，オーストリアでは現在検討中である。このように医師免許をどのように取り扱うか加盟国間に相違があることは，EUレベルの医師の相互承認制度に少なからず影響を与えることとなる。

(5) 各加盟国の医学教育研修制度とEUレベルでの調整

標準的研修は形式的には確立しているが，同等の学位であるということを評価する合意形成の枠組みがなければ，南欧からの医師と北欧からの医師に言わずもがなの区別をつけるという偏見を生じさせることになりかねない。医師指令が出されて以降も加盟国において研修について異なるアプローチを取っている。それぞれの国が文化や伝統を有しており，保険制度に合致した研修の必要があるため異なっていること自体は問題ではない。

学部学生の教育・研修において，より実務実践的である加盟国とそうでない加盟国が存在する。イギリスは研修がより実践的である国の分類に入るが，実践的でない国からの医師を多く受け入れている。彼らは，学術的知識は豊富であるが，イギリスの研修医が行うような日々の実践，実務に不慣れである。

大部分の加盟国では，大学学部卒業で医師として登録される。ドイツでは

表 3.1 各加盟国における免許更新制と生涯教育

国名	免許更新制あるいは再認可制度	更新制ではないが何らかの医療教育が要求される
オーストリア	なし	現在のところ，なし
ベルギー	国立健康保険研究所に再認可の権限	
ブルガリア	なし	
ルクセンブルグ	なし	
チェコ共和国	5年毎	
フランス	なし	生涯医療教育が必要
ドイツ	なし	生涯医療教育が必要
ギリシア	なし	
ハンガリー	5年毎	
アイスランド	なし	
アイルランド	なし	
イタリア	なし	
ラトビア	5年毎	
リトアニア	5年毎	
マルタ	なし	
オランダ	5年毎	
ポーランド	5年以上医療に従事していなかった場合	生涯教育制度あり
ポルトガル	なし	
ルーマニア	5年以上医療に従事していなかった場合	
スロバキア	なし	
スロベニア	7年毎	
スペイン	なし	
スウェーデン	なし	
英国	5年毎	

出典：Alan Rowe and Mila Galcia-Barbero, Regulation and licensing of physician in the WHO European Region, WHO Regional Office for Europe, 2005, p.33, より著者が作成。

2004年10月1日に大幅な医師研修システムの改正が行われ，それまでの実務技能（Arzt im Praktikum）と呼ばれる卒後実地研修医師制度[27]を廃止し，より理論と臨床とを結びつけ，臨床研修（bedside training）となるようにし，さらに一般医療の強化を行うものとした。また，医学教育の評価について

も重視することとした[28]。フランス，オーストリアなどのように一般医あるいは専門医かの卒後研修を完了しなければ医師登録はできない国もある。イギリスに来た医師の中にはイギリスの研修医のポストには十分すぎる経験を有していたにもかかわらず，法的には医師として登録できないという問題を引き起こしていた。イギリス医師がフランスに研修に来た場合も同様の問題に直面した。専門医研修においても相違があり，保健医療制度に関わる問題である。イギリスにおいて専門医の研修の最終到着点は，伝統的にNHSの顧問医のポストである。他のいくつかの国においては患者が直接専門医に診察を受けるため，病院外で専門医研修を修了することもある。

イギリスでは，専門医研修のシステムが検討され，国立（王立）医科大学の専門医研修機関（当局）（Specialist Training Authority of the Medical Royal College : STA）が設置され，正式な専門医研修修了証（証明書）（certificate of completion of specialist training : CCST）が作られた。EUやEEAの医師はCCSTと同等のものを有することが専門医登録を行い，顧問医のポストを得る必要条件となっている。研修制度が合理化，簡素化される傾向にあるなか，イギリスやアイルランドの専門医研修は他の多くの加盟国より長い傾向にある。イギリスでは医学部を卒業した学生は国家資格試験に合格後，一般医療委員会（General Medical Committee : GMC）に仮登録（Provisional Registration）され，1年間の研修が認可を受けた病院で行われる。研修の成績が一定以上の水準であれば，GMCへの本登録（Full Registration）が認められる。本登録後，シニア・ハウス・オフィサー（Senior House Officer）として医療機関からの一般公募を受け，医療機関に採用される。専門医となるためにシニア・ハウス・オフィサーとして3-5年経験をつみ，王立医科大学の単位取得証書を取得し，登録者（Registrar）のポストにつくこととなる。登録者にはイギリスでの居住権を持つキャリア・登録者（carrier Registrar）と入国管理上，イギリスに最高4年までしか滞在を認められない客員登録者（visiting registrar）があり，専門分野で3年間輪番制の研修プログラムを受けるというものである。

EUにおいて一般医の地位が近年，高くなるにつれ，卒後研修が義務付けられ，その期間も2年から3年へと延長された。多くの加盟国で病院による治療

からプライマリーケアに移行してきている。

　EU 指令では加盟国は一般医の資格承認について一般医の専門能力を専門医と同様であると認めるべきであるとしている。医療研修の調整が進みつつあり，また最低限の標準が指令によって規定されたが，あくまで最低基準を示すにとどまっている。医学研修の不確実性は，患者や雇用者の移民医師に対する不信感を抱かせることにつながる可能性がある。また，加盟国ごとに認められる専門分野が異なることは，自国で取得した専門医資格が他国では通用しないということを意味する。医師の自由移動を促進するためには，さらなる厳密な研修制度の調和化（harmonization）と明確化が必要となろう。

第4節　EU 域内における移民医師の加盟国間移動と EU 域外諸国間との国際移動

(1) 医師の越境移動の現状

　アメリカ合衆国では，欧州諸国出身の医師採用活動が活発であり，実際に流入する医師も非常に多い。イギリスなどからアメリカへ渡った医師も少なくない。しかし EU 加盟国内では，イギリスにおける外国人医師の国際的採用がよく知られている。イギリスでは，歴史的な関係からアイルランドやインドといった国々から外国人医師の採用が盛んに行われてきたが，EU 加盟後はドイツやギリシャ，ポーランド，スペインからも移民医師が入ってきている。ドイツでは，ポーランドからの医師の採用が増加しているが，彼らのなかには，イギリスへとさらに移住するものも少なくない。2001 年において 1 万 5143 人の外国人医師がドイツで医師登録を行い，そのうち 10%が旧ソビエト連邦諸国の出身であり，10%がイラン，7%がギリシャ，5%がトルコ，4%がオーストリア，ポーランド出身であった[29]。しかしオランダでは，自国民で医師を確保する政策をとり，その人的資源の開発に焦点を当てている。

　医師の自由移動は国境付近で主に起きている。この要因はいかなるものであろうか。これには，文化的・言語的問題が関わっている。文化や言語の理解が医療サービスの提供には不可欠である。また，主な医師の受入国はイギリスで

あるが，これは母国語以外の語学としての英語を学ぶものが多いこと，科学（医学）文献，論文の使用言語が英語であることに起因していると考えられる。

EU域内でのイギリスにおける移民医師ではアイルランド医師，ドイツ医師が多い。フランス人はベルギーやルクセンブルグで医師研修を受けることがあり，またフランス語圏のベルギーやルクセンブルグの医師はフランスに移住しやすい[30]。医師の過剰および不足，言い換えれば雇用状態が医師の自由移動の要因となる。ドイツ，スペイン，イタリアでは医師の失業率が高かったために多くがイギリスに移住した。ドイツでは，学生の教育を受ける自由に抵触するとして医学生の入学制限は，行われていなかった。フランスやスペイン，ポルトガルでは，医師が十分である地域と不足する地域が出てきており，地域による不均衡が生じている。

(2) 医師の越境移動に伴う相互承認の影響

それでは，EUの相互承認制度は，加盟国にどのような影響をもたらしたのであろうか。ここでは域内における移動に焦点を当て，受入国，送出国の観点からみてみよう。医療専門職に関する指令は，域内の外国人医療関係者に彼らの自由移動の権利を明確に与えることである。加盟国にとって行政として医師という人材を管理することは域外人より容易であり，安価である。セーフガード（安全策）として質的な標準を設け，比較しうる基準について質の向上に努めればよいとされてきた。しかし質的基準が低く設定されている場合には改善や資源の提供に寄与しない。

さらにヨーロッパは保健医療の実施に関する取り組みや専門職研修制度が多様であり，加盟国に応じた医療体制や既存の研修制度をEUレベルで調整する必要があるが，各加盟国の医療は，独自の発展の歴史を有することにより，1つの方式がすべての加盟国に適合するとは限らない。拡大により，医師の医療提供体制，専門職研修制度の多様性が増すだけであることも考えられる。また移民医師が受入国に適応・習熟するための期間の資金援助について誰が援助をおこなうかといった問題もある。

ポーランドの例を挙げると，EU加盟により，旧加盟国に資格登録するポーランドの医師が急増した。最も人気のある目的国は，イギリスであり，2004

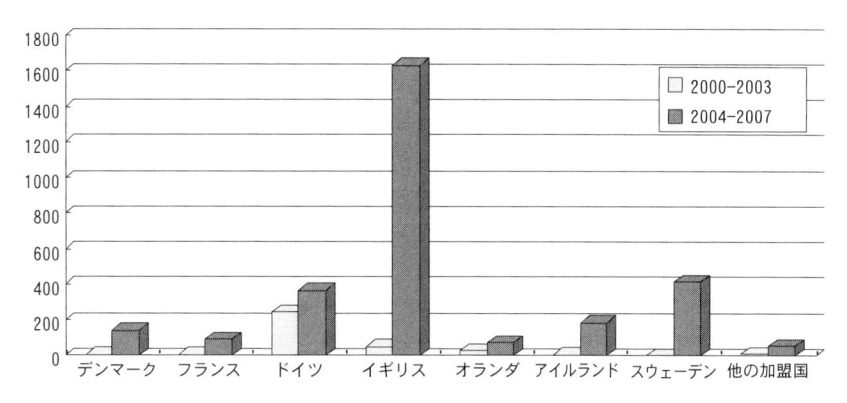

第4節　EU域内における移民医師の加盟国間移動とEU域外諸国間との国際移動　105

図3.1　ポーランド医師のEU加盟国での登録状況

出典：Joanna Lesniowska, "Migration patterns of Polish doctors within the EU", *Eurohealth*, Vol.13, No.4, 2007, p.7, より筆者作成。

年から2007年の間に1633人が資格登録を行っている。

　EU加盟によって医師資格の相互承認されたことによる利点として，EU加盟による交渉により他国の医療保障制度に対する関心と知識が増大したことが挙げられる。また，医師や他の医療専門職に関する知識も得ることができたということも指摘できる。短期的に他国で働き，ポーランドにもどれば，新しい知識や技術を取り込み，その技術・知識はポーランドの医療部門の発展に寄与すると考えられる。またEUからの流入によっては医療サービスの競争を生み，ポーランドの医療の質を向上させる。EU諸国にとっての利点としては医師の不足を補うことができ，さらに国境付近の患者にとってより安価で良質な医療サービスの提供を受けることができる可能性があるという点である。

　相互承認による最も重要な問題は新規加盟国から旧加盟国への「頭脳流出」（brain drain）である。国際的な雇用機会に関心を寄せるのは若い医師であるため，これはポーランドなど新規加盟国の医療システムに非常に不利益をもたらすこととなる。また，個々の医療従事者にとっての不利益は自国の専門医資格が認められないなど現在有している資格より低い職につく可能性である。EUには推定20万人の失業をしている医師がいるとされ，旧加盟国にとってはポーランドからの移民によって雇用の機会を奪われる可能性があり，これは賃金格差や失業率などに影響を受けるとされた。

第5節　EU 域外医師供給国の問題

(1) EU 域外の医師送出国における問題

　キューバ，インド，フィリピンなどは移住者が外国で働き，自国へその所得を送金する場合が多い。移民送出国の政府は，これを外貨獲得源と考えるため，自国の医師の外国移住を支援し，外国で医師として認定されるための教育を行っている[31]。これらの国では医師を供給する適切なシステムを有しているので自国の医療提供にはそれほど大きな影響はないと考えられる。しかしながら，医師不足に直面している開発途上国が医師の供給国となっている場合の影響は重大である。この場合，国際移民は自国からの頭脳流出を表し，医師の労働条件の悪化へと結びつくことが考えられる[32]。医療へのアクセス，質に影響を与え，医療制度が自国民の健康目的を達成する能力を低下させることにつながる可能性もある。

　ナイジェリアなどサハラ以南のアフリカでは熟練医の移民としての流出で医療研究所が崩壊した[33]。永住移民であるか一時移民であるかは重要である。一時的な移民はより高度な専門的資格を得る，あるいは自国に利用可能な新しい技術・経験を身につけ，その知識・技術を自国で活用することで送り出し国の利益に資することができる。受入国が外国人学生の教育に補助金を交付し，これらの移住者が自国に帰る場合，送出国の医療技術が向上することが期待される。しかし，外国で得た技術が自国の施設・設備が不十分なために利用できない場合や，自国の疾病構造と異なれば，自国では活用できない場合もある。永住権を得た移民の場合，送出国は2つのコストの問題が生じる。1つ目は医師を教育するために費やされた資金である。第2は，医師が流出しなければもたらされていたその医師による医療サービスの価値である。国際移民により，自国の医療サービスの能力を弱める可能性があり，これは特に最貧国で深刻な問題となる。アフリカではエイズ治療に従事する医師が必要とされているが，医師の流出は，医学教育の担い手を失い，貧しい人々をさらに脆弱な状態にさせる危険性をはらんでいる。

(2) EU 域外の医師受入国における問題

　最後に EU 域外における医師の労働市場と医師の移民についてもみてみよう。OECD 諸国では，外国の医師は地方の労働力補充として使用される。国内の医師が回避する地域に配置される傾向にある。これは外国人医師が「安全策」としての役割を果たしている[34]。イギリスでは，バングラデシュ，インド，パキスタン，スリランカなど南アジアの医学校を卒業した一般開業医は大規模な患者リストを有しており，裕福でない地域に集中している。アメリカでは他国の卒業生は田園地帯の医療に従事することが多い。しかしながら，カナダでは外国人の医師があらかじめ指定された地域で活動をすることを要求する政策は基本的人権の侵害であると判断された。

　消費者（患者）にとってはこのような医師の供給によりどのような影響を受けるのであろうか。消費者は，医療に対するアクセスの改善や，医療価格の引き下げにより利益を得ることも考えられる。医師の競争により，医療サービスの質の向上につながる可能性がある反面，移民医師の医療水準が低い場合には医療の質，安全性の問題が生じる。資格の基準，水準が国ごとに等しくないという懸念が外国の医師を除外するために専門医学会により提起された。オーストラリア，カナダ，イギリス，ドイツ，ニュージーランド，ノルウェー，スウェーデン，スイス，アメリカなどは，医師の移住は適切な医師の供給に重要であるとする一方で，また，カナダ，ニュージーランド，スウェーデンなどは医師の移住が自国の医師の供給に否定的に作用することと考えている。この結果，OECD は医師が移住する一般的な必要条件と作業を外国に課すことにより，医師移住を規制する国際協定を結んだ。国籍，市民権を得るための必要条件，労働許可を与えるための加盟国規制，手続きおよび試験などである。医師がよりよい労働条件や収入，労働環境を求めて，国外に移住することを単に禁止するだけでは，問題は解決しない。受入国の国民の安全確保のため，あるいは送出国国民の医療サービスを保護するためのグローバルな取り組みが必要とされている。

(3) EU 加盟国の医師資格を有する第 3 国国民の問題

　医師に関する EU 指令は，加盟国国民の資格相互承認に関するものである

が，第3国国籍を有するものが加盟国の発行する医師免許を取得した場合はどうであろうか。1999年タンペレで開催された欧州理事会では，合法的に加盟国に居住している第3国の国籍を有するものについて，正当な扱いが必要であるという議論がなされた[35]。ところで，多くの国で医師免許取得の要件として医学卒業証明書，義務とされる研修の修了証のほか，国籍を有すること，刑罰がないこと，心身とも健康であることが挙げられている。イギリスでは，イギリス連邦[36]や元植民地であった国々の医科大学で医師資格を取得した医師がいたため，植民地であった国々が独立したことに伴ってこれらの国の医科大学を終了したものについては，医学知識や能力，英語の試験が必要となった。フランスにおいてもかつては，フランスの植民地の医科大学で資格を得た医師がフランスで医療に従事することがみかけられた[37]。英国における外国人医師で最も多いのがインド出身者であり，2002年の段階で1万5000人であると推定された[38]。

EU加盟国において第3国の国籍を有するものが医師免許を取得する目的の1つに卒業後，当該国において医師として就労を行うことが挙げられている。イギリスは旧植民地の医師研修先としての役割を古くから果たしてきた[39]。これは旧植民地の医師研修機関が未整備であったという背景もあり，彼らはNHSや地方の医療を担ってきた。しかし，1997年医師労働常任諮問委員会から報告書（The Medical Workforce Standing Advisory Committee's Third Report）が出され，現在および将来的な需要に応じるために医学生の定員を1000名増加させることが提言された。2000年政府はNHS計画[40]を発表し，さらに1000人追加する決定を下し，医学部定員は40％の増加となった。これによって医師研修先を国内の学生と外国人移民医師とで競い合う事態となり，イギリスの医学部卒業生が研修ポストを得られないという問題が生じている[41]。2006年移民法が改正され，EEA諸国以外からの研修医師に就いて労働ビザが必要となり[42]，これに対し，NHSで就労するインド人医師団体（British Association of physician of Indian Origin：BAPIO）が反対運動を起こした[43]。EEA諸国からの医師には言語能力テスト（IELTS：International English Language Testing System）も不要であることも彼らに不公平感を抱かせている。

また，既にイギリスに入国し，研修先を探している EEA 諸国以外からの移民医師の処遇をどのようにすべきかについても問題であった。彼らは渡航費や言語能力テスト，意思能力テスト (PLAB test : Professional and Linguistic Assessment Board Test) などの費用を支払っており，帰国するとなればさらなる費用負担が生じることになり，多大な打撃を受けた[44]。送出国では受入国の制度変更が決定した後も IELTS や PLAB テストが継続されていたため，このような事態をまねいた。急激な制度の転換は他国の医師養成制度にも大きな影響を与え，制度の変更に対する情報提供を送出国に行い，理解を得る必要があろう。

イギリスにおいて移民法が改正され，第3国出身の医学生は，進路の選択について不安を覚えていることが報道されている[45]。域外外国人医師によるテロは英国に衝撃を与えた。これは，域外外国人に対する待遇に不満があったためと一部報道されたが，外国人労働者としての医師の能力や待遇についての調査研究が必要とされる。

おわりに

医師の自由移動について相互承認に至る経緯，その制度，医師の自由移動でもたらされる恩恵と損失をみてきた。医師が新しい技術，知識を身につけるため，あるいは研究を行う目的で移住を行うことは，古くからなされてきた。医師という人材を有効に活用することは，雇用，経済発展，あるいは，顧客となる患者のより良質で安価な医療サービスへのアクセスの向上という面からも有用であるといえよう。しかし，医師がよりよい労働環境を求めて移動を行うには課題も多い。各加盟国により，医学教育の歴史的発展が異なり，調整を行い，医学教育・医師資格の相互承認にいたるのには，十数年を要した。現在においても各加盟国によって採用されている専門科が異なっていること，また，医師免許の研修基準は最低基準を示したものであり，加盟国でそれ以上の基準を設けることは妨げないとしていることから，医師の医学教育，医学研修のレベルは，各加盟国によって異なることが考えられ，さらなる調和が必要とな

る。医師は，専門職集団を形成し，外部からの規制・統治ではなく，自己統制・統治してきた歴史的経緯がある。これは，専門職倫理にもかかわってきており，各国の伝統，文化などの影響をうけている。このように，文化，伝統，習慣，言語などは，医療専門職の国境を越えた移動の障壁となろう。受入国については医師の質，技術の問題があり，顧客となる患者の健康に直接影響を与えることだけに医師資格の自動承認システムは，出身国（送出国）の医学教育，医師資格の基準に対する信頼がなくては成り立たない制度である。EU レベルでの医学教育，医師免許制度の作成に向け，対話を続けている。医師に対する政策には，各加盟国権限当局や欧州委員会などとともに医療研修諮問委員会，欧州研修医師会，欧州一般医師(家庭医師)会，欧州勤務医師会などさまざまなステークホルダーがかかわり，各加盟国の医学教育の研修などの質の評価も行なわれている。医師資格という専門性が高く，進歩の著しい分野においては，生涯医学学習も検討され，それに対する取り組みも進んできている。医師が自由移動することで自国にない制度，技術を身につけてくることは，送出国の医療の進歩，発展にもつながるであろう。しかしながら，移民となった医師が受入国で永住した場合には，貧しい国から豊かな国への頭脳流出という問題も生じる。また，英国では2006年移民法が改正され，EU 域外からの研修医が NHS で職を得られないという事態におちいった[46]。1 国の制度改正が，他国の医学教育・研修制度にとって大きな問題となることもあろう。

　先進国では，高齢化，医療の高度化により，医師の需要が高まってきている。EU（EEA）において採用された医師資格相互承認制度は，グローバルな多国間資格相互承認システムとしてどのように発展していくのか，活用されていくのか注目していきたい。

注

1　Council Directive 86/457/EEC of 15 September 1896 on specific training in general medical practice.
2　Council Directive 89/48/EEC of 21 December 1988 on a general system for the recognition of higher-education diplomas awarded on completion of professional education and training of at least three years' duration.
3　Dirk Corens, *Belgium Health system review Health Systems in Transition,* WHO Regional Office for Europe on behalf of the European Observatory on Health Systems and Policies, 2007, p.96.

4 Krzysztof Kuszewski and Christian Gericke, *Health Systems in Transition Poland*, WHO Regional Office for Europe on behalf of the European Observatory Health Systems and Policies, 2005, p.66.
5 Ibid., pp.70-71.
6 Andre den Exter et al., *Health Care Systems in Transition Netherlands*, WHO Regional Office for Europe on behalf of the European Observatory on Health Systems and Policies, 2004, pp.84-85. オランダの医学教育については、すべて同書に拠る。
7 Simone Sandier et al., *Health Care Systems in Transition France*, WHO Regional Office for Europe on behalf of the European Observatory on Health Systems and Policies, 2004, p.83.
8 Maria M. Hofmarcher and Herta M. Rack, *Health Systems in Transition Austria Health system review*, WHO Regional Office for Europe on behalf of the European Observatory on Health Systems and Policies, 2006, p.152.
9 http://www.bundesaerztekammer.de/
10 Nordic Agreement of 18 Jun 1965,enacted 10 August 1966.
11 Ed Randall, *The European Union and Health Policy*, Palgrave 2001, p.55.
12 Council Directive 75/362/EEC of 16 June 1975, concerning the mutual recognition of diplomas, certificates and other evidence of formal qualifications in medicine, including measures to facilitate the effective exercise of the rights of establishment and freedom to provide, services, OJL. 167.30.06. 1975, pp.1-13.

Council Directive 75/363/EEC of 16 June 1975, concerning the coordination of provisions laid down by law, regulation or administrative action in respect of activities of doctor.
13 75/364/EEC Council Decision of 16 June 1975 setting up an Advisory Committee on Medical Training.
14 Council Directive 86/457/EEC of 15 September 1896 on specific training in general medical practice.
15 Council Directive 89/48/EEC of 21 December 1988 on a general system for the recognition of higher-education diplomas awarded on completion of professional education and training of at least three years' duration.
16 Council Directive 93/16/EEC of 5 April 1993 to facilitate the free movement of doctors and the mutual recognition of their diplomas, certificates and other evidence of formal qualifications, OJL.165.7.7.1993 pp.1-24.
17 Directive 2005/36/EC of the European Parliament and of the Council of 7 September 2005 on the recognition of professional qualifications.
OJ L 255.30.09.2005, pp.22-142.
18 Vlassopoulou のケースでは、(ECJ. 7. May 1991, Vlassopoulou. case 340/89. ECR. 1991. I -2357.) 欧州司法裁判所は国家の権限当局が他国の卒業証書や資格証、他の免許証が自国のものと合致するかを検討すべきときには、国家の規則によってその資格が要求する知識や能力を比較することで同等であるかを確認すべきであるとしており、また Haim. I のケース (ECJ. 9. Haim I, case C-319/92, ECR. 1994. I-00425 では、国家の権限当局が他国で行われた実務研修の自国との適合性について検討を行う際、他の加盟国での専門職としての経験について考慮すべきであるとしている。
19 Directive 2005/36/EC, OJL 255.30.09.2005. pp.82-103.

20 Ibid., pp.84-109.
21 Ibid., pp.82-108.
22 欧州医師常任委員会, http://theparliament.com./EN
23 ECJ, 14 September 2000, Hocsman, case C-238/98, ECR, 2000, I-06623.
24 ECJ, 19 June 2003, Tennah-Durez, case C-110/01, ECR, 2003, I-06239.
25 Article 56.2 of Directive 2005/36/EC on recognition of professional qualification.
26 http://www.aure.org.uk,
   http://www.medicalcouncil.ie/news/defaultarticle.asp? NID=164&T=N 参照。
27 Approbationsordnung für Arzte（ドイツ医師免許規制法）により医師免許は 2002 年 6 月に改正され、教育や試験の方法が改訂された。(http://www.bmg.bund.de/nn_605042/EN/Health.
28 ドイツの医学研修についてはドイツ保健省情報を参照。http://www.bmg.bund.de/nn_605042/EN.
29 Susanne Weibrenner, Reinhard Busse, "Germany", *The Health Care Workforce in Europe Learning from experience*, WHO Regional Office for Europe on behalf of the European Observatory on Health Systems and Policies, Open University Press, 2006, p.37.
30 Jakubowski E., Hess R., "The market for physicians", *Health policy and European Union enlargement*, WHO Regional Office for Europe on behalf of the European Observatory on Health Systems and Policies, Open University Press, 2006, pp.131-142.
31 Mèlanie Bourassa Forcier et al., "Impact regulation and health policy implications of physician migration in OECD countries", *Human Resources for Health*, 2004, 2, p.12.
32 Tim Martineau et al., ""Brain drain" of health professionals; from rhetoric to responsible action", *Health Policy* 70, 2004, pp.1-10.
33 Ojo KO, "International migrant of health manpower in Sub-Saharan Africa", *Social Science of Medicine*, 1990, 31, pp.631-637.
34 Melanie Bourassa Forcier et al., "Impact, regulation and health policy implications of physician migration in OECD countries", *Human Resources for Health*, 2004. pp.1-11.
35 http://www.europarl.europa.eu/summits/tam_en.htm
36 すなわち、イギリスとかつて英帝国に属していたインド、スリランカ、オーストラリア、ニュージーランドの国々では英国と同様の医学教育が行われた。
37 Christopher Birt, "The European Union ; open to the practicing physician?", *Clinical Medicine*, Vol. No3, 2002, p.224.
38 Fitzfugh Mullan, "The Metrics of the Physician Brain Drain", *N. Engl. J. Med*, 2005, pp.1810-1818.
39 Parvati Raghuram, Eleomore Kofman, "The state, skilled labor markets, and immigration : the case of doctors in England", *Environment and Planning A*, 2002, Vol.34, p.2082.
40 The NHS Plan : A plan for invastment, a plan for reform, 2000.
41 Edward Byrne, "Should postgraduate training places reserved for UK graduates?", *British Medical Journal*, Vol.335, 2007, p.590.
42 Parvati Ragburam, "Reconceptualising UK's Transnational Medical Labour Market", *The international migration of health workers*, Routlege, 2008, p.191.
43 British Association of physician of Indian Origin : BAPIO とはインド、パキスタン、スリランカ、ネパール出身者をも含む組織である。http://www.bqpio.co.uk.
44 Sassi, Amili, "New UK policy on overseas doctors : international medical graduate invst 7500 pounds sterling in getting first job", *British Medical Journal*, 332(7348), 2006,

p.1033.
45 Edward Byme, "Should postgraduate training places be reserved for UK grafuates ?", *BMJ*, 2007, pp.590-591.

第 4 章
国境を越える歯科医師の自由移動

はじめに

EUにおける歯科医師の国境を越える自由移動についての現状は、どうであろうか。EUでは、歯科医師の資格承認指令が発効したことで、各加盟国で取得した歯科医師の国家資格がEU域内で相互承認され、歯科医師としての業務を他の加盟国で行うことが可能となっている。イタリアでは、医師資格を持ち、歯科領域の専門的教育を受けていれば、イタリア法によって歯科医師としても業務を行うことが可能である。このように歯科医師と医師（口腔領域の専門医）の相違をどのように捉えるのかは各国によって異なっている。本章では、各加盟国において歯科医師資格をどのように位置づけているのかを明らかにしつつ、EUにおける歯科医師の国境を越える自由移動をめぐる諸問題について実証的に考察を行いたい。

第1節　歯科医師資格の相互承認

EUにおいて国境を越える歯科医師の自由移動は、いかにして形成されたのだろうか。それは1987年のEEC歯科医師指令（78/686/EEC[1], 78/687/EEC[2]）を法的根拠として、ある加盟国の歯科医師資格を有するものが、他の加盟国においても歯科医師業務を行うことが可能となった。これに加えて1994年欧州経済圏領域協定（European Economic Area Agreement）によって、ノルウェー、アイスランド、リヒテンシュタイン、スイスにおいても同様に歯科医師に国境を越える自由移動の権利が与えられた。後に、スイスはEEA条約規

定から離脱したが，EEA加盟国での市民の越境移動の自由は保持された[3]。この歯科医師指令では，各加盟国の学位，卒業資格の相互承認を行う上で，歯科医師資格に必要な基礎研修，専門歯科医師研修などについて規定されている。

2005年には，他の医療専門職と同様，歯科医師指令についても専門職指令（2005/36/EC[4]）として統合され，その中で歯科医師の基礎研修は，最低5年の理論的実践的教育によって以下の科目を履修する必要があるとされている。

また，この専門職指令では，歯科医資格の専門分野として歯科矯正学および口腔外科の2つの分野が規定され，最低3年の専門教育・研修が必要であるとされている。

EU加盟国で歯科医師資格を得た加盟国民は，別の加盟国で歯科医師業務を行う場合には，就労を希望する国の権限当局に登録することで就労することが可能となり，各加盟国は登録手順や必要事項についての情報を権限当局もしく

表4.1 EC指令によって規定されている歯科医必修科目

基礎科目	医学生物学科目および一般医学科目	歯学科目
化学	解剖学，発生学	歯科補綴学
物理学	細胞学を含む組織学	歯科材料と歯科器具
生物学	生理学，生化学	保存歯科
	病理解剖学，一般病理学	予防歯科
	薬理学	麻酔および鎮静
	微生物学，衛生学	専門外科
	予防医学および疫学	専門病理
	放射線学	臨床歯学
	理学療法	小児歯科学
	一般外科，小児科を含む一般医学	矯正歯科学
	耳鼻咽喉科学	歯周病学
	皮膚性病学	歯科放射線学
	一般心理学，精神病理学	歯科咬合および顎機能
	神経病理学	専門職組織，倫理，法律
	麻酔科学	歯科医療の社会的側面

出典：Directive 2005/36/EC of the European Parliament and of the Council, 30.9.2005 OJL255, p.115, より作成。

は歯科医師会を通じて提供している。

このように歯科医師指令の目的は，資格の最低基準を規定することにより，歯科医師のEU域内での移動の自由を保障するとともに市民の健康を保護することにあった。

それでは各加盟国では，どのように歯科医師が養成されているのかみてみよう。

第2節　各加盟国における歯学教育

(1) EU加盟国の歯学教育制度

ヨーロッパにおいて歯学教育の発展には2つの伝統があり，一方は医学の専門分野の1つとしての口腔病学として発展し，他方は独立した単一領域としての歯学教育であり，EU諸国の北欧，西欧諸国では一般的であった[5]。例えば，スペイン，ポルトガル，イタリアでは，口腔病学の伝統がEC加盟までは強かったが，歯科医師指令は，独立した歯学教育モデルに基づくものであったため，口腔病学教育モデルの諸国では，教育制度の変更が必要となった。イタリアでは，最も古い歯学校ですら設立後25年しか経っておらず，1995年にEUに加盟したオーストリアでは，1998年まで歯学研修は開始されず，スペインでは2001年になってようやく最後の口腔病学校が歯学教育機関に変更された[6]。口腔病学では，コースが医学コースを基本にしており，基礎医学研修の後，歯学研修を追加的に行うものであるが，歯学プログラムは，徹底して歯学を目的としており，医学部や医学教育との接点をほとんどもたない。口腔病学では，歯学は，医学の1専門分野であり，これに基づき教育を行う学校教育では，基礎科学や医学科目に費やされる時間がEUの医学学校の約1416時間に比べ約2206時間と56％多くなっていた[7]。また，歯学専門科目について費やされる時間は，中・東欧諸国では，2417時間であるのに対し，旧EU加盟諸国では，3321時間となっていた[8]。患者のケアを全体として捉えると，歯科学生に内科，外科，薬理学，病理学，微生物学など臨床医学科目を教えることは，有用であるとも考えられ，医学との関連した将来の専門職，たとえばプラ

イマリーケアの供給者としての可能性も考えられうる[9]。

しかしながら，中・東欧諸国では，歯学教育への政府からの支援，教育体制が十分でない場合もあることから，教育レベルの低さや未熟な治療による患者へのリスクの懸念もある。EU 拡大によってこの 2 つの歯学教育の伝統の対話，調整がはかられ，利点，欠点を相互学習することが期待される。

(2) 各加盟国における歯科学校

表 4.2 に示すように大部分の歯科学校は国公立大学であるが，11％は私立大学であり，学生は学費負担をしなければならない。EU 加盟国の半数の国で競争的入学試験を行い，人数制限を行っているが，初年度の終了時に試験を行い，次の段階に進めるかどうかを決定する国もある。

フランスでは，第 1 学年では医学部と合同教育を行い，第 1 学年の修了時に歯学コースに進学するための選抜試験が実施される。この 2 年次に進級する学生数は毎年保健省と教育省によって決定される。さらに歯学教育課程 5 年終了時に競争的試験を受け，合格しなければならない。

オーストリアは，2004 年まで歯科医師は医師の資格が必要とされ，6 年間の医学教育の後，歯科の専門教育研修を受けることが求められていたが，2004 年から歯科医独自の 6 年間の教育・研修となった[10]。

ベルギーでは，フラマン語圏には 2 つの歯科大学があり，入学試験によって選抜されるが，フランス語圏の 3 つの大学では第 1 学年修了後に選抜試験が行われる[11]。

フィンランドでは医学部生と同様，入学試験が行われ，5 年の教育・研修を受ける必要がある[12]。

ドイツでは歯学学校に就学するためには大学入学試験に合格する必要があり，ほとんど公立大学によって運営されているが，1 つだけ私立大学が存在し，5 年の教育課程である[13]。

イタリアでは入学試験が行われ，各校で定員が定められており，ローマにあるカトリック大学以外は国家(州)の所有であり，教育課程は 5 年である[14]。オランダでは物理，化学，生物を履修し，高等学校修了したことが歯科医学校の入学要件であり，入学試験は実施されず，すべての大学は公立である[15]。ポー

表4.2 各加盟国における歯科学校

	学校数	国公立	私立	入学者	卒業者	女性の割合	教育期間
オーストリア	3	3	0	120	119	65%	6年
ベルギー	5	4	1	230	175	80%	5年
チェコ	5	5	0	260	250	38%	5年
デンマーク	2	2	0	160	135	71%	5年
フィンランド	3	3	0	145	81	74%	5年
フランス	16	16	0	1,047	900	55%	6年
ドイツ	31	30	1	2,547	1,539	60%	5年
ギリシア	2	2	0	280	270	62%	5年
ハンガリー	4	4	0	255	210	53%	5年
アイルランド	2	2	0	84	64	60%	5年
イタリア	34	30	4	850	800	30%	5年
マルタ	1	1	0	35	30	87%	5年
オランダ	3	3	0	300	226	55%	6年
ポーランド	10	10	0	855	809	80%	5年
ポルトガル	7	3	4	591	425	59%	5年
スペイン	17	12	5	2,842	2,842	70%	5年
スウェーデン	4	4	0	247	166	67%	5年
イギリス	15	15	0	1,063	844	52%	5年

出典：Anthony S. Kravatiz OBE, Elizabeth T. Treasure, *EU Manual of Dental Practice*, 2008, The Liaison Committee of the Dental Associations of the European Union, p.31, より筆者作成。

ランドでは歯科学校に入学するには入学試験に合格しなければならず，入学試験は物理，化学，生物と英語，ドイツ語，ロシア語のなかの1科目の外国語試験である。入学定員は保健省によって規制されている[16]。ポルトガルでは大学入学のための国家試験があり，大学ごとに入学定員が定められている[17]。スウェーデンでは高等学校教育課程を修了していることが入学の要件であり，入学試験はない。すべての歯学学校は公立であり，教育課程は5年である[18]。イギリスには14の歯学学校があり，すべてが公立であり，入学するには高校での科学科目が少なくとも3つ以上のAをとる必要がある[19]。

(3) 各加盟国における歯学職業研修と継続的な専門教育

約半数の加盟国では，新卒者に独立して歯科医師業務を行える資格を与えるあるいは登録する以前に指導歯科医師の監督下で職業研修を行っている。

たとえば，デンマーク，フィンランド，ポーランド，スロベニア，リトアニア，イギリスでは，ベルギーでは12ヶ月間，ドイツ，ラトビアでは，24ヶ月，チェコ，スロバキアでは，36ヶ月間の卒後職業研修が義務化されている[20]。

また，歯科治療の質を高め，安全性を保つ上で，継続的な専門教育の必要性も指摘されており，ベルギーでは6年を超えた場合には，60時間，毎年，最低6時間，ハンガリー，ラトビアでは，5年を越えた場合に250時間，ルーマニア，リトアニアでは，5年を越えた時点で200時間，フランスでは1年間に最低150単位，5年間で最低800単位が必要であり，イタリアでは，2008年から2010年まで毎年最低30単位，最高70単位，3年以内に150単位が義務化された。ポーランドでは4年のうちに200ポイントが要求され，イギリスでは，5年を超えた場合に75時間の正式なコースに加え175時間の非公式なコースの歯科研修が必要とされている。また，デンマークでは2009年から年間25時間の継続的な教育が義務化され，ポルトガルでも2009年から義務化されることが期待されているが詳細については未定である[21]。

以上のように，加盟国ごとに教育，研修，継続教育への取り組みは異なっている。そこでEU教育文化省は，欧州全域の共通した歯科教育を促進するため，欧州歯科教育プロジェクト（DenEd）に資金提供を行っている。また，欧州における歯科教育連盟（Association for Dental Education in Europe：ADEE）は，欧州の歯学学校の卒業医師のプロフィールを開発している。

第3節　各加盟国における歯科医師の労働市場とEUの関連組織

歯科医師業務を行うためには，業務を行う国の権限当局に登録する必要がある。2003年にはオーストリア，ドイツ，ベルギー，チェコ，デンマーク，フィンランド，ギリシャ，イタリア，スロバキア，スロベニアでは，歯科医師

資格を有する歯科医師が過剰となって，長期的な歯科医師の失業が報告されており[22]，2008年には，フィンランド，ドイツ，ギリシャ，イタリアで長期的な歯科医師の失業が報告されている[23]。歯科医師の地理的偏在があり，僻地では，歯科治療を受けるために，遠くまで移動しなければならない。ドイツなどでは，地域による偏在を解消するために，歯科医師過剰地域での新規登録を認めないという対策が採られている[24]。公的な歯科サービスに従事する歯科医あるいは国家や疾病金庫と契約している歯科医師には定年制がある。

たとえば，ベルギー，デンマーク，フィンランド，アイルランド，オランダ，ルクセンブルグでは，65歳定年であり，ノルウェーは，67歳，ドイツでは，68歳，スペインでは70歳定年である[25]。しかしながら，個人的に歯科業務を行うことは許されている。

歯科医師業務は，ほとんどの加盟国で診療所において自営業の歯科医師によって行われているが，加盟国によって異なる。例えば，スウェーデンでは44％，フィンランドでは51％であるのに対し，イギリス77％，イタリア93％，ドイツ96％，スペイン92％，ベルギー90％，ルクセンブルグ100％が開業歯科医師である[26]。

EUおよびEEA全域をカバーする歯科医師会や学会が存在する。1960年代初頭に欧州委員会の社会問題局の要請でEU歯科医師連絡委員会（Council of European Dentist）[27]が設立された。CEDは，欧州委員会と協力して歯科医師指令を作成した欧州機関とともに活動している。また，歯科医師欧州連合（European Union of Dentists：EUD）[28]は，1974年に設立された伝統的な非政府組織（NGO）である。以上より，歯科医の労働市場は一部の加盟国で過剰であるとされ，それを解消するため定年制が導入されている。過剰な国から不足している国への歯科医の移動が想定される。以下に，各加盟国における移民歯科医師の現状をみてみよう。

(1) 各加盟国における移民歯科医師の状況

各加盟国における国外へのあるいは国内への歯科医師の移動の状況はどのようであろうか。オーストリアでは相当数の東欧諸国やドイツの外国人歯科医師がおり，外国人歯科医師のうち17％はEU/EEA域外人である[29]。ベルギーで

はオランダなど近隣国に移動する歯科医や逆にオランダからベルギーに移動する歯科医師がいる[30]。フィンランドでは外国人歯科医の75%がEU/EEAの資格取得者であり，約180人のフィンランド歯科医師が国外で就労している[31]。

フランスでは2008年現在，1056人の外国人歯科医師が開業しており，EU域内資格者が541人，EEA資格者が2人，外国とフランスとの合意による資格者が248人，その他の資格者が165人である[32]。ドイツでは2008年度現在3300の外国人歯科医がドイツにおいて登録しているが，ドイツで歯科医師資格を取得したもののうち何人が国外で就労しているのかは不明である[33]。アイルランドでは約10%が外国で資格を取得したものであるが，アイルランドの資格所有者はほとんど国外に移動しない[34]。ポーランドでは約1500人の歯科医師が2008年までに国外で業務を行おうと試み，その主たる目的地はイギリスであった[35]。スペインでは南アフリカなど第3国の研修歯科医を受け入れる伝統があったが，これらの歯科医師に対する入学試験の難度が増したため，その人数は減少してきている[36]。

スウェーデンでは多くの歯科医師がイギリスやノルウェーに移動していたが，近年，国外に移住する歯科医はほとんど見られなくなってきている[37]。

イギリスでは歯科医が不足しており，2万7201人がイギリスでの資格取得者であり，613人がアイルランド，957人がスウェーデン，3278人が他のEU/EEA加盟国，1410人が南アフリカ，2404人がその他の国において資格を取得したものである[38]。

(2) 各加盟国における歯科治療の診療報酬

歯科治療サービスの提供は，EU諸国において，大部分個人の開業歯科医によりなされ，診療報酬は出来高払い方式であるが，どの程度の診療報酬であるのか，またどの程度患者が負担するのかは，各加盟国によって異なっている。イギリスは，人頭払い方式をとっており，スペイン，ラトビアも，この方式を取り入れているが，他の加盟国では，患者が直接歯科治療費を支払い，歯科医師は患者が承諾した治療の費用を自由に請求できるとされている[39]。ただし，オランダやスロバキアでは，開業歯科医であっても歯科治療料金の管理が行われている。イギリスでは，病院や公的歯科サービスを行う機関で働く歯科医

は，給与制であり，一般診療では，事業主のアシスタントとして働く歯科医もいる。一般開業歯科医は，公的歯科サービス部門においてパートタイムで出来高払い方式により，契約を結ぶ場合も多い。欧州全域で一般歯科診療やいくつかの病院や政府機関で働く歯科医の報酬について出来高払いが支配的であることから，標準あるいは限度額(最大報酬)を確立することが歯科治療制度にとって重要である。一般的に標準価格決定のためにそれぞれの治療タイプについて相対的価値をつけ，相対的コストを反映させるポイントシステムをとる。その後各ポイントに対して金銭的価値がつけられる。このようにして政府は医療費用をコントロールすることが可能となるが，歯科医が標準的治療費以上の費用を請求できるフレキシブルな規則がある国もある。

おわりに―歯科医師数の計画の重要性

歯科医師の需要，必要数に影響する要因としては，高齢者の割合，自然歯の数，歯科治療に対する患者の期待，小児のう蝕(虫歯)の割合，口腔疾患率，技術の変化が挙げられる。第2章で述べたように歯科治療について加盟国政府による給付の割合が低下し，患者の自己負担が増加している。また，児童に対するう蝕予防教育が重視されてきたことにより，今後，歯科治療への需要が減少することも考えられる。供給サイドの問題として登録歯科医師の数，退職者の数，パートタイム就労者数，女性の割合，他の加盟国への流出，国外の歯科学生数，労働時間指令，労働環境に対する不満，EUからの移民歯科医師数などが挙げられる[40]。加盟国では歯科医の失業問題に対処するため退職制度を導入し，また女性歯科医も増加していることから，供給についても減少することが予測される。口腔疾患は栄養摂取にも大きく関わり，また糖尿病や感染症との関連性も指摘されている。そのため口腔疾患，歯科治療の質の向上が要請される。現在のところ各加盟国における歯科教育は，その歴史的発展が異なることから多様であり，これが歯科医師の移動の障壁の一つとなっていると考えられる。EU域内において歯科医師教育制度の調整が進められ，歯科大学の教育の質の向上も図られており，イギリスでは自国の歯科医師不足から国外出身の

移民歯科医師によって歯科医師の地理的偏在を解決している。また，歯科医師の失業者が国外で就労先を見つけるといったことも医療人材の活用という面では有用であろう。

しかしながら，この場合にも移民となった歯科医師についての継続的な歯科医師研修・教育を受けられることが，移民となった歯科医師にとっても受入国の患者の健康増進，予防といった患者の利益に資することとなろう。

歯科治療の場合には歯科医師が移動するだけではなく，患者の自己負担，私費治療の増加によって患者が安価な治療を求めて移動することが報告されているが，これについては第7章の「国境を越える患者の自由移動」で扱うことにしたい。

注

1 Council Directive 78/686/EEC of 25 July 1978 concerning the mutual recognition of diplomas, certificates and other evidence of the formal qualifications of practitioners of dentistry, including measures to facilitate the effective exercise of the right of establishment and the freedom to provide services.
2 Council Directive 78/687/EEC of 25 July 1978 concerning the coordination of provisions laid down by Law, Regulation or Administrative Action in respect of the activities of dental practitioners.
3 John Scott, "Dental Education in Europe: The Challenges of Variety", *Journal of Dental Education*, 2003, p.71.
4 Directive 2005/36/EC of the European Parliament and of the Council of 7 September 2005 on the recognition of professional qualifications.
5 John Scott, op.cit., p.69.
6 Ibid., p.71.
7 Ibid., p.71.
8 Ibid., p.71.
9 Ibid., p.72.
10 Anthony S. Kravatiz OBE, Elizabeth T. Treasure, *EU Manual of Dental Practice, 2008*, Council of European Dentists, p.59.
11 Ibid., p.67.
12 Ibid., p.133.
13 Ibid., p.156.
14 Ibid., p.210.
15 Ibid., p.257.
16 Ibid., p.277.
17 Ibid., p.289.
18 Ibid., p.341.
19 Ibid., p.358.
20 Ibid., p.32.

21 Ibid., p.33.
22 Anthony S. Kravatiz OBE, Elizabeth T. Treasure, *EU Manual of Dental Practice, 2004*, Council of European Dentists, p.9.
23 Anthony S. Kravatiz OBE, Elizabeth T. Treasure, 2008, op.cit., p.39.
24 Anthony S. Kravatiz OBE, Elizabeth T. Treasure, 2004, op.cit., p9.
25 Anthony S. et al., 2008, op.cit., p53.
26 Ibid., p.45.
27 http://www.eudental.eu/.
28 http://www.europeandentists.org/index.htm.
29 Anthony S. Kravatiz OBE, Elizabeth T. Treasure, 2008, op.cit., p.60.
30 Ibid., p.68.
31 Ibid., p134.
32 Ibid., p.144.
33 Ibid., p.158.
34 Ibid., p.193.
35 Ibid., p.279.
36 Ibid., p.330.
37 Ibid., p.342.
38 Ibid., p.360.
39 Anthony S. Kravatiz OBE, Elizabeth T. Treasure, 2004, op.cit., p.17.
40 Elizabeth Treasure, "Dental Workforce Issues in the United Kingdom", *Journal of Dental Education,* 2004, pp.23-24.

第 5 章
国境を越える薬剤師の自由移動

はじめに

　EU では，医療の進歩，高齢者の増大によって病院が提供する医療も変化しつつある。入院治療から外来治療へと移行し，人々は，より自宅に近い病院以外の施設，たとえばナーシングホームや診療所などの環境で治療を受けることも予想される。ICT など情報技術の進歩によって情報の共有，意思決定の支援，遠隔診断，遠隔治療が可能となるであろう。このような変化は医療情報提供者としての薬剤師，薬局の役割にいかなる影響を与えるのであろうか。イギリスでは，一部の看護師や薬剤師に限られた薬剤についての処方権を与え，また薬局に健康増進，疾病予防を行う役割を担うよう求めている。薬剤師の就労場所は，企業，病院，薬局，大学などさまざまであり，また研究者として医薬品の開発に従事するもの，薬局などにおいて医薬品を提供するものなど就労形態も多様である。EU における医療従事者としての薬剤師に，国境を越える自由移動を認め，彼らの学位や資格の相互承認を行うことは，EU 市民の医療にどのような意義があり，また社会的影響を与えるのであろうか。
　本章では，まず第 1 に，EU における薬剤師の相互承認制度を明らかにし，第 2 に，薬剤師の自由移動の現状について検討する。これらを踏まえ第 3 に，薬剤師の自由移動の課題について展望してみたい。

第1節　EUにおける専門職としての薬剤師の自由移動に関する政策

(1)　薬剤師に関する2つの指令

　医師や看護師，歯科医師などと同様，薬剤師についても自由移動の障壁となる専門職としての資格のEUレベルでの調整に関する加盟国間交渉が長期間にわたって重ねられてきた。しかし，EUの拡大に伴い，新規加盟国が増えるたびに制度的な齟齬を調整するための加盟国間交渉は再び振り出しに戻るため，自由移動のための障壁はなかなか取り除けない状態にあった。そこで1980年1月28日欧州委員会は，次のような薬剤師に関する2つの指令案を理事会に提案した。第1は，「薬学分野の特定の活動に関する法令，規則もしくは行政行為が定める条項の調整」に関する指令，第2は，「薬学における学位，証明書その他の公式資格および薬学分野の特定の活動のための営業の権利を効果的に行使することを容易にする措置を含む相互承認」に関する指令案である。これら2つの提案は，一方の存在が他方の条件とされるため，相互補完的な性格を持ち，各国で異なる薬剤師に必要とされる研修の内容をEUレベルで調整し，「薬局が業務とする特定の活動」に言及する際に，薬剤師の業務の範囲や内容を明確化するものである。同時にこれらの薬剤師に関する提案は，全ての専門職に適用できる専門職の倫理など，規則の明確化とも関係していた。また欧州司法裁判所がその判断を示すことで確立されてきた「開業・営業の権利」（Right of establishment）の効果的な行使を容易にすることともかかわっている。そこで欧州委員会は，上記2つの指令案を統合する形で薬局開業の権利を行使することができる資格としての薬剤師資格の相互承認指令（Directive 85/433/EEC[1]）を提案し，同指令は1985年に発効した。その内容は，いかなるものであったのだろうか。

　薬剤師などの国家資格の所有を前提とする医療専門職に就く者が，母国以外の加盟国に移動して，これらの専門職を業としようとする場合，いくつかの共通の障害が立ちはだかっていることに気づかざるをえない。欧州委員会は，薬

剤師という専門職の国境を越える移動に関して，以下のような4点の提案を行った。

1) 国家資格の前提となる学位，卒業資格の相互承認の基礎となる研修の必要条件
2) 一般的条項
3) 薬剤師の業務範囲の定義づけ
4) 薬剤師の研修に関する諮問委員会設置を決定する付属提案

学位，卒業資格の相互承認のためには，薬剤師指導の質に関する諸基準，定量的基準としては，最低4年以上，5ヶ年間の理論的かつ実務的教育とともに，専門職として薬剤師の最低6ヶ月以上の実務経験を原則とするが，各加盟国の実情に応じるものとし，これには必修科目のリストも含まれた。

薬剤師の業務の範囲については，どうであろうか。指令では，相互承認された学位を持つ薬剤師の活動範囲は，加盟国ごとに，必要とされる研修期間の相違があり，受入国の裁量権が尊重され，EUレベルの統一的規定はなされなかった。

(2) 1985年薬剤師の研修に関する諮問委員会設置に関する指令

上記指令（Directive85/433/EC）が採択され，他の医療専門職と同様，医科学と方法に関する研修問題を扱うため，調査委員会，職能団体，大学と政府の3者代表と欧州委員会からなる諮問委員会が設置された。具体的には，研修の必要条件，活動範囲の明確化と卒業証書，資格証明書の相互承認，そして，薬剤師を配置する際の職務条件の調整，薬剤師の調剤権と責任，医薬品の所有独占，薬局の地域分布などである。しかし，この調整は統合されたEU医療政策の範囲内でなされなければならないとされた[2]。

2005年の専門職を統括する専門職指令（2005/36/EEC）第44条において薬剤師は4年間の理論的，実践的な大学教育・研修と病院薬剤部の監督下での6ヶ月の薬局業務研修を含む5ヶ年の教育・研修が求められることになった[3]。薬剤師として身につけるべき知識と技術として，① 医薬品および医薬品の製造に使用される薬物に関する正確な知識，② 医薬品技術と医薬品の物理学的，化学的，生物学的，微生物学的試験に関する正確な知識，③ 医薬品の薬効，

代謝,毒性,使用に関する正確な知識,④ 医薬品に関する科学的評価,適切な情報を提供するための正確な知識,⑤ 薬剤師業務を行うための法的知識,と規定されている[4]。また,薬剤師の業務として医薬品の製剤化,医薬品試験,医薬品の製造,卸売業務における保管,販売業務,薬局,病院における医薬品の調剤,試験,保管,提供業務,医薬品の情報提供や助言業務などと定められている[5]。

本指令では,教育内容として動植物生物学,物理学,一般および無機化学,有機化学,分析化学,薬剤分析を含む薬化学,生物薬化学,解剖学,生化学,応用生化学,生理学,微生物学,薬理学,薬物療法学,製薬技術,毒物学,生薬学,専門職倫理,法律などが挙げられている[6]。

以上のように薬剤師の専門職指令によってEUレベルでの薬剤師教育・研修についての最低基準が示されたが,次に実際に各加盟国の薬剤師教育はいかなるものかについてみてみよう。

(3) 各加盟国における薬剤師教育

スカンジナビア諸国では2つの薬剤師の資格がある。薬学修士は5年から6年,薬学学士は3年で修了となり,ノルウェーやスウェーデンでは処方箋調剤師の資格を薬学学士号で取得できる[7]。これらの国では薬学修士修了者と薬学学士修了者とは同様の責任を有するが,学士号取得者は,薬局の所有や運営はできない。

オランダでは,薬剤師の資格を与えられるには6年かかり,この大学教育の期間に学生は病院薬剤師になるのか地域薬剤師になるのかを選択することとなる。オランダの薬剤師は5年間に最低30ポイントの研修ポイントを集めること,すなわち継続的な教育が義務付けられており,1研修ポイントは1時間の継続研修を意味している[8]。

イギリスでは,4年間の薬剤師教育修了後,1年間の登録前研修を経て,試験に合格することが薬剤師資格の要件であり[9],継続的な専門能力開発が必要とされている[10]。

アイルランドで薬剤師資格を取得するには,1年の研修を含む5年の大学教育の後,試験に合格することが必要である。薬剤師として登録する前に1年間

の実務研修をチューター薬剤師の監督下で行うことが求められる。また，アイルランドの薬剤師は法定の薬剤師組織であるアイルランド薬剤師会に登録しなければならない[11]。

　ドイツでは大学教育は 4 年であり，学部 2 年次修了前に 8 週間のインターン実習，卒後 1 年間の実務実習が必要とされる。この卒後実習では，研修者個人が各薬局と雇用契約を結び，実務研修を行うこととなっている[12]。

　オーストリアでは薬剤師資格を得るには，5 年半の大学教育，1 年の実務研修が必要である。継続的な教育は義務化されていないが，オーストリア薬剤師会（Austrian Chamber of Pharmacists Osterreichiesche Apothekerkammer：AOK），オーストリア薬剤師協会（Austrian Pharmacists' Association Osterreichisher Apothekerverband）は薬剤師の継続的な専門教育・能力開発を奨励している。専門学会や製薬企業が毎年 100 以上の研修コースを提供しており，薬剤師は平均 1 年当たり 30 時間研修に費やしている[13]。

　フランスでは 6 年間の大学教育が必要であり，2 年次への進級には進学選定試験が行われ，定員が入学時の 8 割に絞られる。5 年次には，病院での一般業務，病棟業務についての研修を受け，また，一般薬学，専門薬学 2 つのコースに分けられる。5 年次にインターンシップ試験に合格したものは 4 年間専門薬学コースを受け，専門学位を取得する。インターンシップを受けないものは第 6 年次に薬局，製薬会社などで 6 ヶ月の実習を受け，薬剤師資格を取得する[14]。

　フィンランドでは薬剤師教育は 5-6 年を要し，科学の修士号を取得することとなっている。薬剤師は，継続的な教育が必須であり，大学や学会などの機関が教育・研修プログラムを提供している[15]。

　スペインでは 5 年間の大学教育と 6 ヶ月の実務研修が必要とされる。継続的な薬剤師教育は法制化されていないが，スペイン薬剤師委員会によって推奨されており，大学，製薬企業，医療機関などが研修プログラムを提供している[16]。

　以上のように，現在も各加盟国における薬剤師教育制度は多様であり，EU レベルで統一化はなされていない。欧州には，1999 年のボローニャプロセスにより，2010 年までに欧州高度教育領域（European Higher Education Area）の構築を目指している。これによって学位の標準化，教育の質的保証

が進められている。ボローニャプロセスでは，3年間の学士教育課程，2年間の修士課程，3年間の博士課程からなっており[17]，この影響によって各加盟国は自国の薬剤師教育についての見直しが行われ，例えば，イギリスではボローニャプロセスに準じ3年間の学部教育に加え，2年の修士教育を薬剤師教育課程とするのか，従来の4年の大学教育に加えて1年の実習教育とするのかについて議論が行われた[18]。また，EUレベルで薬剤師教育が検討されつつあり，薬剤師教育の質，医療提供者，研究者としての質を高める取り組みがなされている[19]。

第2節　EU加盟国における薬剤師の進路

薬剤師教育を修了した薬剤師はどのような進路をとるのであろうか。各加盟国における現状を以下に示す。

表5.1　薬剤師人材の業種分布

	地域	病院	企業	大学研究	規制機関	セールス	その他	不明
アイルランド	68.0	10.0	5.0	5.0	1.0	0	11.0	0
イギリス	44.0	15.0	3.3	1.0	0	0.3	7.0	29.5
オーストリア	89.4	5.3	0	0	0	0	0	5.3
チェコ	82.8	5.4	1.1	3.7	1.4	2.6	3.0	0
デンマーク	17.8	7.2	44.7	5.9	9.2	0	0	15.2
ドイツ	85.5	3.4	0	0	0	0	0	11.1
ハンガリー	65.6	6.8	10.2	2.4	0.6	7.5	6.9	0
フィンランド	59.1	6.0	9.0	2.4	2.4	0	21.1	0
フランス	76.5	6.7	5.0	0	0	0	11.4	0.4
ポルトガル	58.8	7.9	6.9	5.9	0	0	12.0	8.5

出典：International Pharmaceutical Federation, *Global Pharmacy Workforce and Migration Report a Call for Action*, FIP, 2006, p.14, より筆者作成。

多くの加盟国において薬剤師は約80％が地域薬局で就労しているが，デンマークでは企業に勤務している薬剤師が多いなど，加盟国によって薬剤師の活動の場が異なっている。

これは，それぞれの分野で薬剤師の求められる知識や技能，専門性も相違があるということである。職場でのオンザジョブトレーニングによる能力の向上，経験を国境を越え薬剤師が移動する際にどのように評価するのかといった問題も生じうる。

第3節　薬剤師の国境を越える移動の現状

薬剤師も他の医療専門職と同様，言語能力が重要であり，他の加盟国において薬剤師業務を行うためにはその国の言語を習得することが不可欠である[20]。

国境を越える薬剤師の移動は医師や看護師に比較して，少数であるが，現在，旧加盟国は，2011年まで労働者の移動を制限できるため，新規加盟国の薬剤師の移動が顕著でない理由の1つと考えられる[21]。

大部分のEU加盟国において第2言語として英語教育が行われていることから今後，国境を越える薬剤師のイギリスへの移動は増加する可能性がある[22]。

イギリスにおいて登録したEU域内からの薬剤師は，図5.1に示すように2003年には481人であり，そのうち323人がスペインからであった。2005年8月から2006年7月では476人の薬剤師がイギリスで登録を行い，179人がポーランドから127人がスペインからであった[23]。

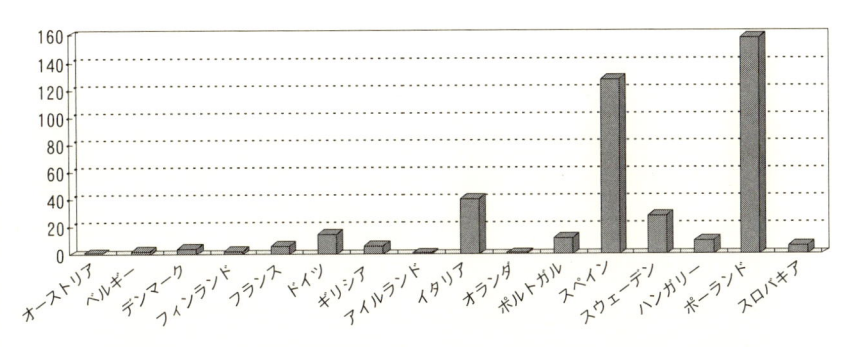

図5.1　2006年度（2005年4月から2006年3月）にEU域内からイギリスに登録した薬剤師の数（人）

出典：Stuart Anderson, "How British pharmacy practice is likely to be affected by changes in Europe", *The Pharmaceutical Journal*, 2007, p.244, から筆者作成。

また，アイルランドでも外国人薬剤師が登録する割合は増加しており，外国人薬剤師がアイルランドの登録薬剤師の半分を占めている。アイルランドの外国人薬剤師の半数はイギリス出身であり，スペイン，オーストラリア，ニュージーランド出身者も少なくない[24]。

EU 諸国の中で，薬剤師の不足が生じている国はイギリスであり[25]，また EU 域外ではアメリカにおいて薬剤師の不足が生じている[26]。これは，薬剤師や薬物治療に対する需要が増大したことによるものであり[27]，その国の医師の処方を要せず，患者が入手できる医薬品である OTC 医薬品市場の大きさや，薬剤師がどのような役割を果たしているのかに依存する。

次に，EU 各国の地域薬局がいかなる役割をはたしているのかみてみよう。

第 4 節　EU 加盟国における地域薬局薬剤師の役割

加盟国の地域薬局および地域薬剤師の現状はいかなるものであろうか。欧州における薬局制度はおおむね 4 つのタイプに分類される。まず，第 1 に，スカンジナビア型の薬局であり，比較的大きな薬局で 1 万人から 1 万 8 千人に主に薬剤を提供するものである。第 2 に，フランス，ベルギー型の薬局では約 2 千人から 2 千 5 百人の顧客に薬剤と化粧品を提供している。第 3 に，アイルランドやイギリスなどアングロサクソン型の薬局は約 3 千 5 百人を対象に医薬品に加えて多くの医薬品以外の商品を販売する。第 4 に，ドイツ，オーストリア，東欧諸国の薬局では 3 千人から 5 千人を対象にあらゆる健康関連商品に焦点を当てており，ドラッグストアタイプの薬局はイギリスのみである[28]。以下に各国の地域薬局・薬剤師の役割，特徴についてみていくことにしよう。

オランダでは他の加盟国に比べ薬剤の使用が比較的少なく，薬剤師は管理者としての役割を果たし，開業時間内に常に常駐している必要はなく，医師との会合や科学研究に従事する時間が比較的多い。他のベルギーやイギリス，ポルトガルに比べ，薬局の密度が低いことから，疾病金庫に加入する患者はいずれかの薬局に登録する必要があり，患者はいつも同じ薬局を利用することとなる[29]。これは薬局が一人一人の患者に薬物療法をコントロールすることに寄与

できうることを示している。

　ベルギーでは疾病金庫の薬局と開業薬局との競争が激しく，疾病金庫薬局は開業薬局を脅かしており，患者に対する薬剤費の値引きが行われることもある。ベルギーの薬剤師は雇用されずに通常，自分1人で薬局を営業しており，したがって患者との関係は密である[30]。2005年から患者に対し，薬物治療について助言，指導，管理することが，地域薬剤師の法的義務となっている[31]。

　イギリスでは各処方箋は医薬品の提供前に薬剤師によって管理されなければならず，これはイギリスの薬剤師が専門職としての業務に多くの時間を費やすことを意味する。イギリスにおいても薬局間の競争は激しく，特に個人薬局と薬局チェーンとの競争は厳しい[32]。イギリスの薬局はスペインと同様，国営薬局は存在しない[33]。

　スウェーデンでは地域薬局は国営化され，すべて薬剤師（Aposteksblaget）によって管理されている。これはスウェーデンの薬局に非常に大きな影響力を持っている。すべての薬剤師はサービスに基づいて支払いを受けており，勤務時間が比較的短い。スウェーデンの薬剤師は患者への情報提供や医師との関係を重視しており，他の加盟国のように薬局間の競争はない[34]。

　ポルトガルの生活水準は他の加盟国に比べて低く，このため患者は多くの異なる問題を抱えて薬局を訪れ，薬剤師が高血圧症などの診断を行うことも少なくなく，薬局を基盤とした疾病管理プログラムが展開されている[35]。

　新規加盟国のチェコ，ハンガリーにおいても「あなたの服用する薬剤について質問してください（ask about your medicines）」というプロジェクトが立ち上げられ，医薬品情報を積極的に提供する試みがなされており，またエストニア，ラトビア，リトアニアでは高血圧治療・管理に対して薬局が寄与している。新規加盟国のいくつかの国では薬剤費の償還払いに4ヶ月もかかることがまれではなく，国の政策の不備も指摘されている[36]。

　以上のことから，各加盟国における地域薬局の状況，地域薬剤師の役割，勤務状況もまた多様であり，これが国境を越えて薬剤師が移動する際に与える影響は少なくないことが明らかとなった。

表5.2 新規加盟国およびイギリスの地域薬局の状況

国名	人口	地域薬局数	薬局当たりの住民数	地域薬剤師数
キプロス	705,500	465	1,517	675
チェコ	10,300,000	2,189	4,705	6,100
エストニア	1,356,000	316	4,291	745
ハンガリー	10,000,000	2,029	4,928	7,774
ラトビア	2,400,000	909	2,640	1,434
リトアニア	3,475,600	1,389	2,502	2,195
マルタ	386,000	225	1,715	756
ポーランド	38,700,000	9,693	3,992	22,000
スロバキア	5,400,000	1,200	4,500	3,000
スロベニア	1,999,740	248	8,027	655
イギリス	59,000,000	12,300	4,796	23,500

出典:Pamala Mason, "As the European Union expands, what are the implications for pharmacy?", *The Pharmaceutical Journal*, 2004, p.538, より筆者作成。

第5節 病院薬局の役割

EU加盟国において病院薬局・薬剤師はいかなる役割を果しているのであろうか。以下に病院薬局、病院薬剤師の現状についてみていこう。

EU加盟国において病院薬剤師の占める割合は異なり、イギリスにおいては薬剤師の20%が病院で勤務しているのに対し、他の加盟国では4.7%と低い割合を示している[37]。病院薬剤師の業務は、調剤業務のみならず、患者に応じた注射剤の調整を無菌的に行うこと、また地域薬剤師と同様に薬物相互作用による副作用の回避、TDM (therapeutic drug monitoring) と呼ばれる薬物血中濃度を測定することで適切な投与量を決定する手法を用いた個別薬物管理へと拡大している。イギリスでは80%の病院薬剤師が患者の治療に当たり、勤務時間の50%以上を臨床の活動に充てており[38]、患者の安全、医薬品の効果的、費用対効果に基づいた薬剤の使用に大きな役割を果している。また、ベルギーにおいても臨床薬学の重要性が認識され、薬剤の相互作用、病態にあわ

せた投与量，アレルギーなど患者の体質にあわせた薬剤の選択，薬剤の副作用などの問題の解決に病院薬剤師が重要な役割を担うよう求められるようになってきている[39]。EUにおけるハーモナイゼーションの試みは，病院薬剤師に加盟国が同様の役割，機能を果たすことを要請する可能性を有するが，各加盟国によって人員（人材）差があるため，各国の状況に則した病院薬剤師モデルが採用されることとなる。しかしながら，薬剤師や薬学生の国境を越える移動が活発化され，教育の機会の共有化，病院薬剤師業務のベストプラクティスの共有化によって病院薬剤師教育，業務についても調和化がみられるようになるであろう。

第6節　国境を越える薬剤師の自由移動の将来

(1)　薬剤師業務の拡大と薬学教育

医師や看護師などと医療チームをつくり，協力してより良い医療を提供することが薬剤師にも求められている。イギリス，ベルギー，オランダでは医学部生と薬学部生とが最終学年で薬物治療をともに学ぶこととなっている[40]。また，薬剤師は，患者および個人のセルフメデイケーションを行うために大きな役割を果たすと考えられており[41]，EUにおいても医師の診察が必要でない医薬品すなわち処方箋が必要でないOTC医薬品などについて薬剤師は適切な医薬品を提供し，アドバイスを行っている。薬剤師の役割は，医薬品の調剤者としてだけでなく，薬物治療，医薬品情報の提供者としての役割をも含まれる[42]。これに伴って前述のように薬剤師教育も社会科学，行動科学，コミュニケーション，コンピューター，情報技術などについて教育されるようになってきている[43]。さらに科学技術の進歩に対応するよう解剖学，生理学，分子生物学，免疫学などの生物医科学，臨床医学などの知識，能力を身につけるようカリキュラムが組まれている。

医薬分業は，処方者と調剤者が異なることで，チェック機能を持たせる目的でなされた政策であり，処方チェックを行うことにより，国民の安全性や処方の質を向上するための役割を果たしている。また，ジェネリック医薬品の使用

を行うことによる薬剤費の削減についても薬剤師が寄与しうるとされている。

すなわち，薬剤師は患者，医師，看護師とともに薬物治療にあたり，他の医療サービスの提供者が適格な医薬品を選択できるよう相談役として支援する。医薬品副作用情報などについて積極的な情報収集，また患者に対しては，医薬品に対する知識，情報の提供を行うことも薬剤師には求められる。医学研究においては薬物治療の臨床研究で医師や他の研究者と協力し，医薬品の開発に寄与することが要請される。医薬品の規制など，医薬品の適正使用のために，薬剤師の自由移動には，医師，看護師と同様，受入国の法制度に対する理解が不可欠であろう。

(2) 国境を越える薬剤師の健康増進政策

プライマリーケア・システムを通じ，また地域に基づいた疾病に関するリスクファクターの制御によって非感染性疾患の予防を行う行動計画である WHO CINDI (Countrywide Integrated Noncommunicable Diseases Intervention) が 1993 年に創設された[44]。健康増進と疾病予防のバランスの取れた履行を推進するため医療専門職の協力を強化するため，「欧州薬剤師フォーラム」(EuroPharm Forum) と協力して行うこととなった。このプログラムで薬局を基盤とした高血圧のマネージメントモデルの開発が提示され，加盟国間で家庭医と薬剤師の高血圧に焦点を当てた非感染性疾患の初期予防のネットワークが確立されてきている。1997 年には CINDI の高血圧に関するワーキンググループと欧州薬剤師フォーラムのジョイントミーテイングが開催された[45]。薬物療法はパートナーシップおよびチーム医療に基づく患者治療の例である。薬物学的治療のコンセプトは，患者の「生活の質」(Quality of life) の向上を達成するために責任をもって薬物療法を提供することと定義される[46]。これは慢性疾患を有する患者が日常生活を円滑に過ごせるように薬物治療を設計，管理することである[47]。地域の薬剤師は，高血圧管理に重要な役割を果たすという理由として薬剤師はアポイントを必要としない高度に教育を受けた専門職であるということがあげられる[48]。地域の薬局には，疾病に罹患している人だけでなく，健康な人も訪れる。そこで薬剤師が他の医療専門職とともに長期的な薬物療法に対しアドバイスや情報提供を行うことによって疾病の予防や健康増

進や健康管理に貢献することが可能であるとされる[49]。

　タバコは，がんによる死亡原因の30％，心疾患による原因の20％，慢性閉塞性肺疾患の原因の80％を占め，妊婦の喫煙は低体重児を出産するリスクを高めることが知られている。そこで，WHOはタバコ制御プログラム戦略のなかで薬局の医療センターとしての役割の重要性を指摘している[50]。イギリスでは，タバコおよびアルコール摂取の抑制，肥満などの地域住民の健康管理など公衆衛生分野での薬剤師の貢献をとりあげ，地域薬剤師が地域住民に禁煙指導を行い，また喘息や心疾患，糖尿病など慢性疾患を有する患者に対して健康なライフスタイルを支援すること，性感染症の予防についてのアドバイスを行うことで健康増進，疾病予防につなげるとしている[51,52]。

おわりに―EUにおける薬剤師移動の課題

　先に述べたように医師が過剰となれば，看護師業務の一部を医師が行うこともあり，また，看護師や薬剤師が薬剤の処方を行うなど「コメディカル」（co-medical）と呼ばれる医師以外の他の医療従事者が医師不足に対応するため，医師の業務の一部を担うようになる場合もあること[53]，アメリカ，イギリスなどのように予防医学分野，プライマリーケアにおいて薬剤師を積極的に活用する政策をとる国もあることから，どのような分野でどのような役割を薬剤師が担うかについては，各加盟国における医療人材の供給状況，医療を取り巻く各国の環境に応じて，決定されることになろう。また，地域薬局薬剤師，病院薬剤師として薬剤師業務を行う場合や薬局を開設する場合，言語能力が重要であるため，言語能力が大きな障壁となることが考えられる。しかしながら，EUにおいて薬剤師資格の相互承認を導入したことにより，薬剤師教育，薬剤師研修，薬剤師業務の質的評価が可能になり，今後さらにそれらの質の向上が図られることが予想される。EU加盟国やEEA加盟国の薬剤師が加入するEUレベルでの地域薬剤師会であるEU薬剤師グループ（pharmacist group of European Union；PGEU）が設立され，欧州を横断し，医薬品の安全な使用を通じて患者の安全を最大化するため，活動を行っている[54]。

これらは薬剤師研修，教育の改革によってEU拡大の労働市場における薬剤師の平等な地位が保証されるだけでなく，患者の治療にとっても有益となるであろう[55]。OECD諸国における薬剤師の移動は，他の医療専門職と比べると少ないが，これは薬剤師が医薬品の供給について法制度化されたゲートキーパーとしての役割を有するため，他国の薬剤師資格を承認する場合に法律の試験が付加的に課せられ，これに合格することが求められることに起因する[56]。それは，薬剤師が国境を越えて移動する場合，医薬品の規制や受入国の医療制度の理解が不可欠であることを示している。

資料　各国の1000人あたりの薬剤師数

	1998	1999	2000	2001	2002	2003	2004	2005
イタリア	1.1	1.1	1.1	1.1	1.1	1.2	0.9	0.9
ベルギー	1.0	1.0	1.0	1.1	1.1	1.2	1.2	1.2
フランス	1.1	1.1	1.1	1.1	1.1	1.1	1.1	1.2
ギリシャ	0.8	0.8	0.8	0.8				
アイルランド	0.7	0.7	0.8	0.8	0.8	0.8	0.9	0.9
ポルトガル	0.7	0.8	0.8	0.8	0.8	0.9	0.9	1.0
スウェーデン	0.7	0.7	0.6			0.7	0.7	0.7
ドイツ	0.6	0.6	0.6	0.6	0.6	0.6	0.6	0.6
ルクセンブルグ	0.6	0.6	0.6	0.7	0.7	0.7	0.7	0.7
スペイン	0.7	0.7	0.8	1.0	0.9	0.9	0.9	0.9
オーストリア	0.5	0.5	0.6	0.6	0.6	0.6	0.6	0.6
ハンガリー	0.5	0.5	0.5	0.5	0.5	0.5	0.5	0.5
ポーランド	0.5	0.6	0.6	0.6	0.6	0.7	0.6	0.6
チョコ共和国	0.4	0.5	0.5	0.5	0.5	0.5	0.6	0.6
デンマーク	0.2	0.2	0.2	0.2	0.2	0.2	0.2	0.2
オランダ	0.2	0.2	0.2	0.2	0.2	0.2	0.2	0.2
スロバキア			0.4	0.4	0.5	0.5	0.5	
イギリス				0.6	0.7	0.7	0.6	

出典：OECD, *OECD HEALTH DATA, 2007* より筆者作成。

注

1 Council Directive of 16 September 1985 concerning the mutual recognition of diploma, certificates and other evidence of formal qualifications in pharmacy including measures to facilitate the effective exercise of the right of establishment relating to certain activities in the field of pharmacy, OJL 253.24.9.1985.
2 J.P de Crayencour, The professions in the European Community Towards freedom of movement and mutual recognition of qualification, European Perspectives, Brussels, Commission of the European Communities, 1982, p.110.
3 OJL 255 30.9.2005, Directive 2005/36/EC of The European Parliament and of the Council of 7 September on the recognition of professional qualifications, p.46.
4 OJL 255 30.9.2005, p.127.
5 OJL 255 30.9.2005, p.47.
6 Ibid., p.47.
7 Stauart Anderson "How British pharmacy practice is likely to be affected by changes in Europe", *The Pharmaceutical Journal* (Vol.279), 2007, p.242.
8 Sabine Vogier et al., Community Pharmacy in Europe, Osterrichisches Bundesinstitut für Gesundheltswesen Austrian Health Institute, 2006, p.31.
9 中村健『日米欧の薬局と薬剤師―教育・制度・報酬の検証』じほう, 2001年, 11-20頁。
10 Royal Pharmaceutical Society of Great Britain, *Pharmacy Regulation: now and looking ahead*, 2007, pp.1-11.
11 Ibid., p.16.
12 中村健, 前掲書, 23-40頁。
13 Sabine Vogier et al. op.cit., pp.56-57.
14 中村健, 前掲書, 43-54頁。
15 Sabine Vogier et al., op.cit., p.67
16 Ibid., p.78.
17 Stuart Anderson, "Reconfiguring the pharmacy workforce –is it time for a three-tier Register?", *The Pharmaceutical Journal*, 2007, p.306.
18 Ibid., p.306.
19 EAFP Annual Conference, *Quality Assurance in Pharmacy education, 2006*, 8-10 June 2006, Tallin-Tartu, Estonia, pp.6-35.
20 Sallie Nicholas, *The challenges of the free movement of health professionals*, World Health Organization on behalf of the European Observatory on Health Systems and Policies, 2004, Open University Press, p.117.
21 Pamala Mason, "As the European Union expands, what are the implications for pharmacy?", *The Pharmaceutical Journal*, 2004, p.538.
22 Stauart Anderson, 2006, op.cit., p.242.
23 Ibid., p.243.
24 Chan XH, Wuliji T, *Global Pharmacy Workforce and Migration Report: a Call for Action*, International Pharmaceutical Federation, 2006, p.24.
25 Pamala Mason, op.cit., p.537.
26 Shane P. Desselle, "Much needed attention devoted to pharmacy workforce issues", *Research in Social and Administrative Pharmacy*, 2006, p.294.
27 Katherine K. Knapp, "Pharmacist Workforce Challenge: Exploring Today's Manpower

Shortage" *Cardinal Health,* 12.01 2000, p.2.
28 J.W. Foppe van Mil, Martin Schulz, "A Review of pharmaceutical care in community pharmacy in Europe", *Harvard Health Policy Review,* 2006, p.157.
29 A.M. Cancrinus-Malthijsse et al., "The quality of professional practice of community pharmacists what can still be improved in Europe", *Pharm World Sci,* 1996, pp.217-228.
30 Ibid., p.227.
31 J.W. Foppe van Mil, Martin Schulz, op.cit., p.159.
32 A.M. Cancrinus-Malthijsse, op.cit., p.227.
33 Francisco Caamano-Isorna et al., "Do pharmacists' opinions affect their dispense or recommend a visit to a doctor?", *Pharmacoepidemiology and Drug Safety,* 2005, p.660.
34 A.M. Cancrinus-Malthijsse et al., op.cit., p.227.
35 J.W. Foppe van Mil, Martin Schulz, op.cit., p.159.
36 Pamala Mason, op.cit., p.537.
37 European Association of Hospital Pharmacists Standing Committee of the Hospitals of the European Union 2002, Survey Report.
38 Steve Hudson, Hospital pharmacies, *Regulating Pharmaceuticals in Europe,* Open University Press, 2004, p.214.
39 Anne Spingewine et al., "Implementation of Ward-Based Clinical Pharmacy Services in Belgium-Description of impact on a Geriatric Unit", *The Annals of Pharmacotherapy,* 2006, pp.720-727.
40 Snamkova P. De Jong, "Comparison of Dutch and Czech systems of pharmacy studies", *Pharm Educ,* 2004, pp.123-128.
    Kilminster S., "Learning for real life patient-focused interprofessional workshops offer added value", *Med Educ,* 2004, pp.717-726.
41 Karin Wiedenmayer et al., Developing pharmacy practice A focus on patient care HANDBOOK 2006 Edition, WHO/PSM/PAR/2006.5, p.10.
42 Cary D. Byrd, "Can the profession of pharmacy serve as a model for health informationist professionals?", *J. Med Libr Assoc. 30* (1), 2002, p.71.
43 Ibid., p.70.
44 CINDI Protocol and Guidelines, WHO Regional Office for Europe, 1994, pp.61-64.
45 WHO Regional Office for Europe, 1997, The role of the pharmacist in the prevention of non-communicable disease : Focus on hypertension (EUR/ICP/VST 01.02.26, EUR/ICP/CORD 03 03 04).
46 Hepler CD, Strand LM, "Opportunities and responsibilities in Pharmaceutical care", *American Journal Pharmaceutical Education,* 1989, 53 (Suppl), pp.7-15.
47 J.W. Foppe van l. et al., "Pharmaceutical care, European developments in concepts, implementation, teaching and research; a review", *Pharm. World Sci.,* 2004, pp.303-311.
48 CINDI A joint CINDI/EuroPharm Forum project Pharmacy-Based Hypertension Management Model: Protocol and Guidelines World Health Organization, 2005, p.3.
49 Adherence to Long-Term Therapies-Evidence for Action, World Health Organization, 2003, p.159.
50 EuroPharm Forum, *Pharmacist and Action on Tobacco European Health 21 Target 21 Reducing Harm from Alcohol Drug and Tobacco World,* Health Organization Regional Office for Europe, 1998, p.5.

51 Peter R. Noyce, "Providing Patient Care Through Community Pharmacies in the UK: Policy, Practice, and Research", *The Annals of Pharmacotherapy*, 2007, pp.861-868.
52 Department of Health Choosing Health through pharmacy A programme for pharmaceutical public health 2005-2015. 2005 http://www.dh.gov.uk/publications
53 Molly Courtenay, Nurse prescribing, *Eurohealth*, Vol.12, No.1, 2004, p.4.
54 2007年3月現在40万人の地域薬剤師が加入している。欧州薬剤師会ホームページ http://www.pgeu.eu/ 参照。
55 Pamela Mason, op.cit., p.538.
56 *International Migration Outlook Annual Report*, 2007, p.166.

第 6 章

国境を越える看護師・助産師の自由移動

はじめに

　すでに，医師，歯科医師，薬剤師という医療専門職の移動についてみてきた。次に，看護師という職業の自由移動の状況は，いかなるものであろうか。EUにおいて看護師という専門職は，どのように位置づけられ，いかなる役割を果たしているのだろうか。
　本章では，医療専門職のなかでも看護師に焦点を当て，看護専門職の自由移動，EU域内外からの移民看護師の可動性についての取り組みについて考えてみたい。まず，看護師の自由移動の背景について概観する。つぎに，労働市場の現状について各加盟国における看護師資格と関係付けて分析を行う。また，EU域内での看護師の自由移動を促進しつつ，どのようにしてヘルスケアの質を確保しようとするのか。加盟国における看護師教育・研修や看護師不足解消に対する今後の対策とEUレベルでの調整，また，わが国においてもインドネシアやフィリピンからの看護師，介護福祉士受け入れが進められている。そこでイギリスにおけるフィリピン，インド，南アフリカなど域外からの移民看護師採用の経験をみることで，受入国の制度設計をどのようにすべきなのか，EU諸国の対応や制度設計を手がかりにして考察を行う。

第1節　看護師資格の相互承認制度の導入

(1)　EUにおける看護師の自由移動の制度化
　欧州における看護師の自由移動はいかに制度化されていったのだろうか。

第2次世界大戦後に国際看護師会（International Council of Nurses；ICN），西欧看護グループ（Western European Nursing Group；GNOE），欧州助産師会（European Midwives Association；EMA）となる欧州助産師会連絡委員会（European Midwives Liaison Committee）が組織された。1957年に国境を越える人の自由移動を保証するローマ条約が締結され，同年，国際看護師会（ICN）と西欧看護グループの代表が指令草案作成のために会合をもった。1967年EU閣僚理事会は，看護師教育指令について提案された内容について報告を行い，1969年一般的な看護師の研修内容に関する指令の草案が欧州議会に提出された[1]。

1971年，欧州全域の国際看護師会は，欧州看護師常任委員会（Comite Permanante Nursing：PCN）を設立した[2]。このPCNは，ECの看護師のための公式連絡委員会として欧州委員会によって承認された。欧州委員会からの指令案が欧州議会に提出されてから8年が経過した1977年，いわゆる「看護師指令」（77/452/EEC[3], 77/453/EEC[4]）が規定された。この指令では，EUレベルの看護師資格の最低基準や各国の看護師の名称，研修の内容が示された。この看護師指令（Directive 77/453/EECおよび89/595/EEC）において「看護師は，一般的な看護に対して責任を有する」と定められた。

すなわち，同指令の第1条1項では，

「1　加盟国は，研修期間内に以下のものを取得したことを保証する試験に合格した結果として卒業証書，証明書など各種証明書を看護師に与えるものとする。

a) 健康や疾患の状態，人体の構造，機能に関する知識，社会環境との関連など科学，医学についての適切な知識
b) 健康と看護一般倫理
c) 適切な臨床の経験
  資格を有する看護職員の監督下での研修
d) 医療従事者としての実地訓練および医療従事者と共同して働くことのできる能力
e) 他の医療職と協力して働いた経験」

とされている。

また，看護教育・研修には10年間の一般学校教育後に看護教育学校への入学と理論的，実践的な学科研修を3年間行うことが最低限必要とされた。
　この指令において質的基準として3年あるいは4600時間を必修研修期間とし，実践と理論の調和の取れた必修科目を習得することを義務付けた[5]。

(2) 看護師・助産師の教育・研修プログラム

　看護師の教育・研修プログラムは理論的技術として，①看護，②職業の性質，看護倫理，③健康の一般的法則および医学一般，専門外科，④小児と母性，⑤メンタルヘルス，精神医学，老人医学に関する看護の理論的知識と，⑥基礎医学として，解剖および生理学，病理学，細菌学，ウイルス学および寄生虫学，生物物理学，放射線学，栄養学，予防医学，⑦健康教育，⑧薬物学，⑨社会科学，⑩社会と健康，⑪心理学などの知識，また臨床分野では，⑫看護に関する専門医学，⑬精神医学，メンタルヘルス，⑭老人医学，⑮家庭看護，などの知識や技術を身につける必要があるとされる。

　EUレベルで看護師および助産師の自由移動を促進するためには，それぞれの国家資格の定義，看護教育，助産師教育についての調整が必要となった。また，欧州委員会は共同体を通じてさまざまな範疇にある看護教育・研修の標準を確立するために諮問委員会（Advisory Committee on Training in Nursing：ACTN）を設置するよう規定した（Council Decision 77/454/EEC[6]）。

　また助産師については，1980年「助産師に関する2つの指令」（Directive 80/154/EEC，80/155/EEC[7]）が策定され，各加盟国における助産師の資格について規定され，EUの最低限の基準の調整が必要となった。また，同年，助産師教育の標準を確立するため，助産師研修に関する諮問委員会を設置することが決定された[8]。専門職指令では助産師として承認しうる最低限の研修の内容が規定されている。助産師教育を受けるには，10年間の普通教育を修了しているか，もしくは正式な看護師資格を有するものとされている。

　助産師資格を得ようとするものは，少なくとも3年間の理論的・臨床的教育を受けるか，もしくは，看護師資格を有するものは，2年間か，3600時間の助産師としての研修が要求され，看護師としての資格取得者で，1年間の業務を

行ったものについては，最低18ヶ月か，3000時間の助産師としての研修が必要とされる。さらに助産師の教育期間に以下の学科目を履修し，習得することを義務付けている。

一般科目は以下の通りである。

基礎産婦人科学，基礎病理学，基礎細菌学・ウイルス学・寄生虫学，基礎物理生物学・生化学・放射線学，特に新生児に関係する小児科学，衛生学，保健教育，予防医学，疾病の早期診断，栄養学，婦人，新生児，乳児に関する食事療法学，基礎社会学社会医学問題，基礎薬理学，心理学，教育原理と方法，保健法および社会法，保健機関，専門職倫理と専門職法，性教育と家族計画，母子保護に関する法律

助産師の専門科目として産婦人科学，発生学および胎生学，妊娠，出産，産褥，婦人科および産科に関する病理学，出産および親子関係の準備，分娩準備，無痛法，麻酔法，蘇生法，新生児の看護と管理，心理学的社会学的因子

研修は，適切な管理下で行われることとされ，少なくとも100回の出生前検査を含む妊婦相談，少なくとも40人の妊婦の看護と管理，学生として20以上の分娩補助，(分娩する女性が少なければ最低30の分娩に縮小することができるが) 40以上の分娩に関する助産行為を行うことが必要である。また骨盤位分娩（逆子）の助産行為など臨床・実践的研修が必要である。助産師候補者は，助産活動の責任についても教育を受ける。

このようにEUレベルでの助産教育，看護教育研修の標準が示された。指令[9]では，医師や薬剤師，歯科医師などでは示されていた業務の範囲については規定されていない。これは，看護師の医療チームの一員としての役割が加盟国ごとに異なるためであると考えられる。

第2節　各加盟国における看護師の定義と資格要件

旧EU 15加盟国における看護師とは，いかなるものであるのか，その定義，資格，教育研修制度についてみてみよう。

2000年には，「欧州における教育構造の調整」(Tuning educational structures in Europe）というプロジェクトが立ち上げられ，また，同年，欧州委員会は「欧州における専門看護師に関する調査[10]」を行った。この報告書によれば，加盟国には高等学校教育レベルを終え，一般的な看護教育を受けずに，特別な看護専門教育を受けた「ブランチナース（Branch nurse）」，一般的な看護教育を受けた「一般看護師（general nurse）」，一般的な看護教育を終えた後，「専門教育を受ける看護師（Post-basic/post-registration nurse）」が存在するとしている[11]。ブランチナースは，一般的な看護師に関する指令に要求される教育や研修を修了したものではなく，より限定的で専門的な看護師である。すなわち，一般的な看護教育課程を経ずに専門分野の看護師となった看護師をさす。オーストリア，ドイツ，ベルギー，イギリス，アイルランド，イタリアなどでこのような看護師が存在している。大部分の加盟国でこのように一般教育を受けず，専門教育を受けるのではなく，まず，一般看護師教育・研修を受けた後，専門看護師として資格を取得するようになってきている。

　看護師の定義が，資格試験に合格し，自営看護師として看護業務を行える登録看護師（正看護師）と見習い看護師，看護助手という分類のある国と看護師とは登録看護師をさす国とが存在する。医療チームの一員として，また看護の健康維持・増進に果たす効果についての研究成果などにより，看護師の役割に対する期待はますます大きくなってきている。そこで各加盟国において専門看護師の研修制度，資格が設けられた。

　オーストリアでは，ブランチナースとして，精神科資格看護師，小児科資格看護師という資格が存在する。また一般的な看護教育を受け，登録看護師資格を得た後，専門看護教育を受ける看護師として，幼児看護，小児看護，精神科看護，集中治療，麻酔科看護，腎臓疾患の看護，手術部門，病院衛生とさらにより高度なレベルの教育職看護師，管理職看護師が存在する[12]。

　ベルギーでは，ブランチナースが存在し，中等教育レベル（4学年）教育の卒業証明書を得た看護師は精神科の看護研修か，病院研修（一般看護）かを選択することができる。一般看護研修を修了した看護師は，小児科看護師，メンタルヘルスと精神科看護師，公衆衛生看護師，集中治療救急看護師，高齢者看護師の5分野の専門看護師コースに進むことができる。看護師としての資格は，専門的中等教育を終えていることを要件とする。看護学校への入学資格

は，17.5歳以上であることが定められている[13]。

　デンマークでは，ブランチナースは存在しない。法律によって承認されている資格は一般看護師の資格である。看護学校の入学には大学入学と同様の条件が要求される。専門的な看護コースを終えることによって得られる看護師資格は，専門職資格の名称を用いることは許可されているが，法令に基づく正式資格としては承認されていない。12年の一般的な教育を受けた後に看護学校に入学するため，看護教育は18歳から19歳で開始されることとなるが，最低年齢は定められていない[14]。集中治療専門看護師のコースには，少なくとも2年の看護師としての経験と6ヶ月の麻酔科分野での看護経験が登録するために必要とされる。精神科看護師のコースには，少なくとも2年の精神科看護師の経験が必要とされる。感染予防看護師は，教育や管理経験を含む看護師としての経験が少なくとも3年以上必要とされる。訪問看護師コースには8ヶ月の小児科看護と4ヶ月の保健婦の経験を含む少なくとも1年の経験を必要とする[15]。

　フィンランドではブランチナースとして分類される看護師は存在しないが，より低いレベルの准看護師が存在する。

　12年間の一般教育の後，入学が認められるため，18歳もしくは19歳から看護教育が始められるが，最少年齢は定められていない。専門看護研修は，通常の研修の一部として行われるため，専門分野に分けられていない[16]。

　フランスでは，ブランチナースは存在せず，一般看護師（infirmier）は，麻酔科看護，手術室看護，小児看護の3分野の専門資格取得コースに進むことができる。看護基礎教育課程への入学は，普通教育後，認められ，公式には17歳の最低年齢が定められている。看護師候補者は，医学的にふさわしいこと，ワクチン接種が必要であり，またフランス語の言語能力が必要とされる。専門看護師研修を受けるためには，看護師資格あるいは助産師資格をまず取得することが必要であり，精神科看護師，小児科看護師のためのコースに進むには，2年の経験が要求され，手術室看護師の場合には最低9ヶ月の経験が必要である[17]。

　ドイツ法では，基本レベルの看護師として一般看護師，ブランチナースとして小児科看護師が承認されている[18]。ドイツでは州の権限当局によって専門看護師（post-basic）が規定されている。例えば，ベルリン州では，集中治療お

よび麻酔科看護師，小児集中治療・麻酔科看護師，外来看護師，小児外来看護師，感染予防看護師，小児感染予防看護師，癌看護師，癌小児看護師，手術室看護師，手術室小児看護師，精神科看護師，小児精神科看護師，リハビリ・長期治療看護師，小児リハビリ・長期治療看護師，小児科集中治療看護師が認可されている。ブランデンブルグ州では，外来専門看護師，小児外来専門看護師が認可されている。ブレーメン州では，集中治療・麻酔科専門看護師，小児集中治療・麻酔科専門看護師，訪問・地域保健専門看護師，小児訪問・地域保健専門看護師，手術室専門看護師，小児手術室専門看護師，精神医学専門看護師，小児精神医学専門看護師が認可されている[19]。

ギリシアには，ブランチナースは，存在せず，一般看護師（nosileftis）は，内科看護，外科看護，小児看護，精神科看護など4分野の専門看護コースに進むことができる。入学には中等教育を修了していることが必要であり，看護師候補者は，健康であり，ワクチン接種が必要となる。また，登録にはEU加盟国国民の登録とギリシャ語の取得が要件である[20]。

アイルランドでは，中等教育から直接看護教育をうける，登録一般看護師，登録精神看護師，登録知的障害者のための看護師の3つのタイプの看護師がおり，さらに登録病児看護師，登録助産師，登録公衆衛生看護師など専門看護師コースに進むことが可能となる。登録看護師は，18ヶ月のプログラムを修了すれば，別の分野への登録が可能となる[21]。

イタリアでは，看護コースへの入学は少なくとも18歳以上で中等教育の卒業試験に合格したものであるとされている。ブランチナースとして小児看護師，訪問看護師，登録看護師より専門性のある看護師として小児看護師，訪問看護師，集中治療看護師，高齢者看護師，精神医学看護師などが存在する[22]。

ルクセンブルグでは，現在ブランチナースの研修制度は存在しない。登録後の専門看護コースは，麻酔看護師，小児看護師，精神科看護師，手術室看護師，マッサージ看護師，看護師管理者などがある。看護コースへの最低年齢は17歳と規定され，B型肝炎，破傷風などに対する予防接種，胸部レントゲン検査で異常のないことなど健康であることが要求される。また，ルクセンブルグで使用されている言語能力取得が必要である[23]。

オランダでは，法的には，登録一般看護師（Veerpleegkundige）として認

可されており，成人集中治療看護師，小児集中治療看護師，新生児集中治療看護師，救急看護師，透析看護師，小児看護師，産科看護師，癌看護師などの専門看護師については看護師会による認定となっており，継続的な理論的研修とともに臨床研修が必要とされている[24]。

ポルトガルでは，ブランチナースは存在せず，12年の一般教育修了を看護教育への入学の要件としている。看護師候補生は健康で看護に対し，適性があることが必要である。ポルトガルの一般看護師（enfermeiro）は，専門看護師コースに進むことができる。専門看護師研修には，最初に登録看護師資格を取得し，少なくとも2年の看護師としての経験が必要である[25]。

スペインには，ブランチナースは存在せず，専門看護師資格は，看護師資格をまず，取得し，専門性について評価する選抜試験に合格する必要がある。看護師は州の看護大学に所属しなければならない[26]。

スウェーデンでは，一般看護教育を受けずに直接専門教育を受ける看護師として放射線診断看護師が存在する。法的には一般看護師（legitimerad sjuksoterska）資格が唯一資格として認められている。専門看護師コースに進むには登録一般看護師でなくてはならない。看護教育を受けるのは，一般教育を12年修了した後である[27]。

イギリスでは，看護師助産師訪問看護師法（Nurses, Midwives and Health Visitors Act）に基づき，看護・助産審議会（The Nursing and Midwifery Councils：NMC）によって看護師教育が管理されている。看護教育は，1年半の一般教育と基礎看護教育を，その後の1年半で専門領域のブランチプログラムが行われていたが，基礎教育プログラムを1年，専門領域プログラムを2年行うという変更がなされてきている。専門教育は，成人看護，小児看護，精神看護，学習障害看護の4領域である。看護師の中には，薬剤を処方する処方権を有する看護師もおり，多様で階層的な看護師資格が存在する[28]。

また，保健婦の資格については，各国さまざまで，イタリアには，看護師資格が必要で，公衆衛生労働者として働いており，フィンランド，デンマークでは看護師ではなく，別の資格（保健婦）として捉えられており，アイルランド，イタリア，ドイツのいくつかの地方で基礎教育後の専門看護師として扱われる[29]。

以上，見てきたように，加盟国ごとに看護師の複雑な教育制度があり，看護専門職の医療分野での役割・位置づけは異なっており，看護師の専門分野も小児看護，精神科看護，疾病予防看護などさまざまであった。これは，受入国，送出国，雇用者，専門職として就労する看護師，受入国の医療従事者にとって多くの障壁となっていた。1977 年看護師指令が発効されて以来，各加盟国の看護教育も変化を遂げてきている。医療の高度化とともに看護教育も高度化し，専門学校教育から大学教育へと変化しつつある。また，中等教育から一般看護教育を経ないブランチナース制度から，一般看護教育課程を経て専門分野へ進む方向に変容してきており，また入学年齢の引き上げ，看護教育の期間や教育内容など EU 指令により，看護師教育制度についての基準の調和が認められる。

しかしながら，看護師が医療専門家とみなされていなかった国がある一方，大学レベルの高等教育の必要な資格であるとされてきた国もあるため，加盟国市民間の看護師に対する見方を統一するのは容易ではないであろう。

第 3 節　EU 新規加盟国における看護師・助産師資格制度

ところで，2004 年以降の加盟国では，いかなる看護師，助産師資格教育がなされていたのであろうか。また，EU 加盟によってどのように変容したのであろうか。

キプロスでは看護師の規制（看護師資格の法制度）が，1988 年に立法化され，教育を受け資格を有する看護師や助産師が，看護や助産活動に従事することを保証することとなった。1988 年の新法に則り，看護助産審議会（Nursing and Midwifery Council ; NMC）が確立された。NMC は，キプロス看護師会（Cyprus Nurses Association : CYNA）の 4 人のメンバーと保健省から指名された 5 人の看護師と 1 人の書記官からなる。保健省に指名される 5 人の看護師のうち 1 人は一般看護業務に従事していなければならず，1 人は訪問看護師，1 人は助産師業務に従事していなければならない[30]。ピュアレビューによる 2003 年の欧州委員会の報告書によれば，キプロスの看護教育プログラ

ムはEUの他の加盟国と匹敵するものであるとしているが，専門職の相互承認に関して法整備が不完全であるとされた[31]。

マルタにおける看護教育は，1947年にイギリスをモデルとした看護師教育制度の見直しを行った。1980年代後半には看護師登録後の科学学士号看護プログラムを導入し，さらに1990年初頭に国家登録看護師教育プログラムを中止した。マルタでは，2年の看護助手教育コースが1989年から継続している。登録看護師，国家登録看護師，登録助産師としての資格は，内務・社会開発省の健康部の看護助産局（Nursing and Midwifery Board）によって与えられる。欧州委員会のピュアレビューではマルタの看護教育は，EU加盟国の標準に匹敵するものであり，根拠に基づいた看護の開発，看護に関する研究への政府の関与が評価された。また，助産師の教育についてもEU指令の基準を満たしており，ほとんど問題はないとされた[32]。

エストニアでは，ソビエト連邦の管理下であった際，看護教育もソビエト連邦のシステムに同化し，自立性を失い，労働条件も悪く，看護師の主な役割は，医師の命令を遂行することであった。1991年，独立後，ソビエト連邦支配下で導入された高校統合プログラムであった看護教育をEUの基準に沿った看護教育に改革することが必要となった。まず，看護教育やヘルスケア改革のために，教師や管理者を養成することを目指した。2002年EUに指名された専門家チームによってエストニアの看護教育と看護業務の評価が行われた。この報告によると1996年に導入された基礎看護教育期間は，3年半，5600時間とEU指令の基準以上であったが，理論と臨床の授業時間の割合が不明瞭であり，エストニアの教育資源の不足が指摘された。前述の専門家チームは看護を専門職として魅力的なキャリアと捉えることができるよう，看護教育を受けるための選択過程を見直すよう推奨した。さらに，理論と実践（臨床）の教育内容，時間の比率についてEU指令に照らし，検討するよう指摘した。また，エストニアの助産師教育プログラムでは入学最低年齢は17-18歳で12年の中等教育を修了したものが入学を許可され，4年半の教育期間で，その内容は約48％が理論，37％が実務，17％が前臨床であるとされている。助産師について標準的なカリキュラムが存在していないことから。助産師業務の監督機関の設立が検討されている[33]。

ラトビアもエストニアと同様，ソビエトからの独立後，看護師教育の改革が行われ，入学には，中等教育修了の要件と EU の要求する看護師教育の最低基準を満たすべく，看護，コミュニケーション，倫理問題，患者教育に重点をおいたカリキュラムの改革がなされた。しかしながら，2002 年の欧州委員会専門家チームによる報告では，理論と臨床教育のバランスが，EU 指令に適合していないと指摘された。これは，当初，看護教育は，医師によってなされ，基礎科学に重点が置かれていたためであった。ラトビアの助産師研修機関は 1804 年に設立され，後に 3 校の助産師学校が設立された。ソビエト管理下では，助産師の役割は制限され，医師の管理下での業務として位置づけられていた。1991 年の独立以来，ラトビアの助産学は，妊娠管理など多くの点で改善された。ラトビア助産師会は，助産師のための代表団体であり，業務の基準を設定する規制団体である。保健省は，助産師の登録，規制，教育の問題に対処を行う。助産師のための医学校は助産教育の統治機関で，最低入学年齢は，18 歳であり，高校教育を終えていることが条件となっている[34]。

　リトアニアの看護教育もソビエトシステムからの根本的な改革が 1990 年代に行われた。カウナス大学医学部に中等教育後の 3 年間の看護教育課程が導入されたことにより，リトアニアの看護は，劇的に変化した。1999 年までに 170 人の看護師がカウナス大学で学士号を得て，卒業した。保健省の計画したとおり，このプログラムの卒業生の数人は，看護研究や看護教育に携わることとなった。看護学士を取得することで製薬会社やヘルスケア業務など新規の高給キャリアが望めるため，看護師をやめるという現象もおきている。

　これは看護師個人には望ましいことであるかもしれないが，患者の看護には今後，重要な影響を与えることとなる。リトアニアでは，助産師教育の最小入学年齢は 18 歳で，中等教育を終えていなければならず，助産師業務を目指すものは，4600 時間の理論的実践的教育課程を経て，一般看護師資格を取得後，17 ヶ月もしくは 1900 時間の助産師教育を修了しなければならない。1998 年までは，助産師のために分離したカリキュラムが存在したが，看護教育に組み込まれた助産師専門職として位置づけられている。リトアニア助産師会 (Lithuanian Midwives Association) は，助産業務の標準を設定し，助産師に対し，支援・助言を行う機関として機能している。リトアニアでは，助産師

のコンピューター登録も行われている[35]。

　ハンガリーの看護教育は1993年3年間の教育プログラムが導入され，最低入学年齢は18歳となっている。ハンガリーの学生は第2言語としてロシア語の学習が必要であったが，現在はドイツ語と英語が教えられている。保健・家族社会問題省の看護および専門教育部局が保健教育担当部局であり，その履行レベルでは，ヘルスケア教育機関が適切な教育・管理上の問題を担当している。近年導入されたハンガリーの看護学士教育プログラムは，高度な教育機会を提供するようになってきているものの自律性と報酬はいまだ少ないとされている。一般看護師資格が助産師教育課程への入学の条件となっており，近年では，助産学研修は，理論的臨床的知識を含む教育が3年間行われている。ハンガリーの助産師は，病院での分娩時のケアなど妊産婦看護や分娩補助を行っている。ハンガリーでは，助産師を管理する法律は存在しないが，1997年の医療法によって看護師（助産師も）の規制が行われている[36]。

　ポーランドの看護教育カリキュラムはイギリス，アメリカの看護教育プログラムに則して行われており，これらの国との情報交換が行われていたが，社会主義の支配下でソビエト型の14－15歳の学生を受け入れ，5年の看護教育プログラムを修了し，一般看護師資格を取得するという看護教育が導入された。

　1999年に教育制度の改革が行われ，また看護教育は，ヨーロッパ型に変更され，17－18歳に開始されるようになり，教育研修は2年半となった。欧州委員会に指名された専門家によるピュアレビューでは，ポーランドは，看護教育について改善のための努力はされているものの，修士号や学士などEU指令の必要条件は満たしておらず，理論的研修と臨床的研修のバランスについても検討すべきであると指摘された。1991年の看護師・助産師会に関する法（Act on Nurses and Midwives Chambers）によって彼らの利益を代表する専門機関の設置が可能となった[37]。すべての看護師は地方の看護師会に所属し，決められた会費を納入する。これらの協会の目的は，看護や助産に関する新しい法案の準備や専門職としての基準の確立，業務のための免許の発行であった。1995年，看護師・助産師専門職法が発効され，看護師・助産師の教育，看護師・助産師の専門業務の範囲，卒業後の1年間のインターンシップを定めた。

　2000年以降中等教育後の専門職学士号プログラムは1年間のインターン

シップが必要となった。専門職の相互承認に関する EU 指令に適合するようポーランドの看護・助産師教育の改善がなされ，2001年から，大学は看護学士や助産学士を与えることとなった。2004年4月新規加盟した10ヶ国においても，加入条約によって大学教育を受けた看護師や助産師資格は EU において自動的に相互承認されることとなった[38]。

　チェコ共和国は，看護師を輸出し，また輸入するようになっており，チェコ共和国の看護教育が高等学校に統合されたプログラムであり，西欧の中等教育後の教育と等しくはないが，ドイツやオーストリアでは，1991年以来，チェコ共和国で教育を受けた看護師を短期契約で雇用している。チェコの看護師は，ドイツやオーストリアの看護師より，通常，低い給与で雇用されるが，チェコで看護師として働く場合と比較すれば平均5倍程度の賃金を得ることができる。

　一方，ウクライナやブルガリアからの看護師はチェコへの移民となり，看護助手として働いている。ウクライナ人やブルガリア人は，スラブ語を話すため，チェコ語の学習は比較的容易である。共産主義の下でのチェコの看護教育は4年間の看護専門高校で取得した中位レベルのヘルスケア労働者に属していた。1989年のビロード革命後，チェコの看護教育課程の必要条件の向上が優先事項となり，看護教育課程への入学の最低年齢を15歳から18歳への引き上げが提案された。しかしながら，1995年から96年にかけて実行された改革では，初期から一般看護，小児・産科看護，婦人科看護の3分野にわけた看護教育を行うのではなく，すべての看護師が，一般看護師資格を修了することを保証するというものであった[39]。

　2003年の欧州委員会報告書では，チェコの看護師教育は，EU 指令の提示している看護教育プログラムには適合していないと指摘された。その後，同国の看護師教育は，EU 基準を満たすよう改革がなされ，2004年5月 EU 看護師相互承認制度がチェコ共和国にも適用されることとなった。プラハの看護学校は1995年から1997年に10校から3校に減少したが，これはキャリアとしての看護に対する関心の低下によるものであった。ベルベット改革によって新しい教育機関が開かれ，さまざまな教育機会が得られることとなったこと，および看護師の低い賃金などが原因であった。助産師については，看護業務の基準の

設定を保健省が行い，文部スポーツ省が助産師教育の統轄機関である。助産師教育は，理論的教育が60-65%，臨床教育が35-40%の割合で3年間の教育課程が，11の学校におかれ教育が行われている[40]。

スロバキアの看護の歴史は，カトリック教会の強い影響によって特徴付けられ，1920年代に宗教的教示によってブラティスロヴァやマルチンに看護学校が設立された。共産主義の下でのカトリック教会は，反体制となったが，スロバキアの看護教育を再構築するため，私立看護学校の再開講，再整備が実施された。2002年EU加盟国の専門家チームによる報告では，スロバキアの看護教育はEU指令の要求する基礎教育期間を満たしているとした。スロバキアでは助産師の役割は，産科医の認可のもと，分娩介助を行うことである。助産教育への入学最低年齢は18歳であり，3年間の期間に，理論教育と臨床教育が50%ずつ行われる。スロバキアでは5つの助産教育機関が存在する。同国では保健省が，助産教育の統轄機関である[41]。

2002年のEU専門家ピュアレビューによれば，スロベニアの看護教育は，EU加盟国の標準に匹敵するものであるとされたが，看護基準の維持や責任を担う独立した機関を設置すること，看護免許が与えられた看護師をすべて登録することなどが指摘された。スロベニアでは，助産師，一般看護師，訪問看護師，産科医が妊産婦のケアを行っており，2003年では，150人の助産師が病院や産院，診療所，保健所において就労している。看護師・助産師会が業務の基準や規制，支援機関であり，保健省は，助産師登録の更新，管理を行っている。同国の助産師の教育責任機関は教育省であり，助産師教育プログラムは理論教育50%，臨床教育50%の3年間の教育課程で修了後に資格が与えられる[42]。

以上，新規加盟国の看護教育，助産師教育についてみてきたが，2004年の新規加盟によって看護師資格の相互承認制度が導入される以前にEU指令基準に適合するよう看護師教育の改革がなされた。しかし，看護教育課程に進む入学最低年齢が15歳であった国も少なくなかったことから，教育改革以前と以後の資格取得者間の技術や知識，能力の差をいかにEU資格の相互承認制度に反映させるかが重要な問題である。さらに，他国の医療システムに適応するためには，就労する国家でどのような役割を看護師が担っているのかについての

知識が不可欠であり,身につけるべき技術などの情報も必要となろう。EU看護師指令においては,看護師資格の相互承認制度の下で,他国の看護師の差別,排除につながる言語能力テストは規定されていない。

しかしながら,看護の分野においてコミュニケーション能力は,看護の質,患者の安全確保にとっても,きわめて重要であり,患者がケアの選択を行うためにも看護師についての情報提供が不可欠である。言語能力は,看護教育の入学要件となっている国もあり,看護専門職の習得すべき必須技能である。最近では,腫瘍（がん）専門看護師,小児専門看護師など看護職が専門分化するとともにその業務内容も変容しつつある。

必要な看護師を確保する病院等医療機関の対応策として,すでに勤務している看護師の保持と外国人看護師などの新規採用が行われている。看護師を離職させてしまうことなく,継続して就労が可能となるよう労働条件の改善や環境の整備が要請される。また新規登録者に占める外国人看護師の割合が高いイギリスにおいては,海外看護師受け入れ研修（Overseas Nurses Programme）[43]や大学等高等教育機関での研修を経済的に支援することを通じて,医療機関の看護師確保に努力している。

第4節　EUにおける看護師労働力の現状とEU域内レベルでの看護師の移動

(1) EUにおける看護師労働力

2001年にイギリスで行われた研究では看護師の採用が「主要な問題」あるいは,「非常に問題」であるとされた[44]。

看護師の不足が引き起こされた背景には,何があったのか。まず需要面からは,人口構造の変化に起因する高齢者人口に関連したヘルスケアに対する需要の増大,プライマリーケアの重視が挙げられる。医療費削減圧力により,入院期間が減少する反面,高齢化によって介護・介助の必要な患者が増加してきている。供給面からは,医療の進歩,医療の専門分化によって看護師も専門技術が要求される。学生人口の減少により看護大学,看護専門学校の入学者が減少

傾向にあること，また，女子学生は将来の選択肢が増えたことなどにより，看護師を志すものが減少する傾向にあった[45]。また，看護師など医療専門職の高齢化も進み，短期的，中期的な採用も難しくなってきている。さらに看護師の労働時間の影響も大きい。看護師は女性の占める割合が高く，出産・育児期間はパートタイム労働を行うことも多い。ドイツ，ポルトガル，フランス，オランダなどは，看護師の労働時間が減少してきている。イギリス，オランダ，フランスにおいても看護師の不足が深刻な社会問題となり，EU域内外からの国境を越えた看護師の採用が実施されてきた。

2000年のミュンヘン宣言では，各加盟国政府は，1．政策決定，履行に関して看護師や助産師の貢献を保証し，2．ジェンダーや地位の問題，雇用政策

表6.1　人口1000人当たりの看護師

	1997	1998	1999	2000	2001	2002	2003	2004	2005
オーストリア	8.8	8.9	9.0	9.2	9.2	9.3	9.4	9.3	9.4
ベルギー	5.1	5.1	5.3	5.4	5.5	5.6	5.8	6.0	
チェコ	7.4	7.3	7.4	7.6b	7.8	8.0	8.0	8.1	
デンマーク	7.0	7.1	7.2	7.2	7.5	7.5	7.6	7.5	7.7
フィンランド	5.2	5.4	5.5	5.7	6.1	6.6	6.9	7.3	7.6
フランス	6.2	6.4	6.5	6.7	6.9	7.1	7.3	7.5	7.7
ドイツ	6.1	9.2	9.3	9.4	9.6	9.6	9.7	9.7	9.7
ギリシア	3.7	3.6	3.1b	3.1	3.2	3.4	3.8	3.8	3.8
ハンガリー	7.7	7.8	7.7	7.8	8.2	8.3	8.4	8.4	8.8
アイルランド	12.9	13.1	13.6	14.0	14.8	15.3	14.8	15.0	15.2
イタリア	5.3	5.3	5.2	5.2	5.4	5.4	5.4	6.7b	7.0
ルクセンブルグ					12.3	12.6	13.9e		
オランダ	11.5	12.5	12.7	13.4	13.3	13.6	13.9	14.2	14.5
ポーランド	5.6	5.5	5.1	5.0	4.9	4.9	4.7	4.9b	5.1b
ポルトガル	3.7	3.7	3.7	3.7	3.8	4.0	4.2	4.4	4.6
スロバキア	6.0	5.9	7.4b	7.2	7.4	7.3	6.9	6.6	6.3
スペイン	6.3	6.1	6.5	6.4	6.6	7.2	7.5	7.4	7.4
スウェーデン	9.6	9.6	9.7	9.8	9.9	10.0	10.2	10.4	10.6
イギリス	7.7	7.6	8.0	8.3	8.4	8.5	8.9	9.1	9.2

出典：OECD, *OECD HEALTH DATA*, 2007, July, 2007.

における障害に注意を向けること，3．キャリアの発展の機会と経済的インセンテイブを提供し，4．より高度な看護や助産教育に到達し，初期および継続的な教育の向上に努めること，5．看護師，助産師，医師が学部学生，大学院レベルでともに学び，よりよい患者の看護をめざし，より協力的で学際的に就労できることを保証すること，6．看護や助産などの業務のための基礎となる知識や根拠を開発するための情報の普及や研究を支援すること，7．家族に焦点を当てた地域看護や助産プログラムやサービスを支援し，これらを確立する機会を探求すること，8．公衆衛生，健康増進，地域開発分野における看護師や助産師の役割を高めるよう努めることとした[46]。

(2) EU 域内レベルでの看護師の移動

それでは，EU 域内では，看護師の国境を越える移動の現状は，いかなるものであろうか。

ポーランドでは，2001年に1万5000人の看護師免許所有者が，失業者であり，これは就労看護師総数の7.9％であった。これは，看護師の過剰に起因するものではなく，経済的な問題であった。施設設備費に対し，低賃金であったため，多くの看護師は，都市への移住をやめ，大都市での看護師不足を引き起こした[47]。多くの看護師は海外での就労を望んだが，言語学習や渡航などの費用が必要であり，また，目的地（受入国）では，看護助手など自国より低い資格で就労することになる場合も少なくない。ポーランドの看護ケア看護師や手術室看護師は，イタリアやドイツで自国の不足する部門を補うために新規採用されてきた。ポーランドは，看護師の送出国であるとともに，ウクライナ，ロシア，リトアニアなど東欧諸国からの看護師の受入国ともなっている。現在では，フィンランドからアイルランドやイギリスへの流入など，看護師の新しい動きが先進国間で起こってきている。

EU 看護師常任委員会[48]（Standing Committee of Nurses of the EU）は，EU における看護師の自由移動と選択の自由に対する個人の権利を支援するが，国際的な看護師の募集に際しての搾取や一部（少数）の募集機関の非倫理的な業務について懸念するとした。また，多くの国で医療サービスに必要な看護師数の基準がないことから，看護師不足であるのか過剰であるかを判断す

るのが難しいとしている。看護の質と平均余命との関連など看護が医療の質にどのような影響を与えるのか，現在，EU 各国で研究が進行中である。看護師の需要と供給のバランス，社会・経済情勢を考慮し，どれだけの人材が必要であるのかについて，正確に把握し，人材の育成を図ることが重要である。人材の確保のためには，国外から新規看護師を採用する，あるいは，自国において新規参入者の増員，資格取得者で離職したものに対して復職を促すという方策があろう。

以上，EU 域内レベルでの看護師の自由移動についてみてきたが，次に域外からの看護師の国際移動についてみてみよう。

第 5 節　看護師の国境を越える募集と雇用

(1)　第 3 国からの移民看護師問題

大規模な海外からの看護師の募集は，短期的な解決にしかならず，長期的な解決にはつながらないため，国内の看護師の増加に焦点を当てるべきだとされている。看護師を海外から雇用することは，「同じプールでつりをしているような[49]」ものであり，グローバルな意味での看護師労働力の拡大，育成には繋がらず，国際的な医療・健康の増進を達成することにはならないといえよう。

では，看護職という人材を活用し，確保するにはどのような条件が必要となるのであろうか。

質のよい雇用状態とは，雇用者が，安全な職場環境を提供し，看護師に労働時間をコントロールしうるシステムを導入し，すべてのスタッフを平等に扱い，専門家としての能力技術開発の機会を与え，平等な賃金の支払いを行うものである。すなわち，健康的で安全な雇用環境の確保，雇用の安定，公正な賃金，キャリアの展開の機会の提供を雇用者は保証する必要があると考えられる。

他国からの移民看護師は，① EU および欧州経済領域 (EEA)，② EU 以外の国からの看護師に分けられる。EU からの看護師は看護師資格の相互承認システムにより自由移動が認められる。それでは，第 3 国からの看護師の採用に

は、いかなる対応がなされるのであろうか。開発途上国からの看護師の募集は国際看護師会（International Council of Nurses guidance）から、ガイダンスが出されており、各加盟国で指導が行われているため、留意する必要がある。

イギリスでは、国際的な医療専門職の募集に関する規範（Code of Practice for international recruitment of healthcare professionals[50]）が定められ、開発途上国からの医療専門職の国際的な募集について開発途上国の医療制度を侵害してはならないとしている。

アイルランドの海外からの看護師の新人募集の原則は、まず第1に現在行われている募集を評価し、募集業務の標準が達成されていること、すなわち募集業務の質の確保であり、第2に外国からの看護師や助産師など人材の募集に倫理的配慮を行うなどして人材配置に地域格差が生じないよう地域政策によって支援すること、すなわち、倫理性に配慮した募集であること、第3に労働規制、労働法がアイルランド国籍を有するものと同国籍を有さない看護師に等しく適用される同等の原則であること、第4に国際的な看護師の募集が、消費者、アイルランドの看護師と助産師、医療サービス雇用者、外国人看護師、外国人看護師関連職に便益があること、すなわち包括的な便益があること、第5にアイルランドの看護労働力に対する新人看護師募集の戦略はキャリアとしての看護師と助産師の魅力を向上させるための効果的な手段を開発すること、すなわち看護の向上にあるとしている[51]。

(2) 国際的な看護師募集の傾向とガイドライン

2002年には、イギリスで教育を受け、看護師登録した看護師1万4538人に対し、外国から登録看護師となったものは、1万6155人となった[52]。主な出身国は、フィリピン（7235人）や南アフリカ（2114人）、オーストラリア（1342人）であり、インドやジンバブエからも増加した[53]。イギリスにおいて国際的に看護師を採用する経路は、関係者を通じてあるいは、エージェンシーを通じてなどである。

国際看護師会は、看護師の規制について以下のような12原則を示している。① 規制は特別な目的で管理されなければならないという「目的の原則」すな

わち，看護における法規制の最優先の目的は，公衆の保護と奉仕であること，② 規制は明確に規定された目的を達成するために立案されるべきものであるという「妥当性の原則」，すなわち，法規制の最優先の目的は公衆の保護と奉仕であることから，規制制度はこの目的を包括的な方法で満足させるよう設計されなければならないこと，③ 規制の基準は専門分野の明確な定義，説明義務（アカウンタビリティ）に基づかなければならないという「定義づけの原則」，④ 看護および看護師の定義は看護師の制度の中心なるものであること，規制の定義と標準は専門職の同一基準の完全な発展を促進しなければならないという「専門職の根本原則」，すなわち専門職の機能は社会への奉仕であり，看護は他の専門職と同様，最大限の能力を尽くすよう努めなければならないこと，⑤ 規制制度は利益団体，公衆，専門職とそのメンバー，政府，雇用者や他の専門職の責務や法に定められた役割を組み込み，承認しなければならないという「多元的権益と責任の原則」，⑥ 規制の標準とプロセスは目的を達成し，同時に技術革新，拡大，変化に対し，自由であるためにフレキシブルで幅広いものであるべきという「フレキシブルの原則」，すなわち，規制は一般的すぎず，また専門的過ぎないこと，業務の定義と教育の標準は看護職務の一般的な提示を通じて従業者と雇用者に幅広い指標（指導）を与えるべきであること，⑦ 規制制度は結合力と協調を保証する最も効果的な方法で機能しなければならないという「効率と調和の原則」，⑧ 規制制度のデザインは相互依存する利益を適切に均衡させるべきであるという「代表者の均衡原則」，⑨ 規制制度は目的を達成するために必要とされる規制や管理は限定されて供給されるべきであるという専門職の限られた条件下の「最適原則」，⑩ 規制制度は地方のニーズや環境と矛盾しない専門職の可動性や専門職としてのアイデンテイティの育成，パーフォーマンスの普遍的標準の促進を行うべきであるという「普遍性の原則」，⑪ プロセスは正当であり，関係者を公正に扱うという「公平の原則」，⑫ 標準やプロセスにおいて規制制度は必須のサービスを提供する専門職の相互依存と平等を承認すべきであるという「異業種の平等性と適合性の原則」である[54]。

(3) 受入国における移民看護師

中所得国からの看護師採用の事例として，フィリピン出身看護師の国際移動についてみてみよう。

フィリピンは，イギリスおよびアイルランドなど英語圏への看護師送り出し国の1つとしてみなされており，その目的地は，アメリカ，イギリス，サウジアラビア，アイルランド，シンガポールであった。しかし，1990年代後半にはアメリカなど急激な需要低下が起こり，イギリスについても2001年から2002年にかけてNMCに登録したフィリピン看護師は，7235人に急増したものの2003年以降減少し，2005年から2006年にかけてNMCに登録した看護師は，1541人となった[55]。これは，新しくイギリスでの研修を受けた看護師が増加したため，国際的な看護師の募集が減少したとされる。オーストラリアやアメリカ，ニュージーランドの看護師がイギリスで看護師として就労した理由が，旅行や異なる生活様式を経験するためといった理由であるのに対し，フィリピン看護師は，経済的理由であることが多く，イギリスでの看護師としてのよりよい生活レベルや高い収入に非常に期待を抱いて入国し，その期待に現実が合致せず，不満を抱き，その態度や行動に影響を及ぼすとされている[56]。イギリスに移民するフィリピン看護師の約60％がアメリカへの移住を考えており，フィリピンではアメリカを照準として看護師教育が行われてきたことから，いくつかの医薬品についてイギリスとは異なるアメリカ英語を使用するなどの問題も生じた。また，イギリスが看護師に求める専門性についてフィリピン看護師は，必ずしも充分身につけていなかったとされている[57]。

2005年からイギリスでは，自国ベースの人材の供給へと移行しており，イギリスでのフィリピン人看護師，南アフリカなどからの看護師の採用が減少してきている。イギリスでは，2006年4月に一般看護師の仕事が，不足している職業のリストからはずされ，フィリピン看護師がイギリスで看護師として労働許可が得られることはほとんどなくなってきている。イギリスでの看護師としての雇用機会の減少は，間接的にアメリカでの看護師としての雇用機会の減少に繋がっている。

アイルランドは，前述のように看護師の送り出し国であるとともに受入国ともなっており，2006年にアイルランド看護師登録しているもののうち，アイ

ルランド出身者は，5万2123人であり，フィリピン（3831人），インド（3215人），イギリス（2154人），アメリカ（256人），ナイジェリア（233人），南アメリカ（212人）など海外からの看護師が1万335人と国際的に多様な労働市場となっている[58]。

アイルランドでは，図6.1に示すような手続きによって，EEA諸国以外からの移民看護師を受け入れている。

フィリピンでは，看護師を職業として選択した主たる理由が，海外での就労であるとされている。移民者が看護師資格を国外に出るための手段として捉え，看護師資格を使用した場合，受入国でどのようなインセンテイブをもって就労するのかが問題となろう。

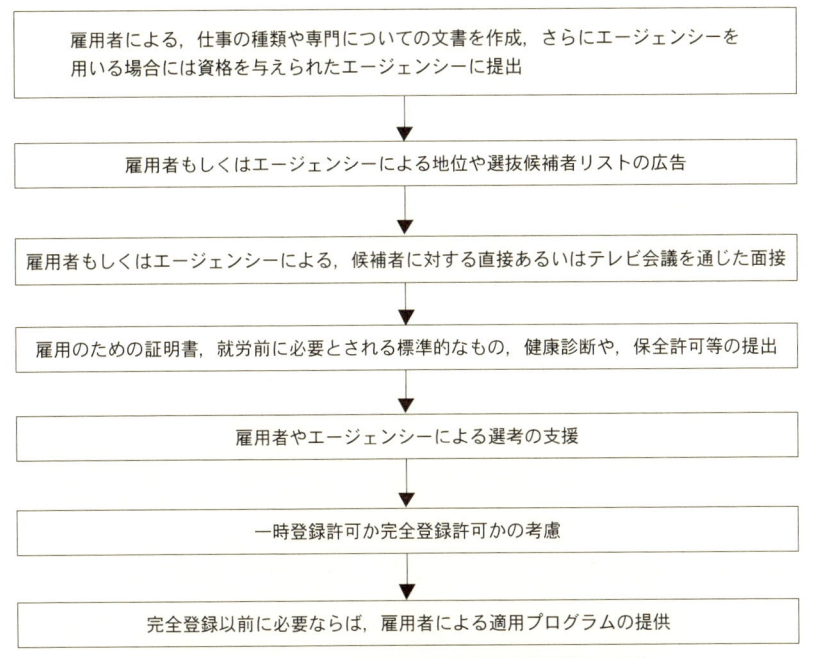

```
┌─────────────────────────────────────────────────┐
│ 雇用者による，仕事の種類や専門についての文書を作成，さらにエージェンシーを │
│ 用いる場合には資格を与えられたエージェンシーに提出           │
└─────────────────────────────────────────────────┘
                      ↓
┌─────────────────────────────────────────────────┐
│ 雇用者もしくはエージェンシーによる地位や選抜候補者リストの広告    │
└─────────────────────────────────────────────────┘
                      ↓
┌─────────────────────────────────────────────────┐
│ 雇用者もしくはエージェンシーによる，候補者に対する直接あるいはテレビ会議を通じた面接 │
└─────────────────────────────────────────────────┘
                      ↓
┌─────────────────────────────────────────────────┐
│ 雇用のための証明書，就労前に必要とされる標準的なもの，健康診断や，保全許可等の提出 │
└─────────────────────────────────────────────────┘
                      ↓
┌─────────────────────────────────────────────────┐
│ 雇用者やエージェンシーによる選考の支援                  │
└─────────────────────────────────────────────────┘
                      ↓
┌─────────────────────────────────────────────────┐
│ 一時登録許可か完全登録許可かの考慮                    │
└─────────────────────────────────────────────────┘
                      ↓
┌─────────────────────────────────────────────────┐
│ 完全登録以前に必要ならば，雇用者による適用プログラムの提供     │
└─────────────────────────────────────────────────┘
```

図6.1　アイルランドにおける国際的移民看護師採用の手続

出典：Department of Health and Children, Guidance for Best Practive on the Recruitment of Overseas Nurses and Midwives, The Nursing and Midwifery Resource, December 2001, p.11 より作成。

(4) 送出国と受入国の抱える問題

　ブーチャンによれば，フィリピンでの看護教育は民間機関が行っており，1970年代には看護学校は40であったが，2006年6月には470に増加したと報告されている。看護学校の卒業生の増加は，国家試験の合格率の低下を引き起こし，1980年代には80－90％であったものが，2006年には46％となり，2006年に何人かの国家試験の審査員が国家試験の問題を受験者の何人かに洩らすというスキャンダルが起こった[59]。フィリピンでは，個人と家族が国際的な看護師の労働需要に応じる形で看護師を選択している。家族は，娘に看護教育を受けさせ，娘が看護師となった際には，家計へ貢献することを家族に強く期待される。多くのフィリピン看護師は，海外で看護師として就労し，帰国してもフィリピンで看護師として就労しようとはしない場合が多い。ほとんどのフィリピンの看護師は，人材派遣業者を通じてイギリスに移動してきており，他の国からの看護師に比べて人材派遣業者に支払いを行う割合が高い[60]。

　フィリピンでは，自国の医療システムに対する資本投下が低く，自国の看護師需要を満たすための看護教育ではなく，民間部門での看護学校の増加は，国外の看護師需要に対応するためのものである。これは，フィリピンにおいて看護師の需要が少ないからではなく，雇用条件がよくないからである。看護師の資格取得が，国外での就労の権利を得ることに繋がっているということ，また医師資格では海外での就労が難しく，医師が看護師として再教育を受け，国外で就労することも多いことから，フィリピン国内の自国民向けの医療制度への影響も少なくないなど問題点も指摘されている[61]。また，海外で就労するフィリピン人からのフィリピンへの送金がフィリピン国内の医療の整備や医療人材の育成や人材の確保に必ずしも結びついていないなど解決すべき問題は多い。

第6節　旧植民地など歴史的関係，医療教育の共通する国家間からの移民看護師

　南アフリカは，政治的にも社会経済的にもイギリスとの結びつきが強く，看護師のイギリスへの送出国となっている。これは，移民の女性化という観点か

らも議論されている。イギリスで就労した南アフリカ移民看護師は，南アフリカでの看護師としての経験がイギリスでは認められない，南アフリカでは看護師として自分が行うことが許されていた医療行為がイギリスでは認められないなど自国での経験が他国でどのように評価されるのかについて疑問を持つ結果となっている[62]。

また，インドも，国際的な移民看護師の送出国の1つとなってきている。インド看護師が国際看護師となるには，看護師となった目的，海外の友人，親戚との接触が可能かどうか，デリーでの就労の経験などが関わっている。

WHOの報告によれば，看護師など医療サービスの供給者のインドにおける不足が指摘されている[63]。医療専門職の国外での就労は，移民からの送金などの経済的な支援や移民が帰国することによって得られる利益によって医療専門職が国外流出することによる損失が相殺されるといわれる。これは，ペルシャ湾諸国などへの一時的な移住でやがて帰国することを想定したものである。しかし，多くの看護師が，イギリスなどの富裕国へ家族とともに永久的に移住することを計画し，母国に帰国する意思を持たないことから，看護師の国外就労は，人材の恒久的な損失であるといえる。特に若い看護師の海外への流出が問題となっている。経済的に脆弱な国が送出国となった場合，その国の医療体制に重大な影響を与えることになる。

ヘレン・アラン（Dr. Helen Allan）らの「イギリスにおける国際的募集看護師の経験」と題したインタビュー調査研究によれば，国際的に採用された看護師は，看護助手として雇用され，自国で行ってきた看護技術，資格を使用することが出来ないと感じるものも存在するとしている[64]。また，患者や同僚とのコミュニケーションが，最も難しい問題であり，これは外国からの看護師が地方の方言，話し言葉になれるのに時間がかかるだけでなく，同僚や患者が外国からの看護師の異なるアクセントや表現を受け入れることを難しく感じるからである。自分自身の努力が，尊重され理解されていないと感じる外国からの看護師も存在する。外国から新規採用された看護師は母国での看護師としての経験が生かされず，管理されているとも感じているとしている。すなわち，国境を越えて看護師として就労するには，言語，文化や習慣などの相違によるさまざまな問題が生じる可能性があると考えられる。また，医療制度の構造や機

関の国ごとの相違，看護師の地位や賃金の国家間での多様性，キャリアの機会，看護師の役割，他の医療者との労働関係，教育機会，継続的な専門職としてのアクセスのレベルの多様性，看護師が社会・経済的にどのように認められているかについて国による多様性，専門職規制の枠組み，国内規制の枠組み，国際的規制の枠組み，拡大する経済状況，雇用見込み，安定性，安全，ジェンダー問題，女性の地位などが看護師の可動性に大きな影響を及ぼす。

(1) 国境を越える看護師について対処すべき課題

　国境を越える看護師に対応するにはどのような政策対応が必要であろうか。外国人看護師を導入してきたイギリスの経験について前述の調査研究をもとに考えてみよう。まず，新規採用する前に文化の違い，方言，どのような仕事に従事するのかなど受入国での生活についての情報を提供することである。次に新規採用予定の外国人看護師が受入国での生活に期待していることと雇用者のニーズが合致していること，例えば，一時的な労働者としてこようとしているのか，貯蓄をして母国に帰国するつもりであるのか，永住を計画しているのかについてである。

　さらに可能であればすでに採用されている外国人看護師を活用して新規の外国人看護師のために導入コースや適応コースを調整することも考えられる。

　また，受入国の外国人看護師とともに働くスタッフに対し，文化的職業的相違を受け入れ，理解するための導入プログラムを用意することも必要となろう。キャリアパスを開発し，専門教育の機会を与えることで外国人看護師の専門職としての満足度を高めることもできよう。外国人看護師の人権を擁護し，搾取を防ぐため，規制の強化も必要である。受入国，送出国双方にとって，また，移民看護師や受入国の医療機関にとってどのような影響があるのかを正確に把握することが重要となろう。

おわりに

　国際的な移民看護師の動向を把握するのは非常に難しい。これは，看護師に

ついては1．その定義や，分類が国ごとに異なる場合もあり，2．登録数のデータは，目的国（受入国）において業務を行う意思を示したものであり，実際の業務を行っているものを示しているものではないこと，3．業務を行う意思のない看護師が目的国に入国したばあいには登録がなされないこと，4．複数の国で看護師登録を行う可能性のあること，5．地方分権である国では多様で分離された登録システムであるため，国家レベルで正確なデータを収集することが困難であることがあげられる[65]。

　看護職の必要性は，社会環境，人口構成や経済情勢，他の医療専門職の人員の影響を受け，変容する。また，それに伴い，看護職の要求される業務範囲についても変化が見られるであろう。すなわち，国によっては医師が行ってきた医療行為が医師の不足などの要因により，看護師が行うよう法改正されたり，他の専門職が医師や看護師の行ってきた行為を代替するということにも繋がるであろう。イギリスでは，看護師も看護助手，地域看護師，登録看護師（正看護師）など複雑に階層化されており，外国から採用された看護師にとって，このようなシステムを理解するのは難しいであろう。看護師不足であったイギリスなどは看護師教育を受ける学生を増やそうとする取り組みがなされており，看護教育を受け，将来看護師となるものは増加しつつある。アイルランドのように看護師送出国であった国は，現在，受入国となっている。これは，経済成長のため，国内の雇用が改善し，海外への流出が減少したこと，また高齢社会となり，需要が増大したためである。EUにおいて看護師の行っている業務は現在も加盟国ごとにEU指令で規定されていない看護関連職も存在している。チーム医療の重要性が指摘されている現在，看護師もその守備範囲，責任の及ぶ範囲も複雑化してきている。相互承認制度によって看護師教育の調整が行われ，整合化が図られてきたが，各加盟国の経済状況や政策によって看護師資格取得者数，移動者数は変動する。移民看護師は，他国での一時的な就労によって先進的な技術を身につける可能性，自国より高い収入を得ることができる可能性がある反面，文化的政治的な影響を受けるリスクも負うことになろう。また，受入国では，移民看護師によって労働市場が奪われることの懸念から，移民看護師と受入国看護師との間に摩擦が生じることもあろう。

　移民送出国が政策的に考慮すべき点は，以下のとおりである[66]。

第 1 に，例えば，出身国への送金による収入の増加が見込まれるなどのメリットがあるなど看護師の移住を支援し，促進すべきかどうか，第 2 に頭脳流出などが懸念されることから，規制すべきかどうか，もし規制すべきであるなら，海外に行こうとする看護師を思いとどまらせる効果的で倫理的な手段はどのようなものかについても検討すべきである。第 3 に新人看護師募集を行うエージェンシーは規制すべきか否かについても考えなければならず，第 4 に国外に移動する看護師をどのようにモニターするのかについても検討すべき課題である。

また，送出国として調査すべき問題として，第 1 にどの国に看護師は移住しようとしているのか，第 2 にどのくらいの人数の看護師が永住的移民となるのかあるいは一時的であるのか，第 3 にどのくらいの看護師が他の国の保健医療関連部門で働こうとしているのか，あるいは教育を受けようとしているのか，第 4 にどのくらいの人数の看護師が離職しているのか，第 5 に国外への流出がどのような影響を及ぼすのか，第 6 になぜ看護師は国外に行こうとしているのか，その原因について明らかにする必要があること，が挙げられる。また，目的地となる受入国は，第 1 に移民看護師が流入することは望ましいことか否か，第 2 に移民受入が技能者の不足を解決する費用対効果に見合う方法なのかどうか，第 3 に新人募集エージェンシーを規制すべきかどうか，第 4 にどのようにして国内への移民流入をモニターすべきなのかが中・長期的な政策課題となる。

また，受入国は，第 1 にどの国から看護師が移動してきているのか，第 2 に一時移動と恒久的な移住の割合はどの程度なのか，第 3 に移民しようとしている看護師はどの程度の割合で就労し，あるいは教育を受けようとしているのか，第 4 に効果的に国内流入看護師が管理されているのか，第 5 になぜ看護師は受入国で就労しようとしているのかについて調査する必要がある[67]。

移民看護師が能力を実際に評価されるのは，受入国の就労機関においてである。どのような能力を受け入れ機関が求めているのか，移民看護師がどのような技術を有しているかなど受入国と送り出し国間での情報提供，情報交換が非常に重要となろう。また，各国政府の政策転換により，受入国，送出国，移民看護師，受け入れ機関が困惑しないよう，長期的な計画に基づいた制度設計が

必要となろう。経済的に脆弱な国は，看護師などの医療従事者の国外への流出が生じ，脆弱であると予想される送り出し国の医療サービス，保険制度に影響を与える。教育レベルの向上には，教育を行う人材の育成や設備の拡充が必要となり，誰がどのように，その費用負担を行うのかといった問題も生じる。教育・人材の育成には，コストとともに時間もかかる。また，高度な教育を受けたものは，看護師としての実務より，他のより条件のよい職につくことを望むことも考えられるため，看護師の人材確保，人材育成に必ずしも繋がらない可能性もある。長期的な展望にたった看護師の教育，研修，人材確保といった一連の制度設計がEUレベルで必要であり，現在，行われている制度のモニタリングが重要となろう。個人の権利，専門職資格を生かし，高い収入，キャリアアップを図り，自己のスキルアップ，さらに良い労働環境を求めるといった個人の要求と専門職の移動による送出国，受入国の医療制度，医療供給体制への中長期的な影響などを考慮した国際レベルでの政策も重要であろう。

注

1　Keighley, T., "Nursing : A European perspective", *Nursing Management*, 10(1) 2003, pp. 15-20.
2　Standing Committee of Nurses of the EU(PCN), "PCN Good Practice Guidance for international nurse recruitment", PCN, p.1.
3　Council Directive of 77/452/EEC 27 June 1977, concerning the mutual recognition of diplomas, certificates and other evidence of the formal qualifications of nurses responsible for general care, including measures to facilitate the effective exercise of the right of establishment and freedom to provide services.
4　Council Directive 77/453/EEC of 27 June 1977, concerning of provisions laid down by Law, Regulation or Administrative Action in respect of the Activities of nurses responsible for general care.
5　Directive 2005/36/EC of the European Parliament and of the Council of 7 September on the recognition of professional qualifications OJL 255. 30. 9. 2005.
6　Council Decision 77/453/EEC of 21 January, setting up an Advisory Committee on the Education and training in Nursing.
7　Council Directive 80/154/EEC of 21 January 1980, concerning the mutual recognition of diploma, certificates and other evidence of formal qualifications in midwifery and including measures to facilitate the effective exercise if the right of establishment and freedom to provide service.
　　Council Directive 80/155/EEC of 21 January 1980, concerning the coordination of provisions laid down by law, regulation or administrative action relating to the taking up and pursuit of the activities of midwives.
8　Council Decision of 80/156/EEC 21 January 1980, setting up an Advisory Committee on

the Education and training of Midwives.
9   Directive, 2005/36/EC.
10 European Commission, "Study of Specialist Nurses in Europe", Internal Market DG Free movement of goods and regulated professions Regulated professions, MARKT/D/8031/2000, Brussels, 1 August 2000.
11 Ibid., pp.10-11.
12 Ibid., pp.27-29.
13 Ibid., p.31.
14 Ibid., p.34.
15 Ibid., p.35.
16 Ibid., p.37.
17 Ibid., p.39.
18 Ibid., p.42.
19 Ibid., p.45.
20 Ibid., p.55.
21 Ibid., p.57.
22 Ibid., p.61.
23 Ibid., p.63.
24 Ibid., p.66.
25 Ibid., p.68.
26 Ibid., p.70.
27 Ibid., p.72.
28 Ibid., p.75.
29 Ibid., p.13.
30 World Health Organization, "Nursing and midwifery. A guide to professional regulation.", World Health Organization Regional Office for Eastern Mediterranean and Regional Office for Europe, 2002, p.32.
31 An Bord Altranais, "Supporting the Development of Nursing and Midwifery within a New Enlarged European Union: An Explorative Review", An Bord Altranais, 2004, p.15.
32 Ibid., p.17.
33 Ibid., pp.19-21.
34 Ibid., pp.22-24.
35 Ibid., pp.25-27.
36 Ibid., pp.28-30.
37 Ibid., pp.32-34.
38 Ibid., p.33.
39 Ibid., p.35.
40 Ibid., p.38. チェコの看護教育は，European Commission, Peer Review Evaluation Mission on Proffessional Recognition Nurse in the Czech Republic Final Report 2003 を参照。
41 Ibid., pp.39-40.
42 Ibid., pp.41-42.
43 http://www.nmc-uk.org/aArticle.aspv? Article ID=2566, Nursing & Midwifery Council 参照。
44 James Buchan and Anne Marie Rafferty, "Not from own backyard? The United

Kingdom, Europe and international recruitment of nurse", *Health Policy and European enlargement*, European Observatory on Health Systems and Policies Series, Open University Press, 2004, p.144.
45 The International Council of Nurses, "Ethical Nurse Recruitment, statement", *International Council of Nurses*, 2001.
46 Maggy Wallace, "The European Union Standards for Nursing and Midwifery: Information for Accession Countries", *European Health 21 target 21*, 2001, pp.10-11.
47 Monika Strozik, *The Health Care Workforce in Europe Learning from experience*, European Observatory World Health Organization, 2006, p.90.
48 EU看護師常任委員会は，1971年に看護師の教育，業務，労働環境について検討を行う機関として設立された。現在，31の国家看護学会が加盟している。
49 Royal College of Nursing, "Internationally recruited nurses Good practice guidance for healthcare employer and RCN negotiators", *Royal College of Nursing*, 2005, p.3.
50 Department of Health, "Code of Practice for the international recruitment of healthcare professionals London", Department of Health, 2004.
51 Department of Health and Children, "The Nursing and Midwifery Resource Guidance for Best Practice on the Recruitment of Overseas Nurses and Midwives", Department of Health and Children, December 2001, p.10.
52 James Buchan and Ian Seccombe, "Fragile future? A review of the nursing labour market in 2003", *Royal College of Nursing*, 2004, p.17.
53 Ibid.
54 World Health Organization Regional Office for the Eastern Mediterranean and Regional Office for Europe, "Nursing and midwifery ; a guide to professional regulation", *WHO EMRO Technical publications Series*, 27 World Health Organization. Regional Office for the Eastern Mediterranean, 2002, pp.13-17.
55 James Buchan, "New Opportunities, United Kingdom Recruitment of Filipino Nurses", *The International Migration of Health Workers*, Routledge, 2008, p.53.
56 Ibid., p.54.
57 Ibid., p.55.
58 Nicola Yeates, "Here to stay? Migrant Health Workers in Ireland", *The International Migration of Health Workers*, Routledge, 2008, p.67.
59 Asia Pacific Post, Filipino nurses' exam scandal, 13 September, www.asia.pacific.post.com.
60 James Buchan, op.cit., 2008, p.49.
61 Rochelle E. Ball, "Globalised Labour Markets and the Trade of Filipino Nurses, Implications for International Regulatory Governance", *The International Migration of Health Workers*, Routledge, 2008, p.37.
62 Colleen McNell-Walsh, "Migrant Nurses and Experience of Skill South African Nurses in the UK Health Care Sector", *The International Migration of Health Workers*, Routledge, 2008, pp.136-139.
63 World Health Organization, "Working together for health", The Would Health Report 2006, WHO, Genova, p.101.
64 Helen Allan and John Aggergaard Larsen, "We need respect" experiences of internationally recruited nurses in the UK. London, *Royal College of Nursing*, 2003, pp.81-97.

65 James Buchan and Anne Marie Rafferty, "Not from our own backyard? The United Kingdom, Europe and International recruitment of nurses", *Health policy and European Union enlargement*, 2004, p.153.
66 James Buchan and Julie Sochalski, "International nurse mobility trends and policy implications", *World Health Organization*, 2003, p.12.
67 James Buchan et al., "The migration of nurses: trends and policies", *Bulletin of the World Health Organization*, 2004, p.591.

第7章
国境を越える患者の自由移動

はじめに

　グローバル化に伴って，治療を受けるために国境を越える患者は，ますます増加しており，非常に重要な問題となっている。患者の越境移動という現象は，医療サービスの消費者である患者，医療サービスの供給者である医療者，および保険者，国家の行財政にどのような影響をもたらすのであろうか。医療サービスの受け手，すなわち消費者はより良質のサービス，よりよいアクセス，あるいは自国では受けることができない治療法を求めて，越境移動する。国境を越える患者の移動は，国境を越える医療の1つの形態であり，患者が治療のために他の加盟国の医療提供者のところへ移動する，言い換えれば国外の医療サービスの利用と捉えられる[1]。欧州における医療制度は，基本的に加盟国が責任，権限を有する領域であり，EUの役割は，あくまで加盟国間の制度の違いによる齟齬を調整することに限定されている。しかしながら，このような患者の可動性が増大してきている現在，EUレベルでの対応が要請されている。

　本章では，第1にEU域内における患者の移動についてどのような歴史的背景があるのか，第2に，加盟国レベル，EUレベルで現在どのような議論がなされ，争点はいかなるものかを分析し，どのような制度設計がなされていこうとしているのかについて明らかにしたい。第3にはこれらの検討を踏まえ，EUにおける患者の移動に関する今後の課題について考察を行いたい。

第1節　患者の越境移動をめぐる歴史的背景と社会的要請

　人が国境を越えて自国以外で患者として治療をうけるのは，いかなる場合が考えられるのであろうか。医療サービスと一般的なサービスとの相違点はどこにあるのだろうか。また患者が外国で医療サービスを受けようとする場合，どのような障害が立ちはだかっているのであろうか。

(1)　医療サービスと一般的なサービスとの相違点

　一般利益（services of general interest）のサービスは，広範囲なサービスをカバーしており，教育サービスや医療サービス，福祉サービスも含まれる。一般にサービスに対する報酬は，サービスの提供者と受け手との合意に基づいている。しかし医療サービスの場合は，サービスの供給者である医療者，サービスの受け手である患者のほかに，第3者機関が介在し，その報酬は，定額制など提供されたサービスに無関係に間接的に支払いがなされるという点が本質的に通常のサービスとは異なっている。医療サービスも域内市場におけるサービス指令（Directive 2006/123/EC of the European Parliament and of the Council）への適応が検討された。すなわち，医療サービスについてもサービスの自由移動の原則が適用可能であるのか否かが議論されたのである。医療サービスは，技術の複雑性，世論への影響，主に公的資金の支援を受けることから，特別なサービスであると位置づけられる。
医療サービスが市場原理から除外される要因として，
　　1）　医療制度が社会目的の追求であること
　　2）　医療制度が義務的拘束的性格を有すること
　　3）　医療財源の負担は，応益負担だけでなく，所得に基づいた応能負担でもあること
　　4）　国家の監督・統制のもとで便益と負担が決定されるものであること
　　5）　国家の監督・統制下にあること
　　6）　財源は資本化や投資の目的でなく，単に再分配のために集められたも

のであること
7) 異なる保険制度の相互補助であること
8) 民間経営者による競争的な制度ではないこと
である[2]。以上のような医療サービスの特殊性に留意する必要がある。それでは，EUにおける患者の自由移動は，どのように実現されてきたのだろうか。

(2) 患者の越境移動の歴史的背景

　1957年ローマ条約の署名，1958年EECの発足に伴い，人，モノ，サービス，資本の移動という4つの基本的自由に基づいた共同市場の基礎が築かれた。そこで一定の条件の範囲内にある特定の人々に限られていたが，外国で医療を受けられるようにするための法整備が始められた。1971年理事会規則1408/71[3]が採択された。これは，「欧州共同体内を移動する労働者とその家族への社会保障制度に関する理事会規則」と呼ばれ，1972年にはさらに追加の理事会規則574/72[4]がつくられた。これらの規則は，加盟国間の社会保障制度を「調和化」(harmonization) させるのではなく，「整合化」(co-ordination) することを目的としていた。すなわち，これらは，社会保障計画の調整に関する規則であり，別の加盟国に滞在している間に治療が必要となった場合のみを想定し，患者が治療を受けることを可能とする共同体システムであった[5]。
　アムステルダム条約第152条では，欧州委員会やEU諸機関の公衆衛生・保健医療分野における役割を「公衆衛生・保健分野においては，医療サービスの提供などは加盟国の権限を尊重する」と明記している。当初，適用範囲は雇用されている労働者とその家族であったが，後に自営業者や学生，未就労労働者に拡大され，非EU市民である第3国国民を除くすべての欧州市民を対象とするEU域内居住者まで適用が拡大されることになった。すでに述べたように欧州において医療保険制度は多様であり，患者に対して治療や医薬品などの現物給付を行っている国も多い。国境を越える医療が生じたとき，その支払い，医療保険はどうすべきかについて重要な問題となる。たとえば医療サービスを外国で受けた場合，その費用は，自己負担であるのか，自国の医療保険制度により，償還されるのか否かという問題が実際に生じ，欧州司法裁判所で争われた。

第2節　欧州司法裁判所の医療判例

(1)　コール（Kohll）事件とデッカー（Decker）事件の判決

　ルクセンブルク国籍のコール（Kohll）氏は，ルクセンブルクの社会保険当局の事前承認を得ないで，彼の未成年の娘に歯科の矯正治療をドイツで受けさせ，その治療費の償還をルクセンブルクの医療保険基金（Union des Caisses de Maladie : UCM）に求めた。これに対し，1994年2月7日ルクセンブルクの破棄院（Cour de Cassation）は，歯科矯正治療は緊急性がなく，同等の治療がルクセンブルクでも可能であることを理由に，コール氏の求めた治療費償還を棄却した。そこで彼は，この国内法（Code des Assurances Sociales）の第20条(1)に基づく決定が，EC条約第59条（現第49条）に違反していると主張し，欧州司法裁判所に提訴した。欧州司法裁判所は，ルクセンブルクの医療保険基金による事前承認をコール氏に要求することはEC条約第49条に違反すると判示した[6]。さらに本件においては，加盟国（ルクセンブルク）の社会保障財政の均衡を崩すリスクが生じるほどの影響もなく，重大な財政上の影響を理由として，他国で行われた治療費の償還を行わないことを正当化することはできない，とした（Case C-158/96）。

　別のケースを見てみよう。ルクセンブルク国籍のデッカー（Decker）氏は，ルクセンブルクの眼科医の処方箋により，ベルギーで眼鏡を購入し，ルクセンブルクの健康保険に償還を求めたが拒否された（Case C-120/95）。そこで彼は，欧州司法裁判所に提訴を行った。欧州司法裁判所はEC条約第28条の商品の自由移動を尊重すべきであると判示した[7]。これらコールとデッカーの判例は，EU域内の母国以外の加盟国で医療サービスを受けたり，医療関連製品を購入したりする権利を患者に認めたという意味で注目に値する。

(2)　ファンブレーケル（Vanbreakel）事件

　さらにファンブレーケル（Vanbreakel）氏のケース（Case C-368/98）では，ベルギー国籍の両側脱関節炎であった妻のデス・キャンプス（Ms

Descamps) が，フランスで受けた整形外科治療に対し，ベルギーの疾病金庫に費用の償還を求めた事案である。裁判の途中に彼女は死亡し，彼女の夫のファンブレーケルと法定相続人の6人の子どもが裁判を継続した[8]。ベルギー法では，外国での治療は，外国での治療がより効果的であり，事前にベルギーの大学病院で専門家によって必要と認められた場合に償還がなされると定められていた。それゆえ大学病院の専門家の意見を得ていないという理由で彼女からの請求は拒否された。彼女はフランスで治療を受け，治療の許可を拒否されたことに対し，ベルギーの裁判所に提訴した。ベルギーの専門家は外国での治療が望ましかったと結論付けた。しかし，E112制度に基づいてフランスの保険料率で償還すべきなのか，ベルギーの保険料率で償還されるべきなのか否かが問題とされた。E112制度とは，出身国の管轄権を有する当局によって別の加盟国で治療を受けることを事前承認された患者に対する医療保険制度である。このケースでは，同一の治療であってもフランスの規定による算出額が，ベルギーの規定による算出額より低いということが明らかとなった。

　医療費の償還は，患者が医療保障される出身国の基準で行われ，付加的費用の償還については，権限当局の判断にゆだねられる。本件は，公的医療保障に基づく入院サービスについて他の加盟国での治療をさまたげないとした点で意味が大きい。

(3) グェラエツ・スミッツ（Geraets-Smits）事件

　医療費償還をめぐるケースは他にもある。グェラエツ・スミッツ（Geraets-Smits）氏は，パーキンソン病に罹患し，ドイツのカッセルにある診療所Elena-Klinik で学際的な専門治療を受けたいとオランダの疾病金庫Stichting VGZ に要求した（Case C-157/99）。この治療法は理学療法士，作業療法士，社会心理療法士による実験的なものであった。オランダの疾病金庫は，グェラエツ・スミッツに対して，パーキンソン病の治療がオランダで十分可能であること，Elena-Klinik での治療の必要性，科学的な妥当性が認められないなどとしてオランダ疾病金庫法 Ziekenfondswet（ZFW）のもとでの保障を拒否した[9]。オランダの医療保険制度は，疾病金庫 Ziekenfondswet（ZFW），長期療養のための特別医療費補償制度 Algemene Wet Bijzondere

Ziektekosten (AWBZ), 民間保険 Wet op de toegang tot ziektekostenverzekeringen (WTZ) の3つを基本とし, EFW, AWBZ は償還方式ではなく, 現物給付であり, 医療提供者と疾病金庫の合意に基づく制度であり, これに対し, WTZ は償還に基づいた制度であった[10]。

(4) ピアボームス (Peerbooms) 事件

また, ピアボームス (Peerbooms) 氏のケース (Case C-157/99) は, 交通事故で昏睡状態になった彼が, まずオランダの病院に運ばれ, その後, 植物状態となり, オーストリアのインスブルグの大学病院に移送されたというものであった。オーストリアでは神経刺激を用いた集中治療が彼に施された。オランダではこの技術は2つのセンターのみで実験的に行われており, さらに25歳以上の患者にはこの治療は許されていなかった。1961年生まれで当時36歳であった彼にはオランダではこのような治療は受けられなかった。彼の神経科医は, 疾病金庫 (Stichting CZ) にその費用の支払いを求めた。ところが疾病金庫はこれを拒否し, 神経科医は再度支払いを求めた。その後, ピアボームスは意識を取り戻し, オランダでリハビリを行うため, 移送された。
オランダでの事前承認で償還が妥当であるとされるのは,

1) 専門家集団において通常の治療であるとみなされるものであり, この基準は, 病院での治療が社会保険でカバーされるかどうかを決定する際にも適用される。
2) 保険で保障される人の疾病の状態が治療を必要としていること。

欧州司法裁判所は, 国際的な医科学によって十分試験され, 行われてきた治療であるなら, 通常の治療と解釈するべきであろうとし, もし, 疾病金庫により医療保障を受ける人が, 遅延なく同様あるいは同等の効果的治療を自国で受けることが可能である場合にのみ承認を拒否することができるであろうとした[11]。

スミッツ氏, ピアボームス氏の欧州司法裁判所の判例は, 外来患者, 入院患者にかかわらず, 医療・治療はサービスの自由移動の原則のもとにあるということを示すものであった。しかしながら, 欧州司法裁判所は, この一般原則の適用除外を認めている。条約の56条では加盟国はある条件下で医療や入院治

療の自由移動を制限することが認められている。

(5) ミューラー・フォレ（Müller-Fauré）事件とワッツ（Watts）事件

ミューラー・フォレ(Müller-Fauré) 氏のケース（Case C-385/99）では，ドイツでの休暇中に歯冠・補綴術を事前承認なしに受けたが，その治療費の償還をオランダの疾病金庫の1つ（Zwijndrecht Fund）に求めた。疾病金庫は医療自身を給付する現物給付であり，治療費の償還を目的としないとしてこれを拒否した。これに対し，欧州司法裁判所は，サービス提供の自由の観点から現物給付であるか償還払いであるかを区別し，言及する必要はないと判示したため，償還することとなった。

また，イギリス人のワッツ（Watts）女史のケース[12](Case C-372/04) では，股関節炎に罹患していた当時75歳のワッツは，E112制度の適用により，外国での治療が可能であるかをベッドフォード・プライマリー・ケアトラスト（Bedford PCT）に審査請求した。2002年10月，彼女を診療したイギリスの医師は，彼女が重症の関節炎であり，継続的な痛みのために活動（運動）が阻害されていることをベッドフォード・プライマリー・ケアトラストに通知した。医師は，彼女の症例を緊急性の低い疾患である「通常（ルーチン）[13]」疾患に分類したが，これは地域の病院での治療を受けるために1年待機する必要があることを意味していた。プライマリー・ケアトラストは，国民保険サービス（NHS）計画により地方病院での治療が遅延することなく可能であるという理由でE112制度を適用し，外国で治療することを拒否した。

彼女はこの拒否決定に対し，司法審査を行うよう訴訟手続きを行った。2003年1月再度イギリスの医師により，診察をうけ，「最も緊急性のある症例」と「通常の症例」の中間である「早急」（soon）に分類された。これは，3，4ヶ月以内に手術が行われることを意味していた。2003年2月ベッドフォードのプライマリー・ケアトラストは，待機時間が短縮されたという理由でE112による外国での治療を拒否した。2003年3月彼女はフランスで股関節置換手術を受け，その費用を支払った。彼女はフランスでの治療費の償還を求めた。イギリスのウェールズ高等裁判所は，3，4ヶ月の待機時間が外国での治療とその治療費がNHSから償還される権利を与えるものではないとして，彼女の訴

えを棄却した。控訴院は欧州司法裁判所にワットの事例が EU 条約第 49 条に適応するかどうか裁決を求めた。欧州司法裁判所は，第 49 条の適用が可能とし，治療の待機時間が許容しうる時間を越えているときには管轄当局は外国での治療を拒否できないとした。

　加盟国は外国での患者の治療を一般的に承認したがらないが，これら欧州司法裁判所の判決では，
1）　病院外の治療については，事前承認なしで他の加盟国で受けることが可能であり，自国の制度と同レベルでの償還がなされること
2）　患者の疾患の状況を考慮し，医学的に許容可能な制限時間内に医療提供が自国でなされない場合には外国での治療が病院での治療についても許可される必要があること
3）　医療に管轄権を有する行政機関は，外国で治療することを求める人には，どのようにして他の加盟国で治療を受ければよいのか，どの程度償還がなされるのかについて情報提供を行うよう考慮すべきであることを示した[14]。

　しかしながら，有限な医療資源の効果的な活用をどのように考えるのか，費用の償還の可能な標準的治療とはいかなるものであるのか，治療の必要性や，国家の医療経済的安定性に鑑み，許容しうる待期時間とは，どの程度であるのか，各加盟国における医療計画に与える影響をどのように捉えるのか，海外に医療を求めることが出来ず，待機している患者との優先順位の問題，医療の公平性という意味で多くの問題点があるといえる。

第 3 節　患者の義務と権利

　加盟国の中には，患者が他の加盟国で治療を受ける際の事前承認の手続きは，自国の医療システムの計画やこの計画を効果的に履行するために必須であるとするものもある。また，特に病院での医療サービスの提供はインフラの問題であるため，事前承認は病院サービスについてのみ要求する国もある。病院

サービスの提供の定義も国によりさまざまで病院，診療所，産院，スパ，リハビリセンター，回復期患者のための施設，ナーシングホームなどをも含む場合もある。また，外来患者については事前承認を必要としない国も存在する。

司法が承認を要するものと判断したものは，本質的には病院に関連するものであり，病院の治療にのみ適応されるとしている。いうまでもなく共同体法は，加盟国の社会保障の運営能力を損なうものではないという原則が存在している。それゆえ社会保障制度は国民の連帯と社会保障分野での加盟国の選択を体現するものである。欧州司法裁判所は，自由市場や競争原理をこの分野で適用することを避けている。

例えば，事前承認を国内法で要求することは，保健・医療サービス計画を行う必要に鑑みて，正当であるといえるからである。国家レベルでの医療体制を守るために，各国の管轄当局は一部の医療サービスの自由移動を否定しうるが，いかなる場合においても治療の平等性原則のもと，国家の医療供給者が恣意的に事前承認の名の下で拒否されるべきではないとされる。

外国での治療を自国の社会保険で支払うことによる医療支出の増大は，

1) 社会保障制度の財源バランスを深刻に蝕む危険性（リスク）が存在すること
2) すべての人に開かれた均衡の取れた医療や病院サービスを提供する目的を危険にさらす可能性があること
3) 治療するための能力（病院などの施設，医療者などの人的資源，医療財源）の維持や国家の領域で医療に対する権限は，公衆衛生のために必須であり，住民の生存にさえ関わるものであることから十分な検討が必要である。

そこで2004年理事会規則（EC）No.883/2004[15]で欧州委員会は，加盟国の医療保障制度を尊重しつつ，費用償還方式の調整をはかることと規定されることとなった。

患者の権利は，国家の法的文化的伝統に基づいており，患者の権利を基本的な市民権として捉える国，患者と医師との関係，2つのアクターの責任と義務に焦点を当て捉える国もある。世界で最初に患者の権利について特別な法を規定した国はフィンランドであり，1992年に患者の地位と権利法が制定された。

オランダでは医療契約法が1994年に制定された。これらは,患者が要求できる権利というより供給者の義務が規定された。2002年にベルギーとフランスでは,患者の基本権を確立するための法的期間が導入された[16]。これらの法は健康保護,自律,参加の原則に基づいたものであった。

イギリスやチェコ,ポーランドは患者の権利憲章を採択し,ブルガリア,ギリシア,ドイツ,ハンガリー,スロバキア,スペインは,患者の権利に関する規則を医療セクターの規則や法律に組みこんできている[17]。

多くの新規加盟国は,EUへの新規加盟を行う前に医療改革を行い,患者の権利に対する枠組みを創設した。

EUレベルでは,第35条および第152条においてヒトの健康の保護が規定され,2002年基本権憲章の第35条において「予防医療へのアクセス権,国家の法や実施によって医療により利益を得る権利」が保障され,健康は,医療と同様個人と社会の利益(善)とされた。欧州議会が採択した「EUにおける患者の可動性と医療の開発」と題された報告書によれば,患者は以下の権利を有するとみなし,これらを熟慮しなければならないとされる。

1) 医療免許を有するものにより,適切で適格な医療サービスの提供を受ける権利
2) 医師により理解しやすい言葉で適切で専門的な情報やアドバイスを受ける権利
3) すべての情報を開示された状態で自己決定を行う権利
4) 治療を記録し,それを監察する権利
5) データの機密保持や保護を行う権利
6) 不服を申したてる権利 である[18]。

国際患者協会(International Alliance of Patients' Organization)は,患者中心の医療を達成するために,医療は以下の5つの原則に基づき,行われなければならないとしている[19]。

1) 患者と介護者は,彼らの独自のニーズや価値観を自己決定や独立性とともに尊重されなければならない。
2) 患者は自分自身のQOL(生活の質)を最も良いものとするために治療・医療の選択を行う権利を有し,これを行使するために支援されなけ

ればならない。
 3) 患者と患者団体は，意思決定のあらゆるレベル，あらゆるポイントにおいて医療政策決定に責任を有する。
 4) 患者は，医療サービスへのアクセスを保証されなければならない。このアクセスとは，健康増進活動，予防医療，治療など安全で質の高い適切なサービスへのアクセスである。
 5) 正確で関連性のあるわかりやすい情報は，患者や介護者が医療サービスや治療の選択を行うために必要不可欠である。

以上のように患者は，自分の治療に関わる情報を得る権利，情報を得て治療について同意する権利，安全を守られる権利（安全である権利），賠償を受ける権利を有するという国際レベルの共通の原則がある。

第4節　患者の移動を引き起こす要因

それでは，患者はどのような理由から自国ではなく，他国で治療を受けるという選択を行うのであろうか。その要因について分析する。

(1) 一時的に外国に滞在して治療する場合

医療サービスを自分の居住する国でなく，他国で受ける必要がある場合とはいかなる場合であろうか。短期滞在の際，医療サービスが必要となる場合があげられる。欧州市民の可動性が，旅行，仕事，短期滞在などで増加してきている。親世代は最も近い大きな都市への旅行もしなかったが，安価な飛行便の拡大で，毎年，短い休暇を欧州の異なる地域で過ごす若い世代の人々が出現してきている。この新しい世代は，国境を容易に越え，EUのあらゆる地域から商品やサービスを購入することに慣れている。このため，これらの世代の人々は，どこで医療サービスを得ることが出来るのかについて制約されることを受け入れられない。また短期滞在には，さまざまなタイプがある。
 1) 年金受給者とその家族，たとえば退職後，温暖な南ヨーロッパに別荘を構え，一年のうちの一定期間をそこで過ごそうとする人々

2）自営業者あるいは労働者として働いていたが，現在は失業し，職を探しに他の加盟国にいく場合
3）自営業者あるいは労働者として他の加盟国で専門職活動を行う場合
4）国境周辺労働者，国境付近に居住し，別の国で就労している場合にも国境を越える医療の提供が問題となる場合
5）留学生や専門職研修を行っている者とその家族をも含んでいる。これは，労働，就労，就学などを目的として移動した人が医療を受ける必要性が生じた場合についてである。

例えば，スペインでは，観光客や，学生，ビジネスマンなどの短期滞在者が増加しており，またある地域では50歳以上の年金生活者の長期的居住が見られる[20]。

スペインの滞在者のうち，イギリス出身者が最も多く，ドイツ人，フランス人がこれに続く[21]。スペインに居住し，他の加盟国から労働している人は，教育レベルが標準以上のホワイトカラーであるが，EU拡大とともに新規加盟国からの熟練労働者も増加する可能性も考えられる。スペインの企業に勤務し，税金を支払っている人は，スペインの保険制度にアクセスし，彼らの多くが個別の医療保険に加入している。他方でEU企業に雇用され，一定期間スペインに配属されるいわゆる配属労働者は，E111方式で保障されるが，これは彼ら自身のみ保障され，家族はこの保障制度では適応対象外となる[22]。また，浮動人口といわれるように1年の3ヶ月以上をスペインで過ごし，母国とスペインを行き来する人も存在する。彼らの人数を算定するのは難しく，彼らはスペインの家をセカンドハウスとして利用している。彼らが，公的システムにアクセスすべきなのか民間制度にアクセスすべきかについて混乱を引き起こす[23]。イタリアやスペインなど南欧では，旅行シーズンに関連して5月から11月にかけて外国人に対する治療のピークがあり，医療提供の季節パターンがある[24]。

以上のように一時的に外国で滞在する際，誰もが医療を必要とするが，緊急な医療という定義は難しい。そこで1971年の理事会規則（EEC）No 1408/71を根拠として，欧州を短期間の仕事や学習を含む一時的に滞在する際，旅行（E111），他の加盟国に配属された被用者（E128），国際的な運輸者（E110），留学（E128），求職（E119）のため一時的に他の加盟国の滞在者に医療を受け

ることが出来るシステムが確立した。

(2) 退職後，他の加盟国で生活する人々

欧州では別の国で就労していた人たちが退職後，出身国に戻るということが伝統としてあった。今日では北欧，イギリス，ドイツなどから退職者が，生活費の比較的安く，気候の温暖な南欧に移住するという現象も増加してきている。この場合，新しい居住国での医療制度への加入が必要とされる。南欧諸国では伝統的に高齢者の社会的介護は家族が担ってきたが，このような新住民については家族のネットワークがなく，このような住民に対して支援が必要となってきている。

例えばイギリスの年金生活者がスペインに居住する場合にはE121制度によってスペインの医療保障に加入し，医療の提供を受けることになる。しかし，多くの退職者がその手続きをせず，E111制度で医療を受けるため，救急医療にはアクセスできるが，予防医療，慢性疾患など継続的な治療などについてはアクセスできないなどの問題も生じる。また，国外から移住者に対する受入国についての医療情報の不足や言語の問題なども指摘されている[25]。

(3) 自国の医療サービスへのアクセスに問題がある場合：待機リストが長く，適切な処置が受けづらい時

イギリスで典型的に見られるように，待機リストが長いために，自国での治療が，1年近く待たないと受けられない場合もある[26]。そこで，患者は病気の進行や苦痛に耐えられず，他国で治療や手術を受けようとすることもありうる。前述のように欧州司法裁判所は，適切な時期に遅延なしに自国での治療がなされない場合に外国での治療を認めるべきであると判示した。しかしながら，事前に許容可能な待機期間とはいかなるものであろうか。

患者の許容しうる待機時間は，患者の疾患の状態により異なり，また，待機中に病態の変化が見られる場合もあるため，許容可能であるとする定義は難しい。オランダでは，待機時間削減のための取り組みとして，最大待機時間を設定し，緊急性のない場合の治療時間をその期間以内に可能となるよう施設の整備，医療財源の投入を行った。

また，同一の治療であっても他国で治療を行った場合のほうが早く治療を受けられないことにより苦痛を伴う場合，患者は国境を超えて，他国での治療を望むであろう。しかしながらこの様な現象は，医療費をコントロールすることによって地方財源をコントロールしようとする地方の支払い者に負担を負わせる。地方の保険料支払い者の費用負担が増大するとともに外国で治療する患者が増加することにより，地域の医療提供者の収入の減少にもつながっていくという矛盾が生じる。

(4) **より安価な治療を受ける目的で患者が移動する場合**

医療サービスの患者負担が大きい場合に，患者はよりコストが低いところにサービスの提供を求めることも考えられる。歯科治療は，各加盟国によって患者負担の割合が異なるが，一般的な医療に比べ，患者負担が大きいとされている。患者の国外への移動は，イギリスやフィンランドのように公的医療サービスでの専門医の不足によってより安価に国内で歯科治療を受けるには待機時間がかかるため，海外での歯科治療を選択する患者もいるが，より質の高い治療を受けるためではなく，歯科治療の患者負担額によるところが大きい。

また，オランダとフラマン歯科医師会との協力のように，地域協力によって国境付近では，患者が越境し，歯科治療を受けることが報告されている。ハンガリーなどでは，他のEU加盟国，特にオーストリアなど近隣諸国から，歯科治療を受けるため患者が国境を越える歯科ツーリズムという現象がおきている[27]。アイルランドでは，国内，国外を問わず，歯科治療を受けた場合に税の支払い一部免除を受けることが出来る。2006年に歯科医療についての税の一部支払い免除を受けた患者の約1%が国外で歯科治療を受けたとされている[28]。フィンランドやスウェーデンの患者は，エストニアに，イタリアの患者は主にルーマニア，ハンガリー，スロベニア，クロアチアに歯科治療を受けに移動することが報告されている。2000年から2002年にかけてテイット・アルベルト（Tit Albrebt）らのスロベニアの730人の開業歯科医を対象とした調査によれば，1万1000人のオーストリア患者，7000人のイタリア人患者を治療したとされた[29]。回答率が40%であったことから，それ以上の患者が歯科治療を受けに越境してくると推定される。歯科医療について海外からの患者をどれだけ

受け入れているのかについては，正確なデータは入手が困難であり，これは患者のデータが出身をもとに収集されたものでないからだけでなく，サービスの提供者である歯科医が情報を提供したがらないとされる[30]。これは，歯科医療が開業歯科医であり，治療費用負担が患者の自己負担で行われていることに起因する。

インプラントや歯冠，ブリッジなど歯科治療は，社会保険で一部カバーされているかあるいは，ほとんどカバーされていないかであるため，患者の移動の動機は経済的側面が大きい[31]。各加盟国において歯科医師の技術が向上し，技術の差がそれほど認められない分野であるとするならば，一般サービスと同様，競争原理が導入されることは避けられない。より治療費の低い国での治療を患者が選択するといったことがおこる。

しかし，欧州歯科医師会の見解（Council of European Dentists Position Paper, January 2007）では，歯科治療に関して患者が遠距離を移動すること，あるいは，歯科医を頻繁に変えることは，治療後のアフターケアや，患者の病歴を把握し，患者と歯科医との良好な関係を築くという点においても患者にとってリスクが高いことが，指摘される。また，国外での治療は，言語の違いによるコミュニケーションの問題についても留意する必要があろう。

(5) より品質の高い医療サービスを求めて他の加盟国に移動する場合

自国と他の加盟国の医療サービスを比較して，その質の違いから外国での治療を求める患者が増加している。国内レベルの医療の質に不満を持ち，国境を越えて，外国で治療を受けようとする患者も少なくない。例えば，特にイタリア人は，イタリアでの提供される医療サービスに不満であり，外国での治療に高い期待を有しているとされている[32]。加盟国の中には，外国での治療が妥当であると認める基準としてその治療の必要性と標準的であるとみなされるかどうかを挙げている。外国での治療の必要性という面では，自国での治療が不可能であるかあるいは妥当な時間内での治療が難しいケースであるとされる。また他の加盟国で治療や手術が行われるほうが成功率も高く，条件が良い場合にも選択されると考えられる。さらに，他の加盟国で行われる治療は，適切かつ妥当（正当）なものであると承認される場合であり，これは国際レベルでの医

科学によって検証される必要がある。

第5節　国境を越える患者が国家の医療財源に及ぼす影響

　海外での治療費が国の医療費に及ぼす影響について経済的に貧しい加盟国では，海外での医療費負担の増加に直面している。自国で受けられない専門性の高い脳外科手術などの治療を国外で受けるという1408/71規則に基づく患者の移動が，経済的に貧しい加盟国の公的基金に重い経済的な負担となり，国家の医療計画・医療システムの存続を危うくすることが懸念される[33]。

　EU域内における国境を越える医療について明確な枠組みが要請されてきた。この目的は，まず，他の加盟国で提供された医療について償還を受ける権利を明確にすることであり，これは社会保障制度を調整している現存の規則・

表7.1　他の加盟国の保険により治療した患者数

国名	患者および費用
ベルギー（2000年）	被用者€165,672,436　自営業€3,118,435　E112制度により，治療を受けたもの14,061人　オランダ€453,320,575（6,262人）ルクセンブルグ€242,124,142（3,551人）イタリア€210,655,435（2,832人）
デンマーク（2001年）	2,401人（1,130人がドイツから）
スペイン（2001年）	E112制度€457,821.9（3,256人）E111制度€20,102,004.2（133,958人）全体€20,559,825（137,114人）
フランス	2001年 435,856人，€297,000,000（2002年）
イタリア（1999年）	1,022人
アイルランド	1人
ルクセンブルク（2001年）	E111制度 4,101人，E112制度 250人
オランダ（2000年）	3,316人
オーストリア	€160,000　（1,000人）
フィンランド	E112制度€17,400（9症例）　E111制度 11,483例
イギリス	E112制度 871人（641人はアイルランドより，121人はイタリアより）

出典：Commission of the European Communities, Commission staff Working Paper Report on the application of internal Market rules to health services Implementation by the Member states of the Court's jurisprudence Brussels, 28.7, 2003, SEC (2003) 900, pp.25-26.

規制および国外での救急医療や国外での治療の事前承認などの制度を改正するものではなく，むしろ条約に規定されている国外での医療へのアクセスのための自由移動の権利に対する明確な枠組みを保障するものである。

　医療の品質や安全性，効率性については加盟国にその責任を有するが，国境を越える医療が高品質であり，安全で効率的であることが求められ，共同体レベルでこれらの共通の原則と義務を医療提供構造や組織を調整することなしに規定することが必要とされる。

第6節　医療サービスの地域協力

　文化，言語を共有する地域においては，協定を締結して国境を越え，医療サービスを提供する場合がある[34]。オランダ・ジーランド州の最も南に位置するゼィウス・フランデルン（Zeeuws-Vlaanderen）は歴史的にも文化的にもベルギーのフランドル地域と関連が深い。そこで1978年ベルギーとオランダの疾病金庫の間で非公式の相互合意がなされ，オランダ人の患者の治療がベルギーの病院でなされることとなった。この地域は，ベルギーとの距離が，25km以内と短く，オランダの他の地域より医療施設のレベルが低いため，国境を越える医療の提供がなされたといえる。またこの地域の待機期間は32日とオランダの他の地域（27.7日）より長く，ベルギーでは待機時間がほとんどないことが，ベルギーでの治療の誘引となっている[35]。

　オランダ，ドイツ，ベルギーなどラインムーズ地域など国境付近では，組織間での協力が行われており，フランスとスペインのカルタンでは，共同で病院が建設された[36]。

　国境を越えた地域間協力には，さまざまな問題があり，その1つが支払い制度のちがいである[37]。また，別の問題として，産院を2つの国が共通した場合の生まれた子どもの国籍であり[38]，スペインとフランスは，国籍を共有するという方法でこれを解決した。しかし，ラトビアとエストニアは国籍問題が，このような施設の共有することへの障壁となってしまった。

　自国の提供できる医療サービスに限度があるため，患者が自国の保険制度で

他国に送り出される場合がある。例えば、マルタでは、骨髄移植、小児心臓手術などの専門的医療サービスについては、イギリスNHSで行われている[39]。これは、このような医療サービスを提供するスタッフを雇用するには、マルタでは患者が少なすぎ、すぐに技術が低下してしまうこと、また、コストがかかりすぎるためである。

第7節　EUレベルの患者の越境移動を認める制度

(1) 欧州健康保険カードの導入

2002年バルセロナ欧州理事会において一時的な滞在の際、必要な医療が提供できるようEU域内共通の「欧州健康保険カード」(European Health Insurance Card : EHIC) の創設を決定した[40]。

カード導入は、3段階での移行を行い、第1段階では、短期間滞在者、例えば旅行者に対して発行されているE111フォームと交換する形で2006年に発行された。

第2段階では、域内の他国滞在労働者 (E128)、輸送関連 (E118)、留学 (E128) や、失業者 (E119) に対して発行されているフォームなどと交換する形で発行される。

第3段階では、これら共通化されたフォームは、電子形態のスマートカードに置き換えられる。各国の導入期限として2005年12月31日を猶予期限としていたが、実際に域内全土で使用可能となるのは2006年にずれ込んだ。

欧州健康保険カードはコンピュータ処理が可能となるため、患者が病院で行う手続きが簡略化されるほか、社会保険の諸手続もかなり簡略化される。特に、社会保険で還付されるべき金額の処理は、EU域内でも国境を越えた処理が必要なため、複雑であり、かつ、時間がかかっていたものが、EU域内では国境を越えてもほぼ一瞬のうちに終わることになる。EU各国内では、救急時の手当てのみならず、すべての必要な治療がEU市民に対して提供されることになるが、今回のカード共通化もその促進に役立つことになる。また、共通カードは、EU加盟国およびEEA加盟国ならびにスイスにも適用される。

導入が3段階を経ることとなったのは，各加盟国の健康保険カードが多様であったためである。例えば，イギリスなどでは，オンラインサービスへのアクセスデータが含まれており，フィンランドやイタリアでは病歴に関するデータが含まれていた。また，その形態についてもイタリアやオランダのようにマイクロセッサーチップのもの，ベルギーのようにメモリーチップのもの，フィンランドのように磁気ストリップのものなど相違があった[41]。
　そこで適切な治療を受け，費用の償還が可能となるよう病歴などの情報は含まず，カードの所有者の氏名やIDナンバーなど基礎情報のみを含むものとした。
　この欧州健康保険カードは公的医療提供の範囲で使用可能であるが，民間の医療提供者は使用を拒否できる。EUおよびEEA加盟国市民[42]は，すべて欧州健康保険カードを公的健康保険制度に基づき利用可能であるが，合法的にEU加盟国に居住する第3国の国民のうちデンマークの居住者については適用されず，また，第3国国民はデンマーク，アイスランド，リヒテインシュタイン，ノルウェー，スイスなどではこのカードを使用できない[43]。
　2008年現在1億7300万人がこのカードを所持し，これはEUの人口の約36％にあたる[44]。オーストリア，イタリアなどではほとんどの人がこのカードを所持しているのに対し，ブルガリア，ポーランド，ギリシア，スペイン，キプロスなどでは5％以下の人が所持しているに過ぎない。これはオーストリアやイタリアでは公的社会保険カードと統合されたためである。旧加盟国ではその存在が知られているのに対し，新規加盟国ではあまり知られていないのもその一因とも考えられる。欧州委員会は加盟国とともにカードについて医療提供者や一般市民について情報提供を進めるとしている[45]。

(2) 患者の越境移動を認めるための手続き

　国境を越えて患者が治療を受けるために移動する場合には，欧州健康保険カードは利用できないのであろうか。欧州健康保険カードは，原則的にはEU加盟国民が一時的に滞在した際の医療処置・治療にのみ有効である。患者が国境を超えて医療処置・治療を求めて移動する場合には，欧州司法裁判所の判断を得た後，別の規定E112文書方式もしくはEC条約第49条に基づく方式が

適用される。

E112文書方式では，EEA諸国もしくはスイスにおける国家が拠出する部門で治療を受ける資格を患者に与える。そのような医療処置は，当該国人と同じ治療条件と費用負担の下で提供される。

(3) 患者視点での医療制度の評価

スウェーデンの民間会社である医療消費者協会（health Consumer power house：HCP）は，欧州各国の消費者として医療評価を行っており，患者の権利や患者に対する医療情報，e-Health，治療までの待機時間，アウトカム（臨床成績），医療サービスの供給量，医薬品などを基準としている。2008年にはオランダが総合評価で1番となった[46]。特に医療サービスの供給という面で評

表7.2 他の加盟国の保険により治療した患者数

	計画的治療		救急治療
	規則1481/71（後の883/04)	EC条約第49条に基づく欧州裁判所判例法	規則1408/71（後の883/04) のみ
法的根拠	EC条約第42条（労働者の自由移動）	EC条約第49条（サービスの自由移動）	EC条約第42条（労働者の自由移動）
病院治療のための事前承認	義務	加盟国により要求される可能性あり	事前承認なし
非病院治療のための事前承認	義務	不要	事前承認なし
支払い方式	治療を行う加盟国の規定に基づいた現物給付（国によって無料，あるいは自己負担が要求される） 2つの国の社会保障関係機関による医療費の決済	患者による現金払いの後，患者の出身国の社会保障機関から償還払い	治療を行う加盟国の規定に基づく現物給付 2つの国の社会保障関係機関による医療費の決済
償還の程度	治療を行う加盟国の規則に従う 出身国において患者が受ける償還より少ない場合にはこの相違について補足的な償還が承認されなければならない	患者の出身国の規則に従う 実際の治療費のみ償還される（患者が利益を得ることはできない）	治療を行う加盟国の規則に従う

出典：European Commission, Commission Staff Working Document SEC (2008) 2163, Brussels, 2. 7. 2008, p.27, より筆者作成。

表7.3 EU加盟国の消費者視点による評価ランキング

ランク	国名	ランク	国名	ランク	国名
1	オランダ	10	ベルギー	19	キプロス
2	デンマーク	11	イギリス	20	スロバキア
3	オーストリア	12	ハンガリー	21	マルタ
4	ルクセンブルグ	13	アイルランド	22	リトアニア
5	スウェーデン	14	チェコ共和国	23	ポーランド
6	ドイツ	14	イタリア	24	ポルトガル
7	フィンランド	16	スペイン	25	ルーマニア
8	フランス	17	ギリシア	26	ブルガリア
9	エストニア	18	スロベニア	27	ラトビア

出典：Arne Bjorugerg, Marek Uhlir, Euro Health Consumer Index 2008, Health Consumer Powerhouse, 2008, p.12. より筆者作成。

価が高く，アウトカム，e-Health（カルテ情報の電子化，享有，病院情報の公開などIT技術の活用）の分野で高評価を得ており，これは患者のエンパワーメントの成果であるとされる[47]。フランスは，GPにゲートキーパー機能を持たせたことで専門医による医療サービスに対するアクセスが制限されたとして2006年度の評価より，順位を下げている[48]。

デンマークは患者の権利，患者に対する情報公開の指標，e-Healthの面で優れているとされている[49]。

第8節　EU域内における国境を越える患者の自由移動をめぐる問題の争点と課題

最後に，具体的に加盟国間でどのように患者の自由移動がなされているのかについてみてみよう。2007年に行われた国境を越える医療に関するユーロバロメーターの調査によれば，70％のEU市民がEU域内で治療を受けた場合に医療権限当局により償還払いを受けられると信じている。最も償還払いを行われるであろうと考えているのは，オランダ人（88％），スロベニア人（88％），デンマーク人（87％）であり，ハンガリー人（55％），ポルトガル人（54％），

ラトビア人（41%）は，国外での治療が償還払いされると信じる割合が低い。また，4%の人が過去12ヶ月以内に別の加盟国で治療を受けたとされる[50]。

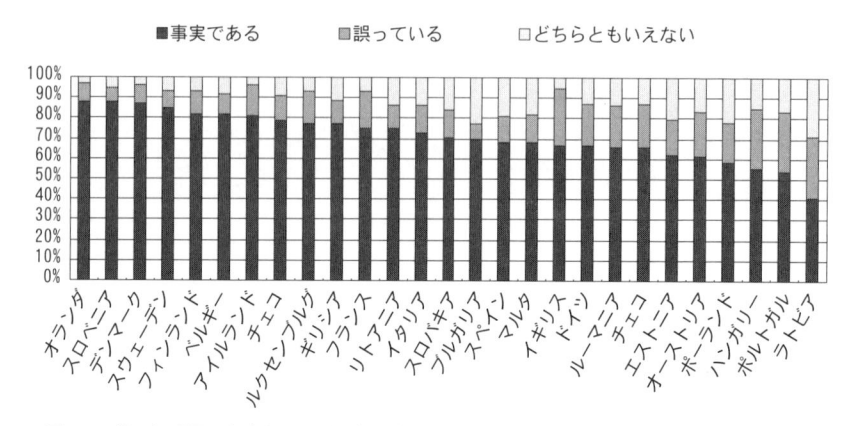

図7.1　他の加盟国で治療をうけた場合に償還払いを受けることが出来ると考える国民の割合
出典：Flash Eurobarometer, *Cross-border health services in the EU Analytical report*, 2007, p.7.

EUの他の加盟国に医療を受けに行く理由としては，国内で受けられない治療を受けに行くため（91%），自国より質の高い医療を受けるため（78%），専門医による治療を受けるため（69%），自国より早く治療を受けるため（64%），自国より安価に治療を受けるため（48%）である[51]。

国境を越える医療の影響は，国境地帯に居住するEU市民に，より大きな影響を与える。EUREGIOや医療提供者，地域，国家レベルでの二国間協定などによる国境付近での医療サービス協力が行われているが，これらには実務的に解決すべき問題が残っている。さらに，小国にとって，国境を越える医療は，財政的に大きな影響を受ける。マルタ，キプロスなど小国では高度専門医療を提供することが難しい場合もあり，国外での治療を受けることになる。また，キプロスやマルタ，ルクセンブルグなどの小国においては医療提供者への地理的アクセスが難しく，特に稀疾患については適切な処置を国外で受ける必要が生じることが少なくない。ルクセンブルグでは，20%の市民が国外での治療を経験している[52]。多くの旅行者が訪れる地域では地域住民を対象に医療提供体制を整えているだけでは充分ではなく，旅行シーズンでは旅行者と住民と

両方が救急医療へアクセスできるような体制がとられなければならない。必要な設備を含む治療コストをカバーする支払い方式が適用されなければ，旅行者は，地域の医療財源の流出を招く結果となりうる一方で，旅行者の需要に応じた医療を提供する施設整備により，旅行者に魅力的な地域となすことも可能である。多くの国では，歯科治療は患者負担が大きく，場合によっては全額自己負担となることもあり，歯科治療者の5-10%が国外で治療を受けるとされており，低コストで医療を国外で受けようと計画する患者も増加しつつある[53]。
国境を越える医療は，労働者の移動に関わる医療保障という側面もあり，新規加盟国から旧加盟国への移動であり，具体的には，新規加盟国のスロベニアでは，多くの労働者がイタリアやオーストリアなどに雇用を求めて移動した。また，医療サービスの提供については，歯科医療，婦人科医療，整形外科などの分野で低価格でサービスを受けることが出来るとイタリアで評判となった。イタリアで中絶が合法的でなかった時代には，スロベニアのリュープリャナの治療センターなどで中絶がなされた。国境付近では，歯科医の集中がみられ，これは国外からの患者の受け入れのためであると考えられる。さらに，スロベニアの温泉地にはオーストリア人が温泉治療に訪れ，オーストリアの社会保険によって部分的に償還されている[54]。

　国境を越える患者の移動問題を議論する必要があるのは次のような理由からである。まず第1に，患者が国境を越えた場合に高品質で適切な医療を受けられない場合が生じうること，とくに患者がその国の医療保険制度を理解していない場合，あるいは母国語が通じない地域で治療を受ける場合の問題である。第2に，医療サービスについて需要と供給の継続的な不均衡が存在する場合，例えば，医療サービスの提供者が不足している場合，あるいは待機リストが長く，適切な時期に適切な治療が受けられない場合には患者が国境を越え，医療へアクセスする必要が生じるからである。1998年欧州司法裁判所のコール判決やデッカー判決以来，患者の国境を越える移動はさまざまな議論を呼び起こした。これは，患者の国境を越える移動をどのように捉えるかという議論である。すなわちEC条約第42条を法的根拠としてEU市民である移民労働者のための社会保障として捉えるのか，あるいはEC条約第49条を法的根拠として，患者が治療を受けるための越境移動を，サービスの自由移動として捉える

のかという問題である。

　移民労働者のための社会保障の一部として捉えるのであれば，国境を越え，移動した際に移民労働者が必要とされる医療を受けられる保障制度であるといえる。移民労働者の医療保障は，一次医療や救急治療を基本とし，これに対するアクセスを保障するものであり，入院治療などについては事前に承認が必要であると考えられる。

　他方，患者の越境移動を，医療サービスの越境移動であると捉えるのであれば，患者は自由に他国の医療サービスの購入をすることが可能となり，治療の際に事前承認は必要とされない。医療サービスはサービス指令から除外されたものの医療サービスの提供の自由や患者の医療サービスを受ける自由がこれによって制限されるものではない。欧州司法裁判所の判決では後者の考え方に基づく判断が下されている。この場合，患者は消費者としてみなされるが，医療費の費用負担は社会全体で担っており，各加盟国は医療計画を行っているため，国民や医療財源への影響も考慮される必要がある。したがって，医療サービスの提供というEC条約第49条を法的根拠とした場合においても欧州司法裁判所の判決にもあるように，入院などの医療サービスを国境を越えて受ける際，各加盟国の医療供給体制に大きな影響を与える場合には事前の承認が必要とされる。

　それではEUレベルで患者の移動にとって必要とされる制度的枠組みはどのようなものであろうか。また，どのような影響をあたえるのであろうか。EUレベルでの国境を越える患者の移動に対応する政策として欧州委員会は次の4つの選択肢を設定し，これについて評価を行った[55]。

(1)　選択肢1　さらなる実施は行わない，基準シナリオ

　これは，共同体として医療サービスに対して行動を起こさず，欧州司法裁判所を通じて共同体の原則が発展していくというものである。この場合，国家のおかれている状況や医療制度によって国境を越える医療問題について加盟国にフレキシビリテイを与えることとなるが，加盟国にとって法的不確実性を引き起こすことにもなる。また，共同体レベルでの国境を越える医療についての情報の提供が不足することになり，送り出し国の患者の公平性に関して負の影響を与えることになる。受入国にとって加盟国が自国の制度を管理し，国境を越

える医療が国内の医療計画を損なうリスクや優先性を考慮することの出来る手段について明確でなければ医療サービスの公平性やアクセスのしやすさに負の影響を与える。

(2) 選択肢2 ソフトアクション（柔軟な実施）

このシナリオでは，欧州委員会は現存する制度に付加的に国境を越える医療問題にガイドラインを提供するというもので法的方法による拘束を行わない。

この選択肢では以下のような実施を考える。

国境を越える医療についての欧州司法裁判所の判例の欧州委員会の詳細な声明を通じて国境を越える医療問題についてのガイドラインを作成する。

欧州委員会は加盟国に国内法を修正し，欧州司法裁判所の判例法の原則を国内法制度に取り入れ，医療がより透明性の高い，目的にかなったものとなるよう国家の手続きとなすよう促す。欧州委員会はこれらの原則を履行するための加盟国の活動を支援し，技術的なアドバイスの提供を行う。

また別の活動として加盟国が医療サービスや医療について高度ワーキンググループを形成し，加盟国がベストプラクテイスや知識を共有する制度を確立することも含む。

同時に欧州委員会は医療サービスの政策立案にエビデンスに基づく共通のデータや指標を開発する活動を強化する。

(3) 選択肢3 一般的な法的枠組みの確立

これは，医療サービスに関する指令など特定の法的手段を用いることを意味する。指令により，加盟国はその領域で提供される医療の安全性や質を確保する責任を有するという一般的な原則が規定され，またプライバシーの保護や患者の権利，医療の質，安全性のモニタリングについても定められる。他の加盟国において提供された治療費の償還について明確化し，加盟国に対し，「自国の国民に他国で治療を受ける権利」に関する情報提供を求めるものである。

(4) 選択肢4 詳細な法的規則をEUレベルで策定

これはすべての国境を越える医療に関し，共同体法の下，詳細な法的枠組みを提供するというものである。共同体レベルで詳細な規則を設けることは国境を越える医療が明確化し，統一化が図られるというメリットがある。しかし，加盟国の異なる医療制度は異なる背景のもと形成されたものであり，EC条約

152 条では保健医療について EU の補完性原則が定められており，加盟国にその責任，主権があるとされる。多くのステークホルダーや加盟国政府がこのような法制化を拒否することも考えられる。

　選択肢 1，および 2 については各加盟国が負う経済的な負担は他の選択肢よりも少ないが，「患者の国境を越える移動」についての制度自体があいまいのままで，患者の情報格差によって他の加盟国で治療を受ける権利を享受できるか否かが異なるという問題も生じる。選択肢 4 では確かに先に述べたように国境を越える患者にとっては有利であるが，医療に関しては加盟国の主権範囲であることもあり，抵抗も大きいことが予想された。
　そこで EU は 2008 年第 3 の選択肢である国境を越える医療サービスに関して一般的な法的枠組みを指令案という形で提示することとした[56]。
　ここでは欧州司法裁判所の判例法をもとに国境を越える医療サービスを入院サービスと入院を要さないサービス，緊急治療とに分類し，入院サービスについて加盟国は自国の医療制度への影響に鑑み，事前承認を求めることができる場合があるとし，それ以外の医療サービスについて患者は他国でも自国と同様の医療サービスを受ける権利を保障するとされている。EU の「自由移動の権利の保障」と加盟国の国民に対する健康保護医療制度の運営の責任と権限」のバランスをどのように考えるのかが，きわめて重大な問題となっている。

おわりに

　国境を越える患者の権利を EU レベルで捉えることが要請されてきている。これは，欧州司法裁判所の判例や自然人の移動の促進という EU の政策展開の影響も大きい。さらに患者の権利意識の高まりもその一因といえる。EU レベルでの医療の安全性とその質，効率性を目指した政策は EC 条約第 95 条「域内市場の確立と運営」に基づいている。
　国境を越える患者の自由移動を考える際，患者の観点からは，まず，外国で受ける治療の質や，安全性，内容，自己負担であるのか，どの程度償還がなさ

れるのか，旅行（移送）費用，治療を受ける施設はどのようなところなのかなどについての適切な情報の提供が十分になされる必要がある。現在，この点について整備が行われつつある。患者の自由移動が多く見受けられるのは，国境周辺の患者であり，これはかれらが自らの受ける医療サービスについての情報を得やすい存在であるからであろう。実際，外国で治療を受けるには言語的文化的問題などが存在することから，躊躇する場合も少なくない。これを支援するために医療翻訳者などの支援も必要となろう。

また，医療サービスの公平性という観点からいえば，同一の疾患であっても外国での治療についての知識，情報の有無によって治療を受けられるかどうかが決定されるということは新たな格差，不公平を生み出すともいえる。外国での治療が可能であるのは，外国での滞在費や旅費の負担が可能である一定額以上の所得がある層であるからである。さらに，患者が国外に移動してしまうことは自国にとって医療制度の整備が遅れ，さらに多くの患者の流出が起こるという悪循環に陥る可能性もある。これは高度医療技術者の流出を招き，国内の医療制度の崩壊を招く危険性もあろう。確かに，医療資源の有効活用という意味において EU レベルでの患者の自由移動を認める意味は大きいと考えられる。医療サービスの競争的供給のもたらす意義は，患者にとって医療サービスの質および価格の比較を可能にし，消費者としての選択の幅を拡大する。また，患者，一般市民のエンパワーメントによって患者が必要かつ適切な医療サービスを選択することが可能となると仮定すれば，競争による医療費の削減など医療財源や人的資源の適正配分につながるという利点がある。しかし，言語上の意思疎通，インフォームドコンセントなどコミュニケーションに関わるリスク，また提供される医療サービスの内容や質の不確実性，治療後のアフタケアのあり方をめぐる問題，国の医療計画など国家的な医療制度に対する影響などさまざまな解決が必要とされる課題が残されている。

注

1　European Commission, Staff Working Document Accompanying document to the Proposal for a Directive of the European Parliament and of the Council on the application of patients' rights in cross-border healthcare Impact assessment SEC(2008)2163, p.13.

2　European Parliament DG Internal Policies of the Union, The ECJ Case Law on Cross-border Aspects of Health Services (IP/A/IMCO/FWC/2006-167/C3/SC1).

3 European Commission (1971) Council Regulation (EEC)No.1408/71. OJL. 149/71, pp.1-115.
4 European Commission, (1972) Regulation no.574/72/EEC OJL. 74/72, pp.1-132.
5 SEC (2006) 1195/4 Communication from the Commission Consultation regarding Community action on health services Brussels 26 September, 2006, p.3.
6 European Court reports 1998 page I-01931. Case C-158/96 Kohll.
7 Case C-120/95 Decker (1998) ECR I-1831.
8 Case C-368/98 Vanbreakel (2001) ECR I-5363.
9 Case C-157/99 Smits-Peerbooms ECR I-05473. 次のPeerbooms事件もこれに拠る。
10 Elly A. Stolk et al., "The Health Benefit Basket in the Netherlands", *Eur. J. Health Econom.* Suppl 1., 2005, pp.553-557.
11 Werner Brouwer et al., "Should I stay or should go? Waiting lists and cross-border care in the Netherlands", *Health Policy.* 63, 2003, pp.289-298.
12 Case C-372/04, Watts JUDGMENT OF THE COURT (Grand Chamber), 16 May 2006.
13 イギリスにおいて，疾患は，緊急性の程度に応じて，緊急 (urgent)，早急 (soon) および通常 (routine) のように分類され，待機時間が決められる。
14 EurActiv.com-*Patient mobility/EU-European information on Health*, Published Tuesday 17 November 2005, Updated Friday 18 July 2008.
15 Regulation (EC) No.883/2004 of the European Parliament and of the Council of 29 April 2004 on the coordination of social security systems.
16 European Observatory on Health Systems and Policies, Patient mobility Cross-Border Health Care in Europe, Policy brief WHO, 2005, p.20.
17 Ibid.
18 European Parliament, Patient mobility and healthcare development, European Parliament resolution on patient mobility and healthcare developments in the European Union (2004/2148(INI)) OJC 25.5.2006 124, pp.545-546.
19 International Alliance of Patients' Organizationst, Declaration on Patient-Centred Healthcaret, Patient-centred healthcare is the way to a fair and cost-effective healthcare system 2006 IAPO. http://www.patientsorganizations.org/archreview
20 Magdalene Rosenmöller, MariaLlucb, "Meeting the needs of long-term residents in Spain", *Patient Mobility in the European Union Learning from experience*, European Observatory on Health systems and Policies, 2006, pp.60-61.
21 Ibid., p.62.
22 Ibid., pp.61-62.
23 Ibid., pp.62-63.
24 夏季の旅行者の緊急医療に対応するため，イタリアのベニス地域では医療センターが夏場に開設され，旅行者の治療に当たっているが，旅行者の長期滞在，高齢化に伴う糖尿病など慢性疾患へも対処する必要が生じている。
   Simonetta Scaramagli et al., "Health care for tourists in the Veneto region", *Patient Mobility in the European Union Learning from experience*, European Observatory on Health systems and Policies, 2006, pp.86-96.
25 Ibid., pp.69-76.
   Helena Legido-Quigley et al., "Patient Mobility in the European Union", *BMJ*, Vol.334, 2007, pp.188-190.

26 Jurriaan P Oudhoff et al., "The acceptanbility of waiting times for elective general surgery and the appropriateness of prioritising patients", *BMC Health Services Research*, 7：32, 2007, pp.1-12.
27 A Österle et al., "Travelling for teeth, charactretistics and perspectives of dental care tourism in Hungary", *British Dental Journal*, 206, 2009, pp.425-428.
28 Council of European Dentists, Responses to European Commission Consultation regarding community action on health services, CEO Position Paper, January 2007, p.4.
29 Tit Albrebt et al., "Cross-border care in the south: Slovenia, Austria and Italy", *Patient Mobility in the European Union Learning from experience*, World Health Organization, 2006, p.15.
30 Maris Jesse, Ruta Kruuda, "Cross-border care in the north: Estonia, Finland and Latvia", *Patient Mobility in the European Union Learning from experience*, World Health Organization, 2006, pp.32-33.
31 Council of European Dentists, *Responses to European Commission Consultation regarding community action on health services*, CEO Position Paper, January 2007, p.5.
32 Francé G., "Cross-border flows of Italian patients with in European Union European", *Journal pf Public Health*, 1997, Suppl.7, pp.18-25.
33 SEC (2006) 1195/4 of September 2006 Summary report of responses to the consultation regarding Community action on health services Health and Consumer Protection Directorate-General, European Commission, p.11.
34 Helmut Brand et al., "Cross-border health activities in the Euregios: Good practice for better health", *Health Policy*, 2007, pp.1-10.
35 Herbert E. G. M. Hermans, "Cross-border health care in the European Union: recent legal implications of Decker and Kohll", *Journal of Evaluation in Clinical Practice*, 6.4., p.346.
36 Irene A. et al., "Cross-border contracted care in Belgian hospitals", *Patient Mobility in the European Union Learning from experience*, European Observatory on Health systems and Policies, 2006, p.91.
37 Helena Legido-Quigley et al., op.cit.
38 Ibid.
39 Natasha Azzopardi Muscat, et al., "Sharing capacities-Malta and the United Kingdom", *Patient Mobility in the European Union Learning from experience*, European Observatory on Health systems and Policies, 2006, pp.121-122.
40 欧州健康保険カードの導入については，European Commission, European health card for 1 June 2004, Press Releases, 21/02/2003, IP/03/271 参照。
41 Commission of the European Community, Communication from the Commission concerning the introduction of a European health insurance card, COM (2003) 73 final, p.6.
42 2008 年現在 EU 27 加盟国に加え，アイスランド，リヒテンシュタイン，ノルウェー，スイスなど EEA 加盟国の国民を対象としている。
43 European Commission, The European Health Insurance Card (EHIC), Brussels 14 July 2008, MEMO/08/488. p.1.
44 Ibid., p.2.
45 Ibid.
46 Arne Bjorugerg, Marek Uhlir, Euro Health Consumer Index 2008, Health Consumer

Powerhouse, 2008, p.12.
47　EurActiv., Dutch healthcare system 'best in Europe' in 2008, published Friday 14 November 2008.
48　Arne Bjorugerg, Marek Uhlir, op.cit., p.16.
49　Ibid., p.15.
50　Flash Eurobarometer, *Cross-border health services in the EU Analytical report*, 2007, p.7.
51　Ibid., p.11.
52　Ibid., p.7.
53　European Commission, Staff Working Document, Accompanying document to the Proposal for a Directive of the European Parliament and of the Council on the application of patients' rights in cross-border healthcare Impact assessment, SEC（2008）2163, p.10.
54　Tit Albrebt et al., op.cit., pp.11-12.
55　Commission of the European Communities, Commission Staff Working Document Accompanying document to the Proposal for a Directives of the European Parliament and of the Council on the application of patients's rights in cross-border healthcare, Impact Assesment, SEC（2008）2163, Brussels, 2. 7. 2008.
56　Commision of the European Communities, Proposal for a Directives of the European Parliament and of the Council on the application of patients's rights in cross-border healthcare, COM（2008）414 final, Brussels, 2. 7. 2008.

第 8 章
人的資源としての医療専門職とその管理
―必要な医療人材の予測，養成，規制―

はじめに

　医療専門職の国境を越える移動は，移動する個人としては他の加盟国において雇用機会を得ることを意味する。しかしながら，受入国にとっては，よい医療人材を得られる可能性がある反面，現地の医療専門職にとっては脅威になるかもしれない。すなわち，患者・医療サービスの消費者にとっては，医療へのアクセスや選択の範囲の拡大などプラスの側面があるが，受入国の同業者にとっては雇用機会を奪われるという負の側面も有している。医療・公衆衛生分野は，専門職の労働コストすなわち人件費の割合が非常に大きい労働集約的部門である。この人件費増が医療費に与える影響の大きさに鑑み，政府によって医療専門職の人数の調整が行われる場合が多い。しかし現代医療においては，さまざまな職種の医療専門職が関わっており，最近では「チーム医療」の重要性が叫ばれるようになってきている。

　本章では，第 1 に，医療従事者の需要と供給についての予測，特に EU において医療専門職の必要数をどのように予測することができるのかについて考察を行う。第 2 に，EU において医療専門職の供給に国外からの新人採用が与える影響を取り上げる。第 3 に，EU の医療システムにおいてどのように医療専門職を規制しているのかについて検討する。第 4 に，人材としての医療専門職に対し，EU レベルの法や政策がどのような影響を与えているのかについて検討を行う。第 5 に，以上を通じて EU はどのように医療専門職の人材確保，人的資源管理を行っていこうとしているのかについて考察を行い，医療人材の過不足をめぐる日本への示唆を得たい。

第1節　医療専門職人口の増減傾向予測

　アジアにおいては，世界各国に医療ヘルス・ワーカーを供給することを国家の政策として長年にわたって戦略的に実施している諸国家が存在する。たとえば，フィリピンやインド，インドネシアなどのように，専門的技能を持つ医療従事者を自国で養成し，近隣諸国をはじめ，イギリス，アメリカなど各国へ供給している。これらの国々では，戦略的に外貨獲得の手段として移民医療専門職となることを国民に奨励し，支援し続けている。こうした状況下で，WTOの枠組みにおいて，インドネシア，フィリピンなど東南アジア諸国とのFTA（自由貿易協定），EPA（経済連携協定）の2国間交渉を通じて，2008年7月にインドネシア人の入国を皮切りに，日本での国家資格の取得を条件として外国人看護師や介護福祉士を受け入れる方向へとわが国は大きく舵を切った。
　しかし社会・政治経済的影響を大きく受ける移民医療専門職の受入国では，いかなる保健医療政策，労働政策，教育政策，社会保障政策などの政策的展開が要請されるのであろうか。EUにおける医療専門職と患者の自由移動にかかわる要因には，①労働者や患者の権利としての自由移動（個人の労働権や生存権），②リスボン戦略による国際競争力をあげるための人材の有効活用，③EUレベルでの医療サービスの質の向上，④EUレベルでの人々の健康の増進，⑤患者中心主義の観点から，医療サービスの消費者としての患者の保護，患者の安全性の確保，⑥医療の安全性確保，⑦NPM改革に伴う医療の産業化と効率化，⑧医療産業分野でのEUの技術革新，⑨少子高齢社会への医療保障制度の対応などが考えられる。
　そこで，EUレベルでの医療専門職資格の標準化，医療専門職教育の標準化，高度化，生涯教育・生涯学習，法制度，規制の統一化が必要となってくる。ほとんどの加盟国では，医療専門職の学生数の管理調整が行われている。EU諸国では，入学の段階において教育省と保健省の協力に基づいた学生数の規制が行われてきたが，これらの政策によっても人的資源のコントロールに失敗し，多くの国で医療専門職の不足を引き起こした。医療専門職の越境移動は

医師や看護師だけでなく，薬剤師や理学療法士についても起こっている[1]。

　医療サービスや医療従事者の需要と供給を推定するのに人口に対する医療従事者の割合が広く用いられているが，このアプローチは，医療人材の計画を行うには適切ではないとされる[2]。なぜなら，地域社会ごとに医療体制や医療技術水準は異なり，住民の年齢層や性別，所得等さまざまな要因によって疾病構造も多様であるため，これらに応じた人材計画が要請されるからである。

　そこで，人的資源の長期的なパターン傾向を分析するには，予測，研究，政策選択というシステマティックな分析方法が採られるようになってきている。

　将来予測アプローチは，過去と現在に起きている社会経済状況の傾向から将来予測をおこなうものである。医療部門においては，イノベーション，増加している期待，グローバリゼーション，人口統計学的推移などによって予想しうる増減のパターンを推定することができる[3]。この手法は，変化している傾向をモニターし，モデリングを行い数理的予測によって「外挿」するものである。この「外挿法」(extrapolation) アプローチを用いる目的は，計量的な予測の確実性を高め，不確実性を減少させることにある。このアプローチでは，労働資源のニーズ，人口構成，医療サービスの使用形態について観察された傾向に基づいて分析される伝統的な労働人口計画の核となるものである。

　研究のための将来予測アプローチは，決定論的予測からはかけ離れたものであり，新技術の開発や経済的崩壊，政治の変質などの予想外の変化の可能性についても考慮に入れる分析である。これは単一の最も可能性のある将来の予測を行うというよりは，将来の可能性について異なる経路を探索するものである。このような「シナリオ解析法」は，起こりうる脅威，機会に対する警告や能力開発に対する示唆を行ううえで有用となる[4]。

　政策選択としての将来予測アプローチは，効果的運営を通じて選択すべき将来のビジョンを実施し，開発するために用いられるものである。このアプローチでは，医療財源や医療人的資源にとって焦点となるのは伝統的技術や経済であるというより，イデオロギー的，制度的，社会・文化的諸要因についての変化である[5]。医療政策や医療資源の傾向を分析するには，医療をとりまく社会規範がどのように，あるいは，なぜ変化していくのかについての多元的アプローチによって学際的な検討を行う必要がある。

それでは，社会環境の変化がどのように医療専門職の人的資源へ影響を及ぼすのであろうか。

　以下の節で，医療専門職の人材に影響を与える社会的要因について明らかにしたい。

第2節　医療人材をめぐる社会環境の影響

(1) 人口動態の影響

　人口動態は，医療人材に影響を与える最も基本的な要因である。2004年以前のEUの人口平均年齢は2004年には，39歳であったものが2050年には49歳となるとされている[6]。これらの影響は，医療専門職の高齢化という問題を引き起こしており，人口構造の変化は労働人口の構成にも影響を与えている。これにはジェンダーバランスも含まれており，ヨーロッパOECD諸国において男性労働人口が同時期に80%から78%に減少した。しかし，女性労働人口は1990年の55%から2001年には60%となった[7]。また，医療専門職において女性の増加が認められ，女子学生の医学部入学者も増加してきている。ほとんどのEU加盟国において出生率が低下する中で，EUにおいては移民の増加が労働人口に与える影響が大きい[8]。

　長寿化は，EU諸国における経済社会政策の成果であるとみなすことができるが，同時に医療制度や医療財源に少なからぬプレッシャーを与える。加齢に伴う医療費増大問題はさまざまな慢性疾患に罹患している人々の増加と家族の支援構造が弱体化する中で社会的介護への需要を高める。女性の就労人口の増加によって単身の高齢者は増加し，家族による介護を受けられる人が少なくなり，施設における専門的な医療・介護に対する需要が増大する。つまり，高齢化によって医療・介護サービスのニーズは高まるが，人口構成では就業人口の減少をもたらしている。そこで需要と供給のバランスをとるためには，女性や高齢者の労働力を活用する革新的な政策が必要となってくる。

表8.1 各加盟国の出生率の現状と予測

	1960/64	1970/74	1980/84	1990/94	2000/03	2004/05	2050
EU25	2.64	2.23	1.79	1.56	1.47	1.50	1.60
EU15	2.67	2.23	1.72	1.50	1.50	1.55	1.61
ベルギー	2.64	2.07	1.61	1.62	1.63	1.64	1.70
チェコ	2.22	2.14	2.01	1.72	1.16	1.23	1.50
デンマーク	2.58	1.97	1.44	1.73	1.75	1.78	1.80
ドイツ	2.46	1.77	1.48	1.32	1.35	1.37	1.45
ギリシャ	2.25	2.33	2.02	1.37	1.27	1.29	1.50
スペイン	2.86	2.87	1.94	1.30	1.26	1.32	1.40
フランス	2.83	2.36	1.88	1.72	1.89	1.90	1.85
アイルランド	3.91	3.84	2.92	1.99	1.95	1.99	1.80
イタリア	2.50	2.37	1.55	1.28	1.26	1.33	1.40
ルクセンブルグ	2.33	1.77	0.46	1.65	1.67	1.70	1.80
ハンガリー	1.88	2.01	0.82	1.77	1.31	1.28	1.60
オランダ	3.17	2.15	0.52	1.59	1.72	1.73	1.75
オーストリア	2.78	2.08	0.61	1.49	1.37	1.42	1.45
ポーランド	2.76	2.24	2.33	1.93	1.28	1.23	1.60
ポルトガル	3.16	2.71	2.05	1.53	1.48	1.42	1.45
フィンランド	2.68	1.64	1.68	1.82	1.74	1.80	1.80
スウェーデン	2.30	1.90	1.64	2.04	1.62	1.75	1.85
イギリス	2.86	2.20	1.81	1.78	1.66	1.74	1.85

出典：European Commission, *Europe's Demographic Future: Facts and Figures on Challenges and Opportunities*, 2007, p.32.

(2) 医科学・医療技術革新の影響

　技術革新も医療人材に大きな影響を与えている。医療における労働力の必要量を規定する技術，手法について考慮が行われている。例えば，分子生物学の進歩によって医療専門職に遺伝学やバイオエンジニアリングの技能が要求されるようになってきた。技術革新とサービスの専門性の拡大は医療の多くの分野において知識に対する需要を増加させてきている。近年の医療技術の発展が医療専門職の技術を向上させているのか低下させているのかという継続的な議論もあるが，知識を管理することが臨床の意思決定過程に不可欠な要素となって

きており，医療専門職は最も利用可能なエビデンスに基づいた医療業務を行うために，的確な医療情報を活用することが求められる。また，患者と医療専門職との情報の非対称（不均衡）も医療において重要な特徴であるが，インターネットの普及によって医療専門職によって提供される情報を無批判に受け入れるのではなく，患者にとって必要な情報を収集し，自己の治療に関して自己決定を行うことを望む患者が増加している事実も看過できないであろう。

(3) グローバリゼーションに伴う医療の変化と貿易自由主義

グローバリゼーションに関する最も重要なものの1つは，医療専門職を含むさまざまな分野での共通規準の設定，国際的な標準化への傾向である。国境を越える際の貿易障壁を減少させる国際的合意や「法制化」（legalization）は，国際的な医療専門職の移動や医療機器製品の管理に関する新しい規制枠組みを提供している。市場のグローバル化は，競争力の強化のためにコスト削減や効率性の向上を要求する。これは，医療のバランスを入院治療からプライマリーケアへと移行させつつある。例えば，病院における専門家を一般医に再教育することもなされるようになってきている。

グローバリゼーションは，医療専門職の規制に対しても新しい形態を形成しつつある。伝統的に医療専門職は自己統制による規律があり，各国で全国レベルの専門家学会が，専門教育や免許や規制のモニタリング，また医療専門職の倫理綱領などの規律や規制の特権を維持してきた。しかしグローバル化に伴う医療専門職の自由移動の文脈において，専門職集団の自己規制・市場支配力と医療労働市場は国家を超えて拡大していく可能性がある[9]。EU レベルにおいて医療専門職が組織化に向かいつつあり，欧州委員会は医薬品や医療機器についても EU レベルでのエージェンシーを設立し，国際的規制やモニタリングを行うようになってきた。

(4) 統治構造の影響

医療制度のような社会制度は，医療専門職と医療の購入者，消費者，市民，国家などの医療に関連するアクター，ステークホルダー間の権限のバランスによって成り立っている。例えば，医療政策の中央集権化のレベル，国家の自律

性の程度と，これと競合する利益集団やさまざまなアクターやセクター間でどの程度の権限が委ねられ，また，責務を負うのかによって制度は特徴付けられる。労働関係についての比較分析では，EUにおいて労働市場のガバナンスの構造の相違やコーポラティズム・モデルの相違が社会制度の伝統の相違に深く根ざしている。社会制度が中央集権的国家の伝統から発展した場合には，フランスやイタリア，スペインを含む南欧諸国の多くで政策立案者と労使間の敵対的関係を，国家によってコントロールするという特徴がある[10]。これらの国家は医療ガバナンス管理に関連する重要な問題に対して戦略上の優位な立場により，医療人材の管理者としてはたらく。これに対し，リーガル・コーポラティズムと呼ばれるドイツ型は，公的機関と民間組織との間での権力の分散という特徴を有する。国家は，医療に対し，一般的なフレームワークを規定する責任を有する。しかしながら，その枠組みの下で民間の法人は，ガバナンスに重大な役割を果たしている。スカンジナビアの社会制度におけるガバナンスの特徴は，国家において組織化されたグループの高度な統合にあり，労使間の協調体制である[11]。

オークマ（Okma）は，社会保険型の医療保障制度をとる国と，税基盤型の医療保障制度をとる国を比較して，各加盟国の医療政策決定への医療専門職とその雇用者集団の参加のあり方の違いに着目し，前者が直接的な影響力を有するのに対し，後者は間接的な影響力をもつに過ぎないと指摘している[12]。また，統治構造が中央集権的であるか地方分権的であるかによって医療政策決定のあり方は異なる。例えば，ドイツやオランダ，北欧諸国などでは地方自治の伝統の中に多様なアクターがガバナンス・プロセスに埋め込まれている。他方，フランス，イギリス，地中海諸国においては中央集権的な医療政策のガバナンスが行われという歴史を有するとされる[13]。

(5) 医療関連の労働組織と範囲・雇用条件（状況）の影響

近年，ヨーロッパにおいて多くの政策がコスト抑制手段を強調し，医療と介護を分離し，家庭における介護の促進とプライマリーケアの開発モデルの導入を行うようになってきている。それぞれが労働の組織化や職業集団間での境界，範囲を含意している。医療の性質の変化は医療専門職の相互関係に影響を

及ぼし，領域横断的な医療チームをつくりだしており，単独業務ではなく，グループ業務となりつつある。医療コストに対する圧力に応えるためにより効果的な医療サービスが要請され，経営管理のアカウンタビリティが必要とされるようになってきている。

医療の組織改革において最も印象的な変化は，よりフレキシブルな雇用形態の発達であろう。24時間体制の医療の提供の問題が存在する中，職務はより急速な対応が必要となり，複雑な治療を行う機会が増加してきている。医療の重要な特徴としてシフト労働があり，超過労働，時間外労働が見受けられる。EU労働時間指令（Council Directive 93/104/EC, Directive 200/34/EC）では，医師の労働時間の上限を週当たり48時間とした。さらに2003年9月の欧州司法裁判所の判決（Case C-151/02, Landeshauptstadt Kiel v Jaeger）では，呼び出しに応じるための待機（on-call）義務を通常の労働時間とみなすと判示された。そのため，医療機関は，さらなる増員を余儀なくさせられることになろう。

組織的なフレキシビリティは，スタッフの移動やフレキシブルな契約に基づく新しい雇用モデルを作り出している。ベルギー，デンマーク，スウェーデン，オランダ，イギリスなどでは公的医療サービス，社会サービスに就労する労働者の40％以上がパートタイム労働を行っている[14]。ギリシャ，イタリア，ポルトガル，スペインの4ヶ国のみは，パートタイム労働者が10％以下である[15]。医療組織の再構成の重要な要素として更なるフレキシビリティの探求は，労働時間や契約に関する新しいアプローチとなってきている。多くの医療専門職におけるジェンダーバランスの変化により，仕事と家族のバランス，研修医の労働時間の減少が要請される。医療専門職自身についての健康に対する脅威，例えば，医療部門における労働関連災害は34％でEU平均より多く，労働関連のストレスは増加している[16]。報酬の支払い方法は，医療労働者のパフォーマンス（仕事）に影響を及ぼし，効率や公正や質や患者満足度を向上させるあるいは低下させる重大なインセンティブとなっている。このように支払い方式は，医療サービスの再構築において重要な中心的役割を果たしている。ヨーロッパの多くの国で専門職への新しい支払い方式を探索しており，多様性とフレキシビリティが増大してきている。医療サービスの購入と提供を分

離し，医療資源の使用について提供者のアカウンタビリティの確保を目指している。

第3節　各加盟国における医療人材の育成と管理

(1)　国家による規制と市場による規制

　医療従事者の人材が医療制度に大きな影響を及ぼし，人的資源の育成，管理を行うことが重要であることはいうまでもない。医療は，労働集約型であり，医療従事者数やその質が，医療の質や安全性を決定する。医療人材の管理は，医療サービスの供給，医療サービスへのアクセスと公平性の向上，医療の効率性，質の確保のために不可欠である。政策決定者は，医療労働者の人材計画，養成，採用により人材を供給し，人員の供給や人材の質の維持，管理を行い，パフォーマンスをマネージメントし，規制を行うことにより，自国の医療制度を維持する。

　これは医療人材の費用，すなわち人件費は医療費の多くを占めるため，政府による規制が行われる理由であると考えられる。たとえば2000年において公的医療費に占める人件費の割合は，デンマークでは68%，オランダでは59%を占めている[17]。

　以下に示す図8.1は，医療サービスの生産者としての医療専門職のフローチャートである。政策決定者は医療専門職に関して，教育・研修や国内外における採用の方法，診療報酬などを規制することで医療専門職のストック，人員を確保・管理している。国家による規制の場合にはいくつかの財は贅沢であると判断され，抑制される場合も少なくない。医療費は，公的管理が厳しく，医療予算は低いレベルにとどめられる場合も多い。

　これに対し，医療サービスの自由市場化は医療の需要を規制する方法と捉えることができ，医療予算は競争のおかげで可能な限り最も低く抑えられ，国家の役割は最小限にとどめられる。医療は必要とする人にのみ提供されるべきであるという考え方である。

　医療供給者間での競争は医療サービスの過剰供給を生み出しがちである。こ

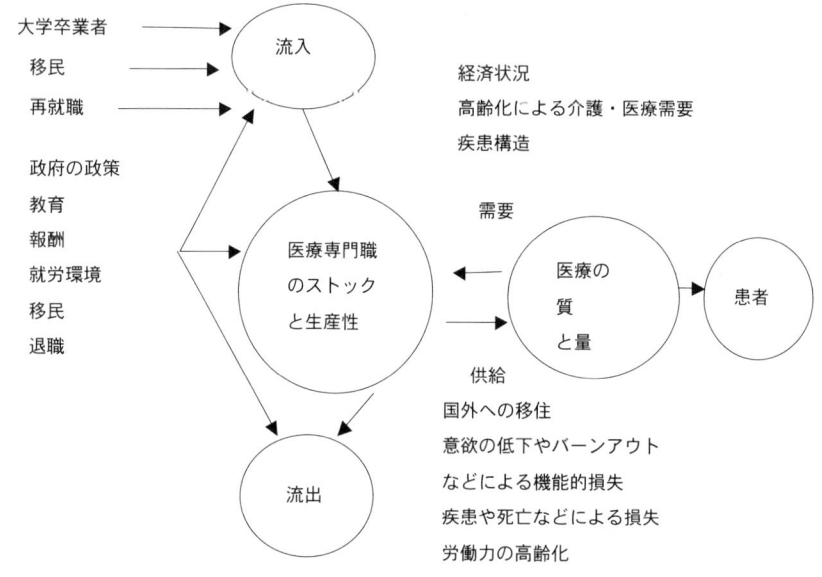

図 8.1 医療専門職のフローチャート

出典：Simoens S., Hwst J., "Matching Supply with Demand for the Services of Physicians and Nurses", *Towards High Performing Health Systems Policy Studies*, OECD 2004, p.169 および Bruna Marchal and Guy Kegels Health, "Workforce imbalances in times of globalozation: Brain drain or profrssional mobility?", *Int. J. Health Plann Migrant*, 2003：18, S.91 より一部修正し，著者作成。

の制度では医療における社会的平等は重要な価値ではない[18]。

　EU 各加盟国は，どのように医療人材を育成し，人員および構成員の質を確保し，制御しようとしてきたのであろうか。以上のような問題意識から，特色あるいくつかの加盟国レベルでの取り組みについて分析を行ってみたい。

(2) フランスにおける医療人材供給体制と課題[19]

　フランスでは医学教育を受けることのできる学生数を制限する numerus caisis 政策が 1971 年に導入されている[20]。フランスでは，医学教育の 1 年めが終了した時点で試験を受け，合格者のみが継続して医学教育を受けることができる。1990 年代後半に質の向上とコスト抑制のための改革が導入された。フランスにおいて政策決定者がコスト抑制や全組織にわたる評価もしくは規制について直面している重大な障害は，民間診療における医師の出来高払いであ

る。これは，患者が医師を選択する自由を有することに関わっており，患者が求めるものを処方することを拒めば，医師は資金的（ファイナンシャル）リスクを負うことにもなる。財政的に医師にとって無条件に医薬品の処方の数を減らすことはインセンティブが何もなくなるということである。フランスの医療システムが直面している問題は，民間と公のインターフェースである。フランスにおける医療サービスの提供は病院ベッド数の65%をしめ，研究，教育機関であると共に必要であるすべての人に医療を提供する義務を負う公立病院と中期もしくは長期ケアのための民間営利病院，外科的処置に専門化された民間非営利病院が存在する。公立病院は包括的予算で資金調達され，民間セクターの医師は出来高払いを基本としている。公立病院と民間病院が補完しあいながら治療をしていく。例えば，がん患者は公的セクターで手術を受け，化学療法は，民間セクターの病院で受け，放射線治療はまた別の病院といったことが考えられる。民間と公の医療連携の調整戦略は長い間模索されてきているがその調整についてはいまだ十分ではない。

　フランスにおいて医師の労働時間は1990年の週当たり48時間から2001年には週当たり51時間と徐々に増加しているが，女性医師の増加や55歳以上の医師の増加，労働と余暇のバランスに関する選択として今後労働時間の減少が期待されている。医療専門職の将来の人員数について影響因子について，医師の全数をもとにするより個々の専門職についての影響要因を考慮するほうが重要であると考えられる。重要な問いは，専門職の供給についての最適レベルはどのようなものかを決定する際，どのような基準を用いるべきであるかということである。先行事例の比較，歴史的比較，国際比較などを用いることが可能であろうが，全国民にとって人員数が最適であるかの検証が必要であろう。

(3)　ドイツにおける医療人材供給体制[21]

　1980年代に医師数が医療支出を上昇させる要因とみなされており，疾病金庫と医師会は，医学生数の削減と強制保険システムへのアクセスを制限することにより医師の供給を抑制するよう求めた。ドイツでは，憲法によって医学教育の権利が保障されていることから，医学生の定員制を採用していなかった。1980年代は，医師の過剰という問題に焦点が当てられ，1993年から医師の地

域分配基準をもとに医師の必要数が算定されるようになり，国家は10の地理的カテゴリーに分けられ，大都市から田園地域(田舎)に順に並べられ，それぞれの地域ごとに働いている医師数から人口当たり小児・女性など対象集団ごとに必要とされる医師数が規定される[22]。この需要に基づいた医師供給計画をもとに，供給が110％を超える地域では新規の開業は認められない。これは，医師の過剰供給を抑制することで，医療費を適正化し，地域による医師の偏在を解消する目的で計画されたものであるが，それぞれの人口がカバーされている社会経済的状態，病院のベッドの供給状態，年齢，性別，罹患率，死亡率の因子については考慮されない。

また，病院における医療サービスの供給については2002年までそれほど規制されていなかった。部門の長が治療についての決定を行っていたが，2003年以来病院の償還払いは，診断関連群に基づくものに変更された。近年医療セクターにおいて人的資源に関連して政治的課題は病院外での高齢者に対しケアを提供するスタッフの不足である。病院におけるスタッフの仕事量は増加しており，平均滞在時間は減少し，処理量は増加している。同時に病院は予算の制約のため，人員を削減している。また，多くの外来ケアでは人員が不足し，適切なケアが提供できず，高齢者が虐待されるあるいは，ネグレクトされるケースも報告されている。政策決定者が医療専門職規制に関して直面している問題は人的資源の不足と資格のある人員に対する需要の増大である。現在，労働の階層的構造，専門職による自己規制，専門職の分断が医療労働者の適切な規制の履行に障壁として働いている。高齢人口と新技術を考慮に入れたカリュキュラムと生涯学習が重要となっている。

(4) ポーランドの医療人材供給体制[23]

1989年以前，ポーランドはソビエトモデルに従い，国家が医療サービスの提供，規制，資金提供に責任を有していた。ポスト共産主義での医療システムは医療に対する責任の再評価（再定義），健康保険システムの構築，医療サービスの支払い者と提供者の分離という3つの原則に基づき，政策転換を図ってきている。これにより，新しいステークホルダーが医療セクターに出現してきている。健康保険の強制加入が1999年1月より開始された。個人は課税収入

の 7.75%を負担し，付加的資金が支払うことの出来ない人々のために政府から充当される[24]。当初このシステムは地方分権化され，16 の行政区（*voivodships*）のそれぞれに地域疾病金庫が確立され，医療提供者との契約協議を行った[25]。2003 年 1 月に地域疾病金庫は国民健康基金（National Health Fund）を創設することにより融合された。疾病金庫は保険適応を認められるサービスパッケージを供給する医療提供者と契約する。患者は健康保険金庫と契約を結んでいる民間もしくは公的医療提供者との競争導入によって医療提供者を選択することができる。医療サービスの提供組織の構造は，地方行政と結びついている。コミューン（*gmina*）レベルでプライマリーケアサービスが提供される。手術や小児科，内科や産科など，より専門性の高い外来診療は地区（*pawiat*）レベルで提供される。

　地域レベルではさらに高度に専門性の高いサービスが提供される。健康保険金庫による医療サービス提供者に対する償還方法は十分に規制されていない。健康保険金庫は自由に支払い方式を決定できる。しかしながら，一般的には専門医は出来高払いであり，病院での急性期治療は，症例やサービスパッケージによる支払いがなされる。また長期療養の施設には治療 1 日当たりの支払いがなされる。実際的にはすべての支払い計画には支払い限度が設けられている。プライマリーケアについては人頭払い方式が取り入れられている。

　患者あたりの料金が人口の年齢構造，患者の登録のための地理的距離などの要因によって変更される。家庭医は診断やリハビリなど他のサービス提供者に資金配分を行うこともある。これは，家庭医に対して，専門医や病院に紹介するかわりに自身で治療するインセンティブを与えようとするものであるが，家庭医が現在ゲートキーパーとしての役割を果たしているかを保証するモニタリングシステムは，存在しない。1999 年に医療改革が実施された後，ストライキやデモが続いた。賃金の最低基準が国家レベルで労働組合もしくは専門職協会（組合）を含む集団交渉のプロセスで決定される。職場においては地方レベルで労働者の参加する交渉組織と雇用者間で協議が行われる。低賃金はモチベーションやスタッフのモラルを低下させる。ポーランドではインフォーマルな支払いが小額の自発的な贈り物から多額の賄賂というさまざまな形でなされる[26]。患者と医師は治療に対する感謝の表現であるとしているが，制度的な腐

敗であるとみなされるかもしれない。医療専門職は強制加入の3つの協会，あるいは審議会における規則によって組織される。審議会は医師や歯科医，看護師や助産師，薬剤師をカバーする。すべてが専門職の医療過誤のクレームを監督し，業務許可を取り消すことができる。地区評議会は地域レベルでそれぞれの専門職を代表し，個人業務と有資格者登録を維持管理している。評議会は医師や看護師，助産師の個人業務に対し，認可している。ポーランドの医療部門の法改正はアキ・コミュノテールに立法を近づけるためのものであった。一般的に法律は保健省によって準備され専門職組織に諮問される。

(5) スペインの医療人材供給体制[27]

スペインにおいて医療人材の専門化率は，高い。この原因としては，雇用を得るために病院セクターでは専門性を有しなければならないからである[28]。一般医（家庭医）1人に対し2人以上の専門医がいる。専門医師の供給の背景には専門医になるための研修医制度による安価な労働の提供を求める病院側のニーズがあるといわれている。この需要に見合った専門家となるためのポストは病院において開かれており，将来の専門家の必要性というより，教育病院という地位を得るためであるとも考えられている。1990年代末に約65％の医療専門職が病院に勤務し，近年女性医師の割合が増加している[29]。プライマリーケアの改革は，1984年に開始され，以前，家庭医は単独で診療を行っていたが，現在ではプライマリーケアセンターで学際的チームとして診療業務を行っている。医療専門職は，職位に就く公務員である。候補者は公的雇用を得るために試験に合格しなければならないが，いったん合格すれば恒久的な職を得ることとなる。医療専門職の主な障害の1つに安定した雇用が欠如していたことがあげられる。2003年12月に医療専門職に関する法（Law for Health Professions）が通過し，これは医療セクターの人材を規制する最初の一般的法律であった。この法律は医師や看護師のキャリアパスを規制し，賃金の問題について重大な変化をもたらすものであった。しかしながら，それは漠然としたものであり，状況を変化させるほどではなかった。医療人材の規制は公的行政管理の異なるレベルに帰属している。中央政府は，大学や卒後教育に責任を有し，公務員に対する政策を策定している。スペインにおいて多くの医療人材

に対する責任は地方行政府に帰属し，カリキュラム内容の選択，大学への資金調達，大学の評価などについて監督責任を有する。スペインにおいて人材計画が短期的予測に基づいて行われてきたため，医療人材の需要と供給の不均衡が，起こっている。現在は専門医が多すぎ，プライマリーケアに重点が置かれるようになるであろう。医療セクターにおいて人材に関する意思決定過程に異なる利益団体が多すぎる。現状では，医師などの必要数についてコンセンサスを得たり，教育，研修，医療の地方分権的提供のもと労働条件の中央集権的規制を調整したりすることは難しいとされている。

(6) イギリスの医療人材供給体制[30]

イギリスにおいて1990年代のサッチャー改革では管理責任を分権化し，市場メカニズムを導入して病院部門が契約上，お互いのサービスを買い上げるシステムを作り出した。しかし，総労働力計画，人的資本については改革のプログラムやその速度など明確には考慮されなかった[31]。1997年5月の労働党政権となったことによって医療サービスの提供の質，量の向上のために人的資源が明確に重要な医療サービスの構成要素として強調された。加えて家庭医（一般医），病院コンサルタントに対する契約が根本的に変化し，他のNHSのスタッフに対する支払い制度の再構築が実施された。イングランドのNHSの労働力計画システムの再編成は2002年に開始された。国家レベルでは国家労働力開発委員会（National Workforce Development Borad）は，NHS計画実施のために必要な労働戦略の監督を行っている[32]。NHSスタッフの維持（保留）と生産性の持続可能な向上には労働事情，労働満足度，キャリアの見通し(有望性)，賃金などの向上が求められる。イギリスでは専門職の規制は教育，研修，登録，継続的な専門性の開発，再評価をカバーしている。これは専門職になるための基準や業務に適しているかを決定することをも含んでいる。それぞれの専門職は医師会（General Medical Council for doctors）のような単一のイギリス全土にわたる組織に基づく自己規制による管理責任を有する[33]。イギリス保健省は患者の保護が専門職の規制の核心であると述べ，現在の規制の取り決めを変更するプログラムを開始している。これらの変更は，規制組織がより説明責任をもち，開放的で透明性を担保し，整合性のある，調整

されたアプローチを保証するよう求めている。自己規制はNHSの要であるが，より効果的なシステムの必要性が指摘されている。NHS計画は，規制機関にとって以下のような変更の必要性について述べている。規制機関は多くの国民や患者の代表を拡大し，より早くより透明性を高め，国民や医療サービスに有意義なアカウンタビリティを確保することである。これらの変更を支援するために健康管理専門職規制委員会や新しい専門職委員会が確立されてきている。国家患者安全エージェンシーが患者の保護や医療過誤の可能性を最小限にする目的でスタッフを支援するために確立されている。イギリス政府は医師会改革のプロポーサルを発表している。NHSのスタッフに関する短期目標のいくつかは達成されてきているが費用対効果についての問題，診療や質の指標，医療専門職数の地域的格差の問題が残されている[34]。

(7) 医療人材の確保

医療人材の確保は国内における医療専門職の供給に加えて，短期的には国外からの医療専門職を受け入れる方策が採られることも少なくない。

ところで，医療専門職の移動を考えるには3つのタイプに分類することが出来る。すなわち，国内における公的機関から民間部門への移動を含む医療専門職他部署への移動，国際的な移動，健康関連分野を離れて就労する他業種への移動である。多くの国においては，医療従事者は，より貧しい地域，辺境地域から移動を行う。もし，規制が行われなければ，医療専門職の地理的不均衡や医療へのアクセスの不平等が増加する。国際的な医療移民は，永住移民あるいは一時的移民の2種類である。外国で教育，研修を受けたものの中には出身国に帰国するものもあれば，帰国しないで永住するものもいる。

医療人材の持続可能な供給には，適切な場所に適切な時期に人材が配置される必要がある[35]。図8.2に示すように，つまり，医療人材の人的管理は必要とされる人材の採用，雇用，配置，養成に対し，計画・実施することである。EU加盟国において実施される医療は先に述べたように公平性，効率性，有効性，高品質という共通の価値を目指すものである。

医療移民となる動機としては，以下のような「プッシュ・アンド・プル」要因があげられる[36]。

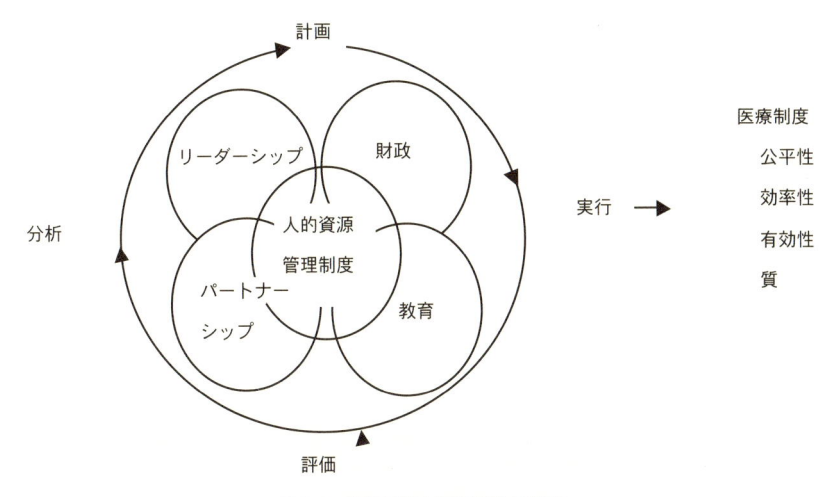

図8.2 持続可能な医療労働の達成

出所：Mario R., Dal Poz et al., "Addressing the health workforce crisis: toward a common approach", *Human Resource for Health*, 2006, p.2, より著者作成（一部改変）。

すなわち賃金やキャリアアップの可能性，労働条件や就労環境の改善などであり，また言語，文化習慣，教育カリキュラムも移民先の選択に影響を及ぼす。

例えば，言語，教育カリキュラムを含む旧宗主国と旧植民地としての歴史的な結びつきもこの要因の1つとなろう。伝統的な国家関係を有する，例えばスカンジナビア諸国家間では医療専門職は自由に移動できるし，アイルランドとイギリス間，フランスとベルギー間，ドイツとオーストリア間では医師や看護師などの移動がおこりやすい[37]。移民医療専門職に対して，専門的能力と文化的適応が考慮される必要があり，言語を習得しても専門的治療手段や手続き，また医療機関・組織の文化に適応するための期間を要する。紛争地域における個人の安全や経済的不安定性などがプッシュ・ファクターであり，また旅行の機会の頻度や支援なども重要な移民促進要因となりうる。

医療専門職の移民を国家が管理する介入手段として，ポーランドとイギリス間で行われたような2国間協定があり，他の方法としては効率的で倫理的な国際的な採用原則を明確にした業務基準を設定して，コントロールに用いることである。

表8.2 医療専門職の国際的採用と移民における主なプッシュ・ファクターとプル・ファクター

プッシュ・ファクター	プル・ファクター
低賃金(絶対的もしくは相対的)	高賃金（送金の機会）
労働条件の悪さ	労働条件のよさ
効果的に働くための資源の不足	十分な資源下での医療システム
制限されたキャリアの機会	キャリアの機会
制限された教育の機会	基礎教育後の教育の提供
HIV/AIDSの影響	政治の安定性
不安定あるいは危険な労働環境	旅行の機会
経済的不安定さ	労働の支援

出典：James Buchan and Galina Parfilieva, *Health Worker Migration in European Region : Country Case Studies and Policy Implications*, WHO Regional Office for Europe, Copenhagen, 2006, p.5. より筆者作成。

(8) 専門職間での協力，チーム医療による医療サービスとその課題

　ある医療専門職の人的資源例えば医師の人材の不足を解決する手段として，他の医療専門職が不足している専門職の職務を代替することは可能であろうか。その場合にどのような問題が生じるのであろうか。

　医師やその他の医療専門職などそれぞれの職種を適切に混合し，医療提供を行うというスキルミックス（Skill mix）という手法が取り入れられるようになってきている[38]。医師と他の医療専門職とのスキルミックスは診療報酬体系にもかかわっており，たとえば出来高払いのドイツなどの国ではスキルミックスは医師の収入減となるため，医師のスキルミックスへのインセンティブは生じにくい[39]。つまり，自分の権限を他の専門職に委譲することで収入の減少の可能性がある場合には，権限の委譲へ抵抗するということが起こる。これに対し，スキルミックスが直接に収入減とならないイギリスなどではスキルミックスは受け入れられやすい。したがって医師の不足に対処するための方策として他の医療専門職に一部の業務が移行される。その結果，医師だけではなく，他の専門職の業務範囲が広がり，他の専門職の不足がおきる可能性も指摘できる。スキルミックスは医療の効率化に寄与するところは大きいが，専門職の業務範囲の複雑化がおき，業務の責任範囲が不明確になる。専門職はそれぞれ法的に業務範囲が限定されていることから法的規制の改正が必要になるケースが

指摘できる[40]。

第4節　医療専門職の移動に関する労働者としてのリスク

(1) 医療専門職の越境移動に関するリスク

　EUにおける医療専門職の自由移動にかかわる要因には，① 労働者の権利としての自由移動（個人の労働権），② リスボン戦略による国際競争力をあげるための人材の有効活用，③ EUレベルでの医療サービスの質の向上，④ EUレベルでの健康の増進，⑤ 患者中心主義，患者つまり消費者の保護，患者の安全性の確保，⑥ 医療の安全性確保，⑦ 医療の産業化，⑧ 医療産業分野でのEUの技術革新，⑨ 少子高齢社会への対応などが考えられる。

　そこで，EUレベルでの医療専門職資格の標準化，教育の標準化，高度化，生涯教育・生涯学習，法制度，規制の統一化が必要となってくる。ほとんどの加盟国では，医療専門職の学生数の管理調整が行われている。EU諸国では，入学の段階において教育省と保健省の協力に基づいた学生数の規制が行われてきたが，これらの政策によっても人的資源のコントロールに失敗し，多くの国で医療専門職の不足を引き起こした。

　医療専門職の越境移動は医師や看護師だけでなく，薬剤師や理学療法士についても同様に起こっている[41]。

　受入国は研修，教育費用を負担せず，医療専門職を得ることができるいわゆるフリーライダーとしての便益を得ることになる。雇用者は，移民医療専門職をフレキシブルな労働力として，精神科などのあまり好まれない分野の仕事，夜勤，休日など勤務者に受け入れられにくい時間帯や，あまり好まれない地域での仕事に従事してもらうことで利益を得ることができる[42]。

　しかし，外国人医療専門職に依存することは，国内における医療者供給の努力を妨げることにも繋がる一因ともなりうる[43]。

　個人の移民医療専門職は，雇用者から不当に搾取される可能性もある。移民医療専門職の高い需要があるにもかかわらず，職を得るまでの過程は長く，費用がかかり，リスクの高いものとなりうる。移民の医療者は，受入国の医療者

の賃金より，低い賃金に抑えられることも少なくない。高度な専門的研修を終え，資格を取得し，やっと職に就いた看護師が過酷な仕事に従事することを期待されて雇用されたことに後に気づくといったことも少なくない[44]。また移民医療専門職は，受入国で登録を行おうとするが，当該国国民である医療専門職の補助者として就労する場合も少なくない。これらの場合は「頭脳の浪費」（brain waste）と呼ばれる[45]。以上のように医療専門職の自由移動にはさまざまなリスクが存在している。

(2) 各加盟国における第3国の医療専門職資格の評価と承認

第3国国民の移民医療専門職は，移動，居住，労働市場へのアクセスなど他の移民と同様一般的規制，手続の対象となる。例えばオランダでは外国人雇用法の適用を受け，スウェーデンでも外国人法の適用を受ける。EEA加盟国で得た資格であってもオーストリアのように一定期間資格の評価を受けなければならない場合もある。また，EEA加盟国国民であっても第3国で得た資格取得者はオーストリア，アイルランド，スウェーデンのように資格の評価を受けなければならない場合もある[46]。

加盟国では，第3国の資格保有者について国内の資格と同程度であるか受入国の言語による試験を行い，試験合格者にはさらに付加的な研修を課し，同等の資格として承認する。例えば，スウェーデンではEEA域外で資格を取得した第3国国民は，スウェーデンの国家資格と同等であるか否かを明らかにするための試験を受け，合格しなければならない。これはスウェーデン語で行われる専門知識の試験であり，さらにスウェーデンの医療に適合するよう補足的な研修プログラムを修了する義務を負う[47]。

また，第3国国民の移民医療専門職についてすべての加盟国では受入国の言語能力を身につけていることが求められ，高度な言語能力テストに合格する必要がある[48]。

EEA諸国以外からの第3国国民に対しては，受入国の医療専門職資格と同等であるか否かが評価される。受入国で医療に従事するためには医療知識のみならず，コミュニケーション能力，あらに研修が課せられる。患者の安全を確保し，患者や他の医療専門職，市民の安心を得るためにはこのような各加盟国

レベルで厳格に専門能力や言語能力を確認する方策が不可欠であろう。

おわりに―医療人材の EU レベルでの管理と介入

　医療専門職の人材確保のためには，医療専門職となる人材の選択，教育（養成），採用，管理を行う必要がある。医療専門職とくに医師の増加は医療サービスの供給者によって惹起された需要の増加を引き起こし，医療費の増加をもたらすという指摘もあり，医療費増加の抑制と医師の失業を回避するという目的からいくつかの国で医療人員の規制が行われている。

　EU 加盟国では，イギリスのように医学教育への入学定員制をとっている国も少なくなく，この制度は，時に医師不足が起きる場合もある。他方で，ドイツのように専門分野教育に進む際に研修先の制限を行っている国もあり，この場合，医師が専門教育に進むために非雇用状態で待機するという問題が生じる。それぞれの専門分野に進むためには，試験結果が反映されるため，プライマリーケアに成績下位者が進むという結果となる可能性もある。このように，国家の供給ニーズをコントロールする努力と医療専門職の能力が必ずしも一致しない場合もある。また，医学教育を受けるための選抜試験が高校卒業時に行われ，この成績に基づく選抜では将来専門職となるための適性を測る手段として適切なものであるか否かについても議論がなされている。

　EU における医療専門職の自由移動は EU 域内市場の形成のため，人，モノ，サービスの自由移動を保証するという観点から整備，調整されてきたものである。EU は，医師，歯科医師，薬剤師，看護師など医療専門職が，自由に移動できるためには，各加盟国で取得した資格を相互に承認し，同一資格を持つものに対しては同一待遇であることを保障すべきであるという立場をとっている。EU のこのような制度の導入によって，各加盟国の医療専門職の知識や能力の向上に繋がるという正の効果を与えることも考えられる。EU 域外，特に開発途上国からの医療専門職を採用することは開発途上国の医療制度に大きな影響を与えることなどもあり，ミレニアム開発目標を達成させるためにも医療専門職の「頭脳流出」に対し，WHO と協調して対策をとる必要性があっ

た[49]こともEU域内での医療専門職労働市場への指向を強めた一因であると考えられる。医療人材の選択，育成，医療専門職の評価を国内レベルだけでなく，EUレベルで受けることによって，医療専門職の質の評価が促進され，自国の医療人材政策について客観的に評価することになるともいえる。各加盟国では，医療人材の地域的不均衡，また，専門分野での不均衡問題に対する政策がとられているが，解消されていない。移民医療専門職がこれらの問題の解決に有用であるか否かについても議論がある。

国内医療専門職と移民医療専門職では，言語や文化に対する理解などその能力が同等であるとは，いえない場合も少なくない。医療を他の加盟国で受診可能とすることは，自国の医療計画を損なう可能性もある。例えば，自国ではGPがゲートキーパーとなって専門医受診を抑制しているにもかかわらず，他国でGPの事前診療を受けずに専門医を受診し，医療費の償還を受けることは，自国の医療制度の規制を根幹から揺るがすことにも繋がりかねない。医療供給者によって，自国では人頭払い制度などによる規制のために，自国民に対しては，過小医療を施し，出来高払いである他の加盟国国民については，過剰医療を行うといったことが行われるという懸念も起こりうる。医療専門職のモラルといったものについても考慮すべき問題がある。どのような医療サービスのニーズが存在し，どの程度その需要を充足すべきなのか，それらに対処しうる人材をどのように育成に確保していくべきなのかは，EU加盟国共通の課題となってきている。このように，越境する患者，医療専門職をどのように，選別し，教育・育成・制御管理するかについて，国際的な取り組みが要請されてきている。医療専門職の人的資源流動化が国家レベルから国際レベルへの移行しつつある現在，EUにおける加盟国の経済的，政治協力は，欧州化の過程であり，EUレベルで人材のマネージメントの可能性についても検討する余地があるであろう。

注

1 Tim Martineau, Karola Decker, Peter Bundred, "'Brain Drain' of health professionals; from rhetoric to responsible action", *Health Policy* 70, 2004, p.2.

2 Nadia Danon-Hersch, Fred Paccaud, Future trends in Human resources for health care a scenario analysis, Lausanne; University Institute of Social and Preventive Medicine, 2005, p.5.

注 225

3 Carl-Ardy Dubois, Martin Mckee and Ellen Nolte, "Analysing trends, opportunities and challenges", *Human resorcese for health in Europe*, European Observatory on Health Systems and Policies Series, Open University Press, 2006, p.16.
4 Ibid., p.16.
5 Ibid., p.17.
6 European Commission, *Europe's demographic future ; Facts and figures on challenges and opportunities*, Directorate-General for Employment, Social Affirs and Equal Opportunities, 2007, p.9.
7 OECD, *OECD employment outlook 2002: stastical annex*. Paris, Organisation Economic Co-operation and Development.
8 European Commission, *Europe's demographic future; Facts and figures on challenges and opportunities*, op.cit., p.99-103.
9 Evetts, J., "Professions beyond the nation-state; international systems of professional regulation in Europe", *International Journol of Sociology and Social Policy*, 1998, pp.47-64.
10 Wilsford, D., "State facing interests struggles over healthxare policy in advanced, industrial democraties", *Journal of Health Politics, Policy and Law*, 20(3), pp.572-613.
11 Bloom, Hansen J., "Still corporatism in Scandinavia? A survey of recent empirical finding", *Scandinavian Political Studies*, 23(2), 2000, pp.157-181.
12 Okma, K.G.H., "What is the best public−private model for Canadian health care?", *Policy Matters*, 3, 2002, p.2.
13 Carl-Ardy Dubois, et al., op.cit., p.30.
14 Marianne De Tyoyer, *Introductory Reopet TEF-Unicersite Libre de Bruxelles*, Belgium TUTB-SALTA Conference Brusseles, 25-27 September, pp.55-94.
15 Ibid.
16 European Agency for Safety and Health at work, Safety and Health good practice on line for healthcare sector Facts 29, 2003, p.1.
17 Nadia Danon-Hersch, Fred Paccaud, op.cit., p.5.
18 Ibid., p.23.
19 フランスの医療人材供給体制については，Suzanne Wait France, *The Health Care Workforce in Europe Learning from experience*, European Observatory on Health Systems and Policies, World Health Organization 2006, pp.19-32 に拠る。
20 Ibid., p.21.
21 ドイツの医療人材供給体制については，Susanne Weinbrenners, Reinhard Busse, Germany, *The Health Care Workforce in Europe Learning from experience*, European Observatory on Health Systems and Policies, World Health Organization, 2006, pp.33-46 に拠る。
22 Ibid., p.44.
23 ポーランドの医療人材供給体制については，Monika Strozik, Poland, *The Health Care Workforce in Europe Learning from experience*, European Observatory on Health Systems and Policies World Health Organization, 2006, pp.87-99 に拠る。
24 Ibid., p.87.
25 Ibid., p.95.
26 Ibid., p.93.
27 スペインの医療人材供給体制については，Beatriz Gonzalez Lapez-Valcdrvel et al, Spain *The Health Care Workforce in Europe Learning from experience European Observatory on*

Health Systems and Policies, World Health Organization 2006, pp.115-127 に拠る。
28　Ibid., p.118.
29　Ibid., p.123.
30　イギリスの医療人材供給体制については, James Buchan, Alan Maynard, United Kingdom, *The Health Care Workforce in Europe Learning from experience*, WHO Regional Office for Europe on behalf of the European Observatory on Health Systems and Policies, 2006, pp.129-142 に拠る。
31　Ibid., p.129.
32　Ibid., p.130.
33　Ibid., p.140.
34　Ibid., p.135.
35　Mario, R., Dal Poz et al, "Addressing the health workforce crisis: towards a common approach", *Human Resources for Health* 4:21, 2006, pp.1-4.
36　James Buchan, Mirellie Kingma, F. Marilyn Lorenzo, "International migration of nurses: trend and policy implications", *International Council of Nurese*, 2005, p.12.
37　Ibid.
38　James Buchan, Mario R., Dal Poz, "Skill mix in the health care workforce : reviewing the evidence", Bulletin of World Health Organization, 80(7) 2002 , pp.575-580.
39　Karen Bloor et al., "Planning human resources in health care : Towards an economic approach An international comparative review", Canadian Health Services Research Foundation, 2003, p.23.
40　Martin McKee et al., "Changing professional boundaries", *Human resources for health in Europe*, 2006, Open University Press, pp.72-73.
41　Tim Martineau, Karola Decker, Peter Bundred, "'Brain Drain' of health professionals; from rhetoric to responsible action", *Health Policy* 70, 2004, p.2.
42　Ibid., p.3.
43　Lowell, B. L., Findlay, A. M., *Migration of highly skilled persons from developing counties; impact and policy responses*, Draft synthesis report Geneva International Labour Office 2001.
44　Tim Martineau et al., op.cit., p.4.
45　Brone A., *Abused, threatened and trapped Brain's foreign 'slave nurses'*, Gurdian, 2001, May 29.
46　European Migration Network, Managed Migration and Labour Market The Health Sector, European Migration Network 2006, p.18.
47　Ibid., p.19.
48　Ibid.
49　Bruno Marchal and Guy Kegels, Health workforce imbalances in times of globalization: brain drain or professional mobility. *Int. J. Health Plann Mgmt*, 2003, 18 S90.

終章

欧州市民のための医療保障と医療サービス貿易自由化の課題

はじめに

　EU域内においては，欧州市民は国境を越える自由移動が認められている。そこで，すべての欧州市民に医療保障を確保するためにはいかなる政策が求められるのであろうか。

　国境を越える医療サービスをめぐる問題は，どのような場合に起きるのであろうか。さまざまなケースが考えられるが，便宜的に整理するとすれば，つぎの4つの場合があげられる。

1) 医療サービス供給者，医療専門職が，母国以外の他の加盟国に移住して，移民医療専門職として長期にわたって恒常的に医療サービスを提供する場合，たとえば，別の加盟国において地域の病院・医院や診療所，薬局などを開業し，医療サービスを当該国において提供する場合。

2) 医療専門職の可動性，医療提供者が他の加盟国へ一時的に移動し，医療サービスを提供する場合，たとえば，他の加盟国の患者に医療サービスを提供するために一時的に当該加盟国へ移動し，短期間滞在して治療・手術等の医療関連サービスを提供する場合など[1]。

3) 患者が他の加盟国で医療サービスの供給を受ける場合，たとえば，旅行客が，別の加盟国の医療提供者の下に移動して治療や手術を受ける場合。これは「患者可動性」と称され，EUレベルで統一された「欧州健康保険カード」は，このような一時的に他の加盟国で患者が医療サービスの提供を受ける場合に有効となる[2]。

4) 国境を越える医療サービスの提供，たとえば，"e-health"あるいは

"e-medicine"と呼ばれるような，新しい情報通信手段（Information and Communication Technology：ICT）を用いた遠隔医療サービス，電子遠隔診断や遠隔処方，遠隔手術，遠隔検査サービスなど，一加盟国から別の加盟国に領域を越えて医療サービスの供給が行われる場合，である。

すべての欧州市民の医療保障を実現するために，EU域内で国境を越えて医療専門職が移動して他の加盟国で医療サービスを提供するか，逆に国境を越えて患者の方が医療サービスを受けるために他の加盟国へ移動するか，あるいはICTを利用して国境を越える遠隔治療システムの確立を行うか，いずれかの方法をとることですべての欧州市民のための医療保障が実現する可能性があるであろう[3]。

終章では各章での考察を踏まえ，医療サービスの国際化という視点から国境を越える医療専門職と患者の移動をめぐる論点をまとめ，欧州市民の医療保障に関する将来の課題や展望について明らかにしたい。

第1節　医療サービスの自由化とGATS（サービス貿易に関する一般協定）

1995年WTOが創設されて以来，国際的な貿易は主に農産物や工業製品に限られていたが，世界経済の成長にとってサービス貿易の重要性が近年認識されるに至った[4]。GATS（General Agreement on Trade in Services；サービス貿易に関する一般協定）では，健康に関するサービスをも含むとしている。GATSではサービス供給には4つのモード（形態）があり，越境取引（モード1），国外消費（モード2），商業拠点（モード3），人の移動（モード4）である[5]。

モード1は，国境を越える供給であり，1つの加盟国から他の加盟国への医療サービスの提供であり，視聴覚機器を使用したデータコミュニケーション，インターネット診察，診断，治療，医療教育などがそれである。患者は地域の医師と同様に別の国にいる医師の診察を受ける機会を得る。この形態は医療サービスの不足している地域に医療サービスの提供が可能となるという利点を

有する[6]。

　モード2は，国外消費であり，国外に滞在している際に，患者が医療サービスを消費する場合および治療を要する際に国外に医療サービスを求めるという形態である。これは医療サービスを提供することで外貨を獲得する機会となる反面，地域の市民に供給されるはずの医療資源が，裕福な外国人に提供されるリスクをはらんでいる[7]。

　モード3は，外国資本の商業拠点を受入国に創設する場合であり，国内で外国資本の医療機関により医療サービスが提供される形態である。これは外国企業に医療業務，健康管理，医療保険の開業を許可するものであり，新しい医療サービスが利用可能となり，質の高い医療や雇用の機会の創造といった可能性がある反面，全額自己負担診療と社会保険による医療保障制度が混在する医療制度となり，国内における頭脳流出，医療提供の不公平が加速される危険性を有する[8]。

　モード4は，自然人の移動であり，サービス提供者が自国から他国に契約のもとでサービスを提供するために一時的に移動する形態である。海外で勤務する医療専門職からの送金によって送出国の経済的利益を増大させる可能性がある一方，永久的な医療人材の流出によって教育や研修投資の損失を招きかねない[9]。これは，貧しい国から裕福な国への頭脳流出を増加させることにつながり，貧しい国の医療の公平性を損なう恐れが懸念される[10]。GATSは医療専門職の国外での就労を一時的なものと捉えているが，WHOは各国において医療専門職の人材を増加させ，必要な人員を確保することを求めている。EUにおいてはサービス貿易自由化規定とは別に，域内の労働力の自由移動を認めており，患者の国境を越える移動（モード2）は，労働力の移動に付随するEU社会保障政策と深く係わっている。また，医療専門職の自由移動はモード4にあたるが，EU域外に対しては移民政策と密接な関係を有している。

GATSにおける健康・医療サービスに関連する条項とその内容

条項	内容
第1条 適用範囲と定義	この協定において「サービスの貿易」とは以下の形態によるサービスの提供をいう。 1) いずれかの加盟国の領域から他の加盟国の領域へのサービスの提供。 2) いずれかの加盟国の領域のサービスが他の加盟国のサービス消費者に提供されるもの。 3) いずれかの加盟国のサービス提供者によるサービスの提供を他の加盟国の領域内の業務上の拠点を通じ，行われるもの。 4) いずれかの加盟国のサービス提供者によるサービスの提供であって他の加盟国の領域における自然人によって行われるもの。 「サービス」とは政府の権限の行使として提供されるサービス以外のすべての分野のサービスをいう。 「政府の権限の行使として提供されるサービス」とは，商業的な原則に基づかず，またサービス提供者との競争を行うことなく提供されるサービスをいう。
第2部第2条 最恵国待遇	加盟国はこの協定の対象となる措置に関し，他の加盟国のサービスおよびサービスの提供者に与える待遇より不利でない待遇を即時かつ無条件に与える。
第2部第6条 国内規制	サービスの貿易に関する理事会は資格要件，資格の審査に係わる手続き。技術上の基準および免許要件に関連する措置がサービスの貿易に対する不必要な障害とならないことを確保するため，理事会が設置する適切な機関を通じて必要な規律を作成する。 当該規律はこれらの要件，手続き，基準が客観的かつ透明性を有する基準に基づくこと，サービスの質を確保するために必要以上の負担とならないこと，免許の手続きについてはそれ自体がサービスの提供に対し，制限とならないことなどの基準に適合することを確保することを目的とする。
第2部第8条 独占および排他的なサービス提供者	加盟国の独占的なサービス提供者が自己の独占権の範囲外のサービスであって当該加盟国の特定の約束に基づくものを提供するに当たって直接に又は提携する会社を通じて競争する場合には，加盟国は，当該サービス提供者が自国の領域内で当該約束に反する態様で活動することにより自己の独占的地位を濫用しないことを確保する。

第1節　医療サービスの自由化とGATS（サービス貿易に関する一般協定）　231

第2部第14条 一般的例外	加盟国は健康に係わるサービスの貿易を人，動物，植物の生命や健康の保護に必要な措置として制限することができる。ただし，それらの措置を，同様の条件の下にある国の間において恣意的若しくは不当な差別の手段となるような態様で又はサービスの貿易に対する偽装した制限となるような態様で適用しないことを条件とする。
第3部第16条 市場アクセス	加盟国は，第一条に規定するサービスの提供の態様による市場アクセスに関し，他の加盟国のサービス及びサービス提供者に対し，自国の約束表において合意し，特定した制限及び条件に基づく待遇よりも不利でない待遇を与える。
第3部第17条 内国民待遇	加盟国は，その約束表に記載した分野において，かつ，当該約束表に定める条件及び制限に従い，サービスの提供に影響を及ぼすすべての措置に関し，他の加盟国のサービス及びサービス提供者に対し，自国の同種のサービス及びサービス提供者に与える待遇よりも不利でない待遇を与える。
第4部第19条 特定の約束についての交渉	加盟国は，この協定の目的に従い及び漸進的に一層高い水準の自由化を達成するため，交渉のラウンドを開始する。
第4部第21条 特定の約束に係る表の修正	約束を修正し又は撤回するためには，修正を行う加盟国は，修正又は撤回の提案によって影響を受け得る加盟国と，必要な補償的な調整について合意に達することを目的として交渉を行う。これらの交渉及び合意において，関係加盟国は，当該交渉の前に約束表において与えられた水準よりもサービスの貿易にとって不利とならない互恵的な約束の一般的水準を維持するよう努める。
第5部第23条 紛争解決及び実施	加盟国は，他の加盟国がこの協定に基づく義務又は特定の約束を履行していないと認める場合には，その問題について相互に満足すべき解決を図るため，紛争解決了解を適用することができる。
第5部第24条 サービスの貿易に関する理事会	サービスの貿易に関する理事会は，この協定の運用を容易にし，この協定の目的を達成するために与えられた任務を遂行する。

出典：Nick Drager and David P. Filler, "GATS and Health Related Services Managing Liberalization of Trade in Services from a health policy perspective", *World Health Organizarion* Geneva, 2004, p.3.（日本語訳は，経済産業省対外経済政策総会サイトを参照。）

第2節　EU 域内における医療専門職の自由移動をめぐる課題

　EU 域内の医療専門職の自由移動政策は，前述のように経済政策の一環として捉えられ，経済統合政策に組み込まれた制度であった。つまり，EC 条約第50条に基づく貿易障壁の除去，国境を越える人の移動障壁を除去することで経済発展を目指すものである。

　医療サービス提供者となる医師，歯科医師，薬剤師，看護師，助産師など，医療専門職の相互承認指令における最小限の教育，研修基準の設定は，これにより欧州市民に対する医療サービスの最低限度の質や安全性を担保することが目的であったといえる。

　福祉国家の福祉国家たる所以は，国家が国民の福祉に責任を有するという基本理念に基づき，国家が社会保障を提供するものである。EU 各加盟国の医療保障の形態は多様であるが，公的な性格を持つものであると位置づけられている。したがって医療専門職の人員・人材管理計画も政府の役割と捉えられる。これは医療サービス，医療費の多くが人件費，すなわち医療サービスの提供，運営費であることから，医療専門職の教育，研修，雇用，失業などの問題に各国政府が大きな役割を担うことにもつながっている。

　EU 移民医療専門職の目的国は主にイギリスやアイルランドであり，これらの国は特定の専門分野や地域の人材の不足を国外からの採用により充足してきた。しかしながら，医療・保健サービスは労働力に依存度が高い，労働集約的分野である。かつては移民医療専門職受入国であった国においても，現在では自国の雇用創出という観点からも，大学入学定員の増加など医療専門職の国内自給へと移行しつつある。とくにリスボン戦略以降，国内レベル，EU レベルでの医療産業の振興によって新たな雇用創出，経済発展が目指されている。

　医療専門職の専門職集団は，入学定員などの設定，管理，教育において大きな影響力を持ち，社会的役割を果たしている。医療専門職については他の専門職に比して，その政策決定に対するステークホルダーの影響力はきわめて大きい。医療人材の不足は医療業務の混乱をまねき，人材の供給過剰は医療専門職

の失業や過剰医療（提供者側に誘導された需要）に陥る危険性がある。

　伝統的に医療政策の循環プロセスは，問題の確認・課題設定（problem identification, agenda setting）→政策形成・決定（policy making）→政策実施（policy implementation）→政策評価（policy evaluation）というサイクルとして理解されている。

　医療労働にかかわる医療制度改革の目的が，コストの削減や効率化である場合，人員計画，人材の配置，労働条件管理が必要となる。医療分野における人的資源の問題は，資本や教育プログラムの投入，労働条件の改善などによる解決手段があり，個人の医療専門職が生産する医療サービスやその基準の設定は独立した専門職研修機関の掌中にあり，医療人材への介入戦略は保険省の医療部門や一組織では自律的に決定可能ではない。医療に関する政策決定に際し，さまざまな利益集団や組織を組み込むことが必要となる。さらに医療人材の政策決定とアウトカムとの間にタイムラグが存在する。

　一般的に医療専門職構造は，法令やガイドライン，文化や歴史によって構築されている。また，異なる専門職が相互依存関係にあり，不適切な人員計画が他の専門職へ影響を及ぼす可能性もある。

　医療人材の創出はコストがかかり，サービスの提供に対して民間部門が増加しつつあるにせよ，政府がプリンシパルの雇用者として機能している。不適切な医療人材供給政策は医療専門職の過剰生産や不足，資源の過剰消費，非効率をまねき，公的財源や他の部門の経済に直接的な影響を及ぼす。政府の医療人材政策が成功を収めるためには，医療ニーズの分析，計画，プログラム評価，経済評価，政策分析，人口統計，教育手法など複合的な課題が存在する。

　医療人材の不均衡の是正には短期的な経済的介入が必要となるであろう。人材不足は新しい研修・教育機関の開設や入学者の増員が要請され，また過剰の場合には早期退職のための経済的誘引措置が求められる。医療人材の不足する地域には，必要な場所に医療人材をひきつけるための動機付け制度が必要である。

　医療人材の不足には長期的な対策として入学定員の増加など国内の供給を増大させることで解決が図られるが，短期的，中長期的には国外から医療専門職を一定期間雇用するという方策が採られる場合もある。しかしながら，先進国

における医療専門職の需要が増大することによって，開発途上国から医療専門職の流出が起きる。例えば，サハラ以南アフリカ諸国における医療専門職の不足が起こり，エイズ治療などに必要な医療人材の欠落が危惧されている。

そこで，2005年12月「開発途上国における医療人材の危機に対するEU行動戦略」(EU Strategy for Action on the Crisis in Human Resources for Health in Developing Countries)[11]が採択され，EUはEU域外国に負の影響を与えず，高品質の医療を提供するという目標を達成する責任が認識されるに至った。これは，第3国からのEU諸国への医療専門職移民ではなく，EU域内の医療専門職の労働市場を共同市場化することの一因ともなっている。すでに述べたようにEUでは各医療専門職の教育・研修の標準化，相互承認制度が創設され，またエラスムス計画によってEU加盟国の学生が他の加盟国で学ぶ機会も増加してきており，多言語教育についてもEUレベルでの教育プログラムが推進されている。このようにEU枠内で医療人材の「頭脳循環」(brain circulation) を促進することによって，医療サービス，医療産業の発展を目指すことが可能となろう。医療サービスは，需要と供給の関係によって価格が決定されるという単純なものではない。医療サービスの価格は，医療専門職の報酬にも影響を及ぼし，またこの費用は公的資金から捻出されるため，医療費の高騰に対する政府による抑制政策がとられることが多い。また，医療人材の供給が過剰になれば，医療専門職の報酬の低下，失業などが予想されるため，各専門職能集団が人材の過剰供給に対して懸念を抱き，政治的な行動に繋がる場合もある。

移民医療専門職については，自国内での自足を目指す方策がとられると同時に，EU・EEA枠内に医療労働市場を形成し，EU域内レベルでの人材の育成を図ることでEUの経済発展，雇用の確保という方向で政策転換が図られつつある。これは第1に，医療サービスは大きな産業であること，第2に，労働集約型産業であること，第3に，医療専門職教育には長期間を要すること，第4に，EUレベルでの教育，研修制度，評価制度が形成されつつあること，第5に，経済発展のレベルの低い国から医療専門職を採用することが，医療人材の頭脳流出を引き起こし，送出国の医療供給制度に支障をきたすことなどのマイナス要因が考えられる。EU医療専門職の相互承認制度の進展によって，域内

での医療専門職人材管理が実際に機能し始めるためには，新規加盟国，旧加盟国の教育，研修制度のハーモナイゼーションが進む必要があり，各加盟国の専門職資格に対しての信頼が担保されること，また言語や文化の相互理解が深化することも要請される。

第3節　EU域内における患者の越境移動と医療サービスを受ける権利の保障

　EUにおける患者の自由移動は，国境を越えて経済活動を行う被用者，自営業者およびその家族に社会保障としての医療サービスを提供することがその端緒であった。これが変化したのは欧州司法裁判所による前述のコール・デッカー判決であり，患者が他の加盟国の医療を含めた域内市場における医療サービスを利用できる可能性を開くものであった。欧州レベルでの国際協力によって医療資源のより合理的で効率的な利用を可能とし，患者の移動の便益を最大に，リスクを最小にする試みが模索されている。
　その1つとしてイギリスに見られるような患者の「待機リスト」が生じている場合には，他国での治療が認められる。すなわち医療サービスを他国で享受できる権利を患者に認めるとし，需要と供給のバランスが国内レベルでは充足できない場合に加盟国家間レベル，EU域内レベルで国境を越えた医療サービスの提供と消費，医療財源の調整を図る試みがなされているといえる。
　また，オランダ，ドイツ，ベルギーなど国境を接している国家間で医療提供体制が充分でない国境周辺地域において，国境を超える病院間医療協力が進められている。このようにしてEU加盟国では，国境を越えて複数の加盟国の地域・自治体間，病院間協力が実現している。
　患者がいつどこでどのように治療をうけるか選択できるということは，患者が自己の権利を行使するという観点だけではなく，医療提供者の技能の向上に対するインセンティブにもなる。患者が国内レベルだけではなく，国境を越えて医療を選択することが可能となれば，医療の質，患者満足度の向上に寄与することが考えられる。これは患者に顧客，消費者としての機能を持たせること

によって医療サービスの質の向上を図ることである。イギリスなど，患者が医療者や病院を選択する機会がなかった国では，患者の選択権を導入することにより，待機リストの減少，医療の効率化を図ることが目指されている。2004年欧州委員会が域内市場サービス指令を作成した際には，医療サービスにもサービスの自由移動原則を適用することが考えられた。しかし理事会および欧州議会はこれを受け入れなかった[12]。医療サービスの特殊性，特に技術の複雑性，世論に対する感受性の高さ，公的資金が主要な財源になっているという点などが，一般利益サービスとは異なる点であり，域内市場におけるサービス指令（Directive 2006/123/EC[13]）で医療分野が除外された所以であった。

また，患者の医療に対する期待・需要の増大は，医療費の増加に繋がる。フランスなど医療従事者，患者の自由を重んじてきた国においても患者が直接専門医を受診する行動を抑制するため，GPにゲートキーパー機能をもたせ，また契約しているGPへの受診料より，契約していないGPや専門医に直接受診した場合の受診料を高く設定するなど経済的なインセンティブを与える方法をとるようになってきている。

保健・医療分野については，その権限・責任範囲は，各加盟国にあるが，国境を越えた人の移動が増加する現在，EUレベルでの権利や原則の法的枠組みが必要になってきた。つまり，欧州司法裁判所の判例によるケース・バイ・ケースの対応ではなく，患者が他の加盟国で受けた医療費を償還される権利を明確化することを含め，国境を越える患者の移動の権利に関する指令による枠組みが要請され，2008年にその提案が作成された[14]。この欧州委員会の提案は，EC条約第95条の域内市場の運営と確立に基づいており，公衆衛生に関するEC条約第152条と一致したものである。EUのすべての医療制度において加盟国が医療に関する普遍性，質の高い医療へのアクセス，公平性，連帯という共通の価値[15]を達成するため，医療の質，安全性，エビデンスと倫理に基づく医療，患者の主体的なかかわり，補償，プライバシーの保持などに対し，コンプライアンスを高め，加盟国間での協力を促進し，他の加盟国で医療を受ける場合の限度も含めた枠組みを規定するものである[16]。

病院における専門治療は加盟国の医療制度，財政への影響が大きいことから各加盟国によって医療計画が実施されている。そこで患者の越境移動が加盟国

の財政バランスに影響を及ぼす場合については加盟国の社会保障制度による償還払いのための事前承認が必要となることもあるが，入院専門治療でない場合について事前承認は必要とされない。

　国外で医療を受けるために適用される自由移動の権利の適用は欧州司法裁判所の判例によれば，償還される金額は自国で治療を受けた場合の金額を上限とするとしている。すなわち，これは EU 域内では自国と同様に，他の加盟国でも医療サービスを受ける権利を EU 市民は有していると捉えることができるであろう。例えば患者の出身国で形成外科治療が償還される場合には，他の加盟国で治療を受けた場合にも費用の償還払いが可能となる。これはスパ治療と同様，水治療法，鉱泉療法にも適用される。国境をこえる医療が効果的で安全であり，質の高いものとなるためには，患者がインフォームドチョイスを行うために必要な正確な情報を提供すること，医療の安全と質を確保する制度を確立すること，異なる医療専門職や機関の連携を図ること，医療による健康被害の賠償や救済制度を促進することが必要である。加盟国は医療による健康被害に対して，自国の患者と同等の補償手続き，制度によって他の加盟国の患者も保護しなければならない。また，治療の継続性を保つためには正確な医療情報，特に患者の診療記録の移送が必要であるが，これは非常に注意の必要な問題であり，他国に個人の医療情報を転送する際のプライバシーや個人情報の保護に対する信頼性を確保することが要請される。

　患者が国境を越え医療サービスを受ける際には国外の医療サービスに対する情報に対し，アクセスが容易であることが重要なため，先の指令案において加盟国は患者に国境を越える医療に関する情報提供を行う「国家コンタクトポイント（国家情報センター）」を設置することとしている[17]。さらに加盟国は情報提供や情報インフラの整備を通じて地方レベル，地域レベルで国境を越える医療提供についての協力を促進しなければならないとしている。

　また，2008 年の国境を越える患者の権利に関する指令案第 16 条において加盟国は医療提供者の「欧州照会ネットワーク」（European reference networks）の開発の促進をすべきであるとしている[18]。この欧州照会ネットワークの目的は，①医科学や医療技術のイノベーションを促進するため，②高度専門医療の欧州協力を現実のものとするためであり，③資源や専門技術を集

中することで高品質で費用効果の高い医療にすべての患者がアクセスすることを促進し，④資源を適切に集中して活用することで費用効果の最大化を計り，⑤医療専門職の研修の提供や知識の共有を支援し，⑥ネットワークの内外でベストプラクティスを広め，発展させる役割を担うことにある。同指令案 17 条では，新しい医療技術の管理に対し，協力するため医療技術評価に責任を有する国家機関や組織のネットワークの運営や開発を加盟国は促進しなければならないとしている[19]。

第 4 節　EU 医療保障と国境を越える患者の移動の影響とその将来

それでは，国境を越える患者の移動は EU 加盟国にどのような影響を与えるのであろうか。患者が国境を越えて医療を受ける目的は，既に述べたように自国より早く治療を受けることができること，自国より安価であること，利便性があり，経済面に注目した場合には特により早い治療を求めて医療を受ける場合のコストが問題となるであろう。

EU 域内における待機リスト者は巻末資料の表 1 に示すように 2007 年において EU の人口の 1.6%，7800 万人であると推定されている。しかしながら，10% 以下の患者が国外での治療を求めるとされ，大部分の患者は，自宅近くで治療を受けることを好むとされている。OECD の医療プロジェクト（OECD Waiting Times Project）によれば，選択的手術の治療成績が待機期間 6 ヶ月を超えると悪化するという結果が得られている。待機期間の削減のため，国外で治療を行った場合には付加的コストが必要となる。また，直接的な費用のほかに国境を越える医療の運営を行うためのコンプライアンスの費用，すなわち国内外の医療の継続性を保障する費用，国内外の医療をモニタリングする費用などを要することとなる。

支払い能力が不足しているため，検査や治療を受けられない患者がラトビアでは 17% も存在し，ポーランドでは 7% が，またドイツにおいても 6.7% の患者が支払い能力の不足のために治療や検査を受けられない状況が存在する。これは 2004 年に導入された初診時に必要となる 10 ユーロの自己負担制度が影響

している。

　社会経済レベルの低い集団に属する人は，医療による便益や健康への期待が低い結果，医療の利用が低く，国境を越える医療のような複雑な医療経路を理解し，決定する技能の不平等，患者自身の医療ニーズと受けることのできる医療の選択肢についての知識レベルの不平等，医療の間接的，直接的費用にあった資源の不平等が存在する。

　医療サービスの自由移動原則の直接的な適用，すなわち直接国境を越える医療サービスを受ける場合において，通常，患者が医療費を支払い，後に償還される方法をとるため，このような国境を越える医療サービスを受けるという選択は，患者の支払い能力（資産）によるところも少なくない。

　医療への悪影響を回避するためには，国内外の制度において患者は差別待遇を受けないよう扱われなくてはならない。国境を越える医療サービスを促進することで，経済的観点から国内の患者より国外の裕福な患者を優先する誤ったインセンティブは避けられなければならず，また医療財政を長期的に蝕むということも避けられなければならない。患者は性別，人種，肌の色，民族や社会的出自，遺伝的特徴，言語，宗教，政治的意見，財産，障害，性的指向，年齢などに基づく差別的取り扱いを受けず，公平の原則によって扱われる必要があろう。

おわりに

　医療サービス分野での競争は，人の移動が伴う場合には加盟国内レベルだけでなく，EUレベル，国際レベルで，各国の医療制度や医療計画，人的資源や医療財源に多大な影響を及ぼしている。医療サービスを競争原理，市場原理に基づいて効率化を図ろうとする議論は，新自由主義的改革，NPM改革の潮流のなかでイギリス，スウェーデン，オランダ，ドイツなどにおいてもなされてきており，さまざまな政策，医療改革に取り入れられてきている。国境を越える医療専門職の移動が受入国と送出国の相互利益のために，あるいは少なくともどちらか一方の国にとって不利益とならないためには，どのような政策手段が望ましいのであろうか。移民医療専門職を国外から受け入れることは，受入

国における医療専門職の労働市場に競争原理を導入し，医療コストの削減と医療の質の向上に資するとする考え方もある。他方で，医療の安全性，特に言語能力や文化・慣習の違いや，医療専門職の質の評価をどのように行うのかといったさまざまな問題が提起される。

受入国と送出国とが相互に win-win の関係となるために，ブーチャン（Bucahn J.）とパーフィリエバ（Perfilieva G.）は，国境を越える医療専門職の越境移動に関する政策手段を，医療機関間レベルと２国間の政府間レベル，および多国間（国際）レベルに分けて，次のように推奨される政策手段，施策を整理し，提言している[20]。組織（医療機関）レベルでは，①送出国と受入国の病院等医療機関相互間の提携，②医療専門職のキャリアの展開や医療機関の発展のための短期的なスタッフの相互交流，③医療専門職への教育・研修支援である。

国家間レベルでは，送出国における医療専門職の余剰人員の採用，もしくは送出国に戻ることを前提とした研修を目的とした一定期間の人員の採用，あるいは研修費用を受入国が負担するといった二国間での政府間合意である。

国際的（多国間）レベルでは，WTO，EU，英連邦諸国規約など，それぞれの枠組みによる多国間合意の策定がある。これは受入国の主権や移民政策にかかわる各国の管轄事項であるため，受入国政府が雇用者に対してどのような国から，いかなる人材を受け入れるのか，またその受け入れ期間についても何らかの制限を行うものである。他方，移民送出国としての対応として，①国内の医療労働環境や報酬の改善，政治的安定など人材流出の原因となるプッシュ・ファクターの除去があげられる。②送出国として医療専門職を国外へ積極的に送りだし，自国への送金やこうして獲得された資金をもとに自国内の医療労働環境の整備を行うことも可能となる。③海外から帰国した医療専門職人材を活用し，自国の医療水準の向上や医療教育の向上に役立てることもできると考えられる。

1990年国連総会で採択された「移民労働者保護条約」は還流型の移民労働者の人権保障を目指しているが，移民労働者の受け入れについての権限は受入国にあるため，各国は労働市場の国際化を限定する機能を有すると捉えられる[21]。とはいえ，受入国にとっては，還流型移民医療者は，受入国の政府や雇

用者となる機関がその募集や教育・研修など費用負担を行う場合，短期間の雇用ではその費用が回収できないため，特定の医療専門職を長期的に雇用し続けることがむしろ受入機関にとっての利益となる場合も少なくない。そのため，これによって移民労働者の定住化が進行することが考えられる。

しかし一時的な就労であれば，収入が低くても送出国と受入国との賃金格差の存在によって，移民医療専門職は一定の満足が得られるが，定住化に伴い家族を扶養する経済的報酬が必要となるため，受入国において賃金や労働条件の改善を求めるようになり，労働力再生産費用が上昇する。これに伴い受入国にとっては，国内医療専門職との労働条件の差が減少し，雇用者が移民医療専門職を積極的に雇用するインセンティブが弱まる。さらに移民医療者の高齢化とその家族に対する教育費，社会保障費などの受入国の財政負担が増大し，また国内同業者の就業機会を奪う存在として移民労働者を敵視したり，社会的軋轢が生じたりする原因にも繋がりかねないという指摘もある[22]。

EUでは，地域ブロックを形成し，医療専門職の越境移動という枠組みを形成した。EUのこうした政策展開は国際社会においてどのような意味を持つのであろうか。ロビン・イレダレ（Robyn Iredale）は，EUにおける医療専門職の相互承認制度が医療専門職資格の標準化を促したと指摘する。これによってEU域内諸国で教育・研修を受けた医療専門職の国境を越える移動を可能にし，それ以外の第3国で資格を取得した医療専門職の移動は制限されることになる点を強調する[23]。これはEUの医療専門職の国際化，あるいは「国境を越えた医療専門職資格（国際医療専門職資格）」としての機能を発揮する可能性を示しているともいえる。各加盟国では自国による医療提供者の自給自足が進められており，これは開発途上国への倫理的配慮であるとともに，医療サービスなど労働集約型サービスが雇用の創出，知識基盤型社会の構築のためには大きな機会であると捉えることもできるためである。さらにこれによって形成されたEUレベルで国境を越えた医療専門職集団が，国際社会や患者の医療保障にどのような影響を及ぼしていくのかについても今後注視する必要があるであろう。

他方，医療サービスの受け手である患者に焦点を当てて，医療サービスの越境移動という観点から捉えてみよう。人的資源の流出や流入，患者の流出や流

入などの問題，医療保障の対象をどの程度の範囲で行うのか，どのような診療行為や医薬品が保険制度によってカバーされ，自己負担はどの程度であるべきなのか，などは患者の受診行動への影響が大きい。これらの諸問題は，わが国をはじめ多くのOECD諸国が直面している医療制度改革，とくに海外からの医療専門職の導入の是非をめぐる問題とも密接にかかわっており，歴史的に先行したEUとその加盟国における動向，その制度的・政策的対応からわが国も多くの示唆を得ることができるに違いない。欧州においてEU域内を移動する人々は増加しており，短期間の滞在からより長期間，他の加盟国に滞在する人々が増加している。ユーロバロメーター[24]によれば，EU市民の過半数（53%）が医療を国外で受けることができることを望むとしているが，居住地の近くで，地域医療にアクセスできることを望むとする意見も少なくない。

　患者の国境を越える移動，すなわち医療サービスの域内市場の創設は，財政上の持続可能性を確保するために加盟国間で患者や医療サービスの集約化を図り，コストを削減するという可能性もある。他方で，自己負担の割合が多い治療の場合には，支払い能力の高い裕福な国からの患者が優先されることも危惧される。国境を越える医療サービスの提供は，アフターケアの問題，医療の継続性の問題，医療の質や安全性，またどのような治療が受けられるのか，将来償還される費用の問題なども不確実な部分も多く，65歳以上の選択的手術を受けるために待機リストに記載されている高齢者のうち90%が10マイル以上の距離を医療にアクセスするために移動したがらないなど，医療サービスの受け手がどのような社会経済的集団に属するかによっても国境を越える医療サービスに対する捉え方も異なっている。

　患者の国境を越える権利を認めることが患者間の医療サービスへのアクセスの格差を拡大する可能性も否定できない。

　医療サービスの市場の拡大が果たして欧州市民の公益に資するのか否か，EUの果たす役割は大きいと考えられる。国境を越える医療サービスに対する正確な情報提供ネットワークの構築，医療費補償制度，医療技術協力などの制度化がEUレベルで進められようとしている。これらによってEU各加盟国間，各地域間での医療格差，情報格差が進行することなく，欧州公共空間の共通理念を強化し，すべての欧州市民のための医療保障を実質化していくことが

可能となるであろう。

注

1 European Commission, Communication from the Commission Consultation, Regarding Community action on health services, SEC(2006)1195/4 Brussels 26, September 2006, p.5.
2 この欧州健康保険証は，仮に患者が旅先の外国で意識がない状態に陥ったとしても，当該患者の病歴，既往症，体質，薬剤アレルギーなどの個人の医療情報を瞬時に現地の担当医や薬剤師などに伝えることができる。
3 European Commission, Medical research at crossroads: combining the power of Information and Communication Technologies with Biomedical Sciences. http://ec.europa.eu/information_society/events/ict_bio/2008/index_en.htm 6 February, 2009.
4 Rudolf Adlung & Antonia Carzaniga, "Health services under the General Agreement on Trade in Services", *Bulletin of the World Health Organization*, 2001, 79(4), pp.352-364.
5 Nick Drager and David P. Filler, "GATS and health related service Managing liberalization of trade in services from a health policy perspective", World Health Organization, 2004, pp.1-6. GATSは，WTO協定付属書１Ｂ。サービス貿易に関する最初の多国間協定であり，ウルグアイ・ラウンド交渉の結果締結され，1995年に発効した。
6 Ibid., p.4.
7 Ibid.
8 Ibid.
9 Ibid.
10 Debra. J. Lipson, "The World Trade Organization health agenda Opening up the health services markets may worsen health equity for the poor", *BMJ*, Vol.323, pp.1139-1140.
11 COM (2005) 642.
12 COM (2008) 415 final, Communication from the Commission A Community framework on the application of patients' rights in cross-border healthcare, Brussels 2. 7. 2008, p.3.
13 Directive 2006/123/EC of the European Parliament and of the Council of 12 December 2006 on services in the internal market OJL 376 27. 12. 2006, p.39.
14 COM (2008) 414 final, Proposal for a Directive of European Parliament and the Council on the application of patients' rights in cross-border healthcare, 2008.
15 OJC 146 22. 6. 2006, Council Conclusions on Common values and principles in European Union Health Systems, p.2.
16 COM (2008) 415 final, Communication from the Commission, A Community framework on the application of patients' rights in cross-border healthcare, Brussels 2. 7. 2008.
17 COM (2008) 414 final Article 12, p.40, 2008.
18 Ibid., p.40.
19 Ibid., p.44.
20 Bucahn J, Perfilieva G., *Health Worker Migration in the European Region : Country Case Studies and Policy Implications*, Copenhagen : WHO Regional Office for Europe, 2006.
21 小倉充夫編『国際移動論』三嶺書房，1997年，11頁。
22 前掲書，21頁。
23 Robyn Iredale, "The Migration of Professionals: Theories and Typologies", *International Migration* Vol.39(5), 2001, p.11.
24 Flash Eurobarometer, *Cross-border health services in the EU Analytical report*, 2007, p.7.

資料

(1) 検査や治療のニードに合致しない主な理由（2005年）

国名	支払い能力の不足 （高額すぎる）	距離が遠すぎる	待機リスト	その他
オーストリア	0.2%	−	−	1.6%
ベルギー	0.7%	−	−	0.2%
チェコ	0.3%	0.5%	0.4%	6.0%
ドイツ	6.7%	0.1%	1.7%	8.0%
デンマーク	−	−	−	0.8%
エストニア	2.7%	0.8%	2.2%	2.6%
スペイン	0.4%	0.2%	0.7%	4.9%
フィンランド	1.4%	−	1.0%	0.9%
フランス	1.2%	−	0.2%	2.1%
ギリシア	3.4%	0.5%	0.6%	1.7%
ハンガリー	2.4%	0.4%	0.7%	12.6%
アイルランド	1.1%	−	0.7%	0.5%
イタリア	3.1%	0.1%	1.4%	2.1%
リトアニア	3.7%	0.4%	2.3%	2.9%
ルクセンブルグ	0.4%	−	−	4.3%
ラトビア	17.0%	0.6%	1.7%	10.3%
マルタ	1.0%	−	0.5%	2.1%
オランダ	−	−	0.3%	1.0%
ポーランド	7.1%	0.4%	2.3%	6.3%
ポルトガル	3.8%	−	0.8%	0.8%
スウェーデン	0.5%	−	2.0%	12.4%
スロベニア	−	−	−	0.2%
スロバキア	2.5%	0.2%	0.3%	4.8%
イギリス	−	−	2.1%	3.0%

出典：European Commission, SEC (2008) 2163, Commission Staff Working Document Accompanying documents to the Proposal for a Directive of the European Parliament and of the Council on the application of patients' rights in cross-border healthcare Impact Assessment, p.68, より筆者作成。

(2) 歯科治療および歯科検診におけるニードと合致しない主な理由

国名	支払い能力の不足（高額すぎる）	距離が遠すぎる	待機リスト	その他
オーストリア	0.8%	－	0.2%	1.4%
ベルギー	1.6%	－	－	1.1%
チェコ	0.5%	－	－	4.3%
ドイツ	6.1%	0.1%	0.5%	5.5%
デンマーク	1.7%	－	－	2.5%
エストニア	11.6%	0.3%	0.3%	1.3%
スペイン	4.1%	0.1%	－	4.6%
フィンランド	2.8%	－	1.4%	2.3%
フランス	3.2%	－	0.1%	2.8%
ギリシア	5.0%	－	0.2%	1.8%
ハンガリー	6.5%	－	0.4%	7.8%
アイルランド	1.6%	－	0.3%	1.5%
イタリア	6.0%	－	0.8%	3.4%
リトアニア	8.8%	－	1.0%	1.5%
ルクセンブルグ	0.7%	－	－	3.6%
ラトビア	22.6%	－	0.6%	5.8%
マルタ	1.2%	－	－	2.7%
オランダ	1.3%	－	－	5.2%
ポーランド	9.8%	0.2%	1.5%	5.1%
ポルトガル	7.9%	－	0.3%	2.2%
スウェーデン	6.2%	－	0.4%	6.0%
スロベニア	－	－	－	－
スロバキア	4.0%	－	0.3%	3.2%
イギリス	0.7%	－	4.1%	1.4%

出典：European Commission, SEC (2008) 2163, Commission Staff Working Document Accompanying documents, p.69, より筆者作成。

246 資料

(3) OECD 諸国の医師・看護師の移動

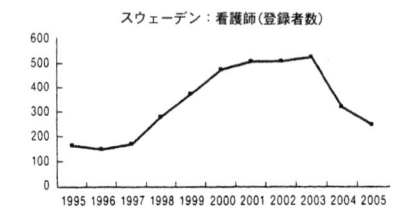

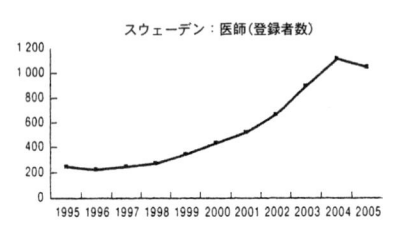

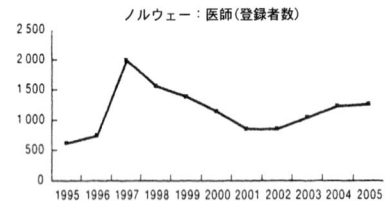

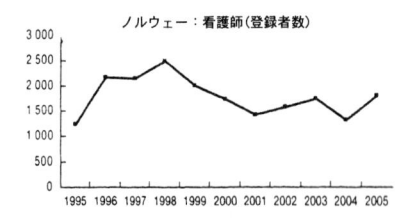

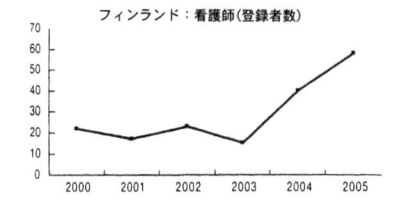

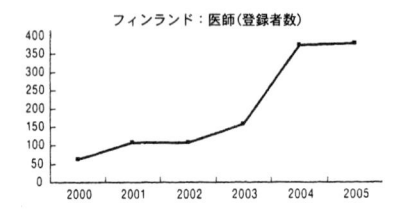

資料　　247

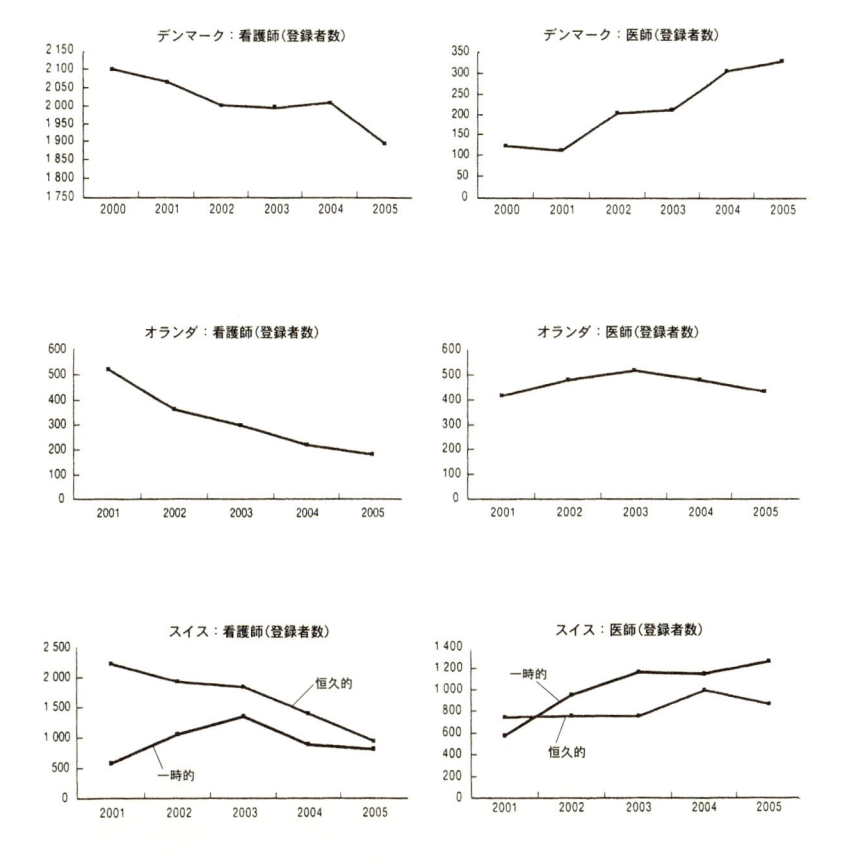

デンマーク：看護師（登録者数）
デンマーク：医師（登録者数）
オランダ：看護師（登録者数）
オランダ：医師（登録者数）
スイス：看護師（登録者数）
スイス：医師（登録者数）

出典：OECD, INTERNATIONAL MIGRATION OUTLOOK: SOPEMI 2007 EDITION, 2007, pp.182-184.

あ と が き

　医療専門職と患者が国境を越え，移動するという現象をEUレベルで調整する必要が生じることは，1957年ローマ条約の署名時には想定されていなかったに違いない。というのも保健・医療の分野は各加盟国の主権の範囲内にあり，各加盟国の責任，権限であるため，EUは補完的な役割を果たすに過ぎないと現在でも法的に規定されているからである。

　しかしながら，EUの「国境を越える医療」の現実を見ると，人やサービスの自由移動を促進する政策をとるEUという国際機構は，EU域内の人やサービスの移動に伴う医療提供のあり方について無関心ではいられない状況にあることは明らかである。

　本書の執筆を思い立った背景には，わが国がインドネシア，フィリピンなどとのFTA，EPA交渉の結果として，看護師や介護士への就労目的でこれらの国から移動することが決定し，日本への入国が始まっている現実がある。また著者が在外研究等でヨーロッパ居住中に利用し，経験したEU諸国の医療制度や医療サービスの提供のあり方を，わが国との比較において考え，欧州諸国の医療専門職やEU研究者との交流のなかで知り得た知見，多くの議論や考え方に触発された点も少なくない。EUという超国家的性格を持つ国際制度とその加盟国との連携・協力の構造，「欧州ガバナンス」についての理解がなければ，EUレベルでの医療政策を語ることは不可能であり，また，医療専門職という職務の理解と国境を越えて医療にアクセスする患者の状況や医学的知見も要求される。グローバル化に伴う国境を越える医療，人の越境移動の増加，医療専門職や患者の越境移動という現象をどのように捉え，医療専門職集団の自律，自己規制，患者の健康保護と権利，医療費の負担者の利益などのバランスを保ちながら，国民的合意を形成し，いかなる政策的な対応をすべきであろうか。EU加盟国では，EEA加盟国以外の第3国からの医療専門職に対しては，厳しい受入国公用語のテストに加え，受入国の言語による医療専門職試験の合格

者について研修を課すという政策が各加盟国レベルで行われる。また，この場合でも受入は，EU加盟国域内およびEEA加盟国での人員の充足が不可能である場合に限られている。さらに各加盟国レベルで国外からの移民医療専門職を採用することの費用対効果についての財政的評価が行われ，受入の可否が判定されている。

グローバル化が進展する現在，医療人材の労働市場についても国境を越えた規制が要請されるようになってきている。わが国でも国際的な枠組みにおいてこのような問題を捉え，政策的対応をする必要があるのではないか。わが国とEUとの間での日欧保健医療協力，あるいは「東アジア共同体構想」が議論される現在，アジア諸国との協力関係を構築する上でも，人の移動に関係する国際医療保障制度・政策の構築，例えばEUの「欧州健康保険証」をモデルに，「アジア版国際健康保険証」制度の構築が今後のわが国の重要な課題のひとつとなるが，本書で浮かび上がったような解決すべき課題も少なくない。

わが国の医療制度は歴史的にヨーロッパの医療制度を参考に形成されたものであり，医療へのアクセスを全国民にという理念もヨーロッパと共通したものである。EUの現代を学ぶことによって得られる知見は，非常に大きいと考えられる。

最後に，本書の上梓にあたり，本書の出版を快く引き受けてくださり，辛抱強く多大なご尽力とご協力を賜った図書出版社，株式会社　文眞堂の社長，前野　弘様をはじめ，専務取締役前野　隆様，編集部の皆様に心から感謝の意を表したい。

著　者

索　引

欧文

EC　13
EEA（欧州経済領域）　1, 9, 110, 115
EEC　13
e-health　227
e-medicine　228
EU　9
　──看護師常任委員会　158
GATS（サービス貿易に関する一般協定）　228
GP（家庭医）　47, 51
ILO　7
NICE　57
OECD　7
OTC医薬品　64
QOL（生活の質）　182
WHO　9, 165
WTO　228

ア行

アイルランド　120
アウトカム　233
アカウンタビリティ　161
アクセシビリティ（accessibility）　35
アムステルダム条約　21
アメリカ　107
アランゴー（Arango, J.）　7
アングロサクソン型　132
安全性　95
安楽死　99
医科学　207
医学教育　89
域内市場　21
イギリス　107
医師　1
　──会　88
　──組合　31
　──国家資格の調整　92
　──登録　103
イタリア　116
1次医療法　61
一般医（家庭医）　216
一般社会拠出金　45
一般薬学　129
違法行為　98
移民　1
　──医療専門職　4
　──看護師　159
　──歯科医師　120
　──政策　30
　──の新経済学（New economics of migration）　6
　──労働者　12
　一時的──　4
医薬品情報　135
医薬分業　135
医療過誤　218
医療技術　207
医療財源　2, 37
医療サービス　2, 84, 86
　──の集約化　242
医療人材　2, 203
　──供給体制　213
　──の欠落　234
医療政策　2, 9
医療専門職　1
　──の不足　204
医療地図　45
医療ツーリズム　1
医療提供者　37
医療の質　98
医療へのアクセス　218
医療保障　1
　──制度　2
インターンシップ　89, 90
インド　107, 165

索　引　251

インドネシア　142
インフォーマルな支払い　70
ウクライナ　154, 158
永住移民　4
エイズ治療　106
エージェンシー　168
エストニア　152
越境移動　2, 104
越境取引　228
遠隔医療サービス　228
遠隔検査サービス　228
遠隔手術　228
遠隔処方　228
遠隔診断　228
欧州委員会　21
欧州オンブズマン　17
欧州議会　17
欧州健康保険カード　190
欧州公共空間　242
欧州市民権　16
欧州社会モデル　35
欧州薬剤師フォーラム　136
欧州理事会（European Council）　20
オーストリア　119
オランダ　121

カ行

外国人医師　103
外挿法（extrapolation）　205
介入　223
外来医療　72
閣僚理事会　20
家庭医（GP）　47
カナダ　107
看護師　1, 144
　――指令　143
看護専門職　142
患者　1
　――（顧客）の安全　98
　――の権利　181
　――の受診行動　75
　――満足度　76
間接税　56
管理　223

規制　224
規則（Regulation）　15
救急サービス　49
救急診療　63
旧植民地　164
教育・人材の育成　169
共同決定（Co-decision）手続　21
共同市場　13
グェラエツ・スミッツ（Geraets-Smits）事件　177
グローバリゼーション　1
グローバル化　173
決定（Decision）　15
　――論的予測　205
ゲートキーパー　47, 65
言語　224
　――知識　99
　――能力　99, 137
健康管理委員会　57
健康保険基金　70
研修プラン　88
口腔病学　116
公衆衛生保健サービス　62
控訴院　180
公的機関　37
公的セクター　69
公平性　56
効率性　56
高齢者　14
国外消費　228
国際移民　2
国際看護師会　160
国際人口移動　2
国籍　52
国内医療専門職　224
国内自給　232
国民保健サービス（NHS）　55
国民連帯　43
個人データの保護　27
国家患者安全エージェンシー　218
国家資格の調整　92
国家労働力開発委員会　217
国庫補助　45
雇用創出　232

252　索　引

コール（Kohll）事件　176

サ行

財政の持続可能性（financial sustainability）　35
裁量　26
サスキア・サッセン（Sassen, S.）　6
サッチャー改革　217
サハラ以南のアフリカ　106, 234
サービス　2
自営業者　12
シェンゲン（Schengen）グループ　27
シェンゲン・アキ　28, 29
シェンゲン協定・同実施協定　27
シェンゲン空間　27
ジェンダー　166
　　　――バランス　206
歯科医師　1, 114
歯学教育制度　116
歯学研修　116
自己負担　37
市場化　71
持続可能な医療労働　219
シチズンシップ　31
質の向上（improvement of quality）　35
疾病（医療）保障　43
疾病金庫　44
資本　2
市民権　107
諮問委員会　127
シモンズプラン　52
諮問手続　21
社会的介護　206
社会的ネットワーク　8
社会福祉制度　62
社会保険基金　70
社会保険制度　39, 49
社会保障制度　39
自由化　15
熟練労働者　2
ジュペ改革　45
生涯医療教育　100
商業拠点　228
情報交換　98

情報通信手段（ICT）　228
将来予測アプローチ　205
職域　44
植民地　2
助産師　1, 144
女性医師　91
指令（Directive）　15
人口構成　205
人口動態　206
人的資源　103
人的資本　217
人頭払い　61
診療報酬　121
スイス　107
スウェーデン　107
ステークホルダー　53
ストック　9
頭脳循環（brain circulation）　234
頭脳の浪費（brain waste）　222
頭脳流出（brain drain）　105
スペイン　120
スマートカード　190
スリランカ　107
スロバキア　119, 157
スロベニア　119
生活の質（Quality of life）　136
整合化（co-ordination）　175
政策選択　205
税方式　37
生命倫理　99
世界システム論（World system theory）　6
セーフガード（安全策）　104
セルフメディケーション　135
選挙権　17
全国健康保険基金連合　44
全国被用者疾病保険金庫　44
全国民間保険連合　44
専門医学実習　90
専門医研修　102
専門医療法　61
専門教育　119
専門職（profession）　19
　　　――倫理　110
専門薬学　129

索引　253

相互承認　24
　──指令　93
総労働力計画　217
租税財源　37
卒業証書　23

タ行

第1次的法源　15
待機リスト　69, 242
第3国国民　24
第3者機関　37
大統領令　43
第2次的立法　17
ダグラス・マッシー（Massy, D. S.）　7
タバコ制御プログラム戦略　137
単純労働者　2
男女共同参画社会　91
タンペレ欧州理事会　30
地域医療戦略計画　45
地域薬局　132
チェコ　119
中・東欧諸国　117
調停委員会　21
調和（harmonization）化　46, 103
直接税　56
地理的不均衡　218
賃金格差　7
出来高払い　61
デッカー（Decker）事件　176
デッカープラン　52
テロリズム　28
電子遠隔診断　228
デンマーク　119
ドイツ　107
　──連邦共和国　28
同意手続　21
特定多数決　21
トダーロ（Todaro, M.）　5
土地　2
トーマス・ハンマー（Hammar, T.）　5
トレビ（TREVI）グループ　27

ナ行

内外人平等待遇の原則（Principle of Equality of Treatment）　31
ナイジェリア　163
ナーシングケア機関　63
二重労働市場理論　6
ニース条約　13
ニュージーランド　107
妊娠中絶　99
年金受給者　183
年金保健基金　70
ノルウェー　107

ハ行

パキスタン　107
パーフォーマンス　210
ハリスとトダーロ（Harris and Todaro）　5
バングラデシュ　107
ピアボームス（Peerbooms）事件　178
非営利共済制度　44
非営利組織　37
ビスマルク型　68
被選挙権　17
人　2
　──の移動　1, 228
　──の自由移動の権利　18
ビバレッジモデル　40
病院供給法　52
病院薬局　134
標準化　204
ファンブレーケル（Vanbreakel）事件　176
フィリピン　142
フィンランド　119
普通税　56
ブーチャン（Buchan, J.）　240
プッシュ・プル理論　5
不適切行為　98
普遍的医療カバレッジ制度　43
プライマリーケア　59
プラハ　154
フランス共和国　28
フランス語圏　117
ブランチナース　146
フリーライダー　221
プリンシパル　233
ブルガリア　154

254 索引

フロー 9
文化 224
ペルクマンス (Pelkmans, J.) 7
ヘレン・アラン (Dr. Helen Allan) 165
貿易自由主義 208
法制化 92
法定伝染病 62
ホクスマン (Hocsman) 事件 96
保健省 48, 118
保険料収入 37
ポーテル (Portres, A.) 7
ポーランド 117

マ行

マーストリヒト条約 16
マッセィ (Massey) 6
慢性疾患 73
南アメリカ 163
ミューラー・フォレ (Müller-Fauré) 事件 179
ミュンヘン宣言 157
民間機関 37
民間健康保険 44
民間保険料 37
免許更新制度 100
目的税 45, 56
モノ 2
モラル 224

ヤ行

薬剤師 1
──教育 128
──業務の質的評価 137
──の研修 127
薬物治療 135
ユーゴウ (Hugo, G.) 7
ユーロ 46
予防医療 49

ラ行

ラトビア 152
ラベンシュタイン (Ravenstein, G.) 5
ランバウト (Rumbaut, R.) 7
リー (Lee, E.) 5
リーガル・コーポラティズム 209
理事会 21
リスク 222
──調整 46
リスボン条約 22
リトアニア 158
臨床研修 101
連帯 46
労働コスト 203
労働資源 205
労働集約的部門 203
労働人口計画 205
労働力 2
ロシア 158
ローマ条約 12

ワ行

ワークライフバランス 91
ワッツ (Watts) 事件 179

Cross-border Health Care in the European Union: Recent trends in Movement of Health Service Professionals, Patients and their implications.

Yasue Fukuda and Koji Fukuda

The movement of people and services across national borders is increasing with the advance of globalization. The movement of healthcare professionals, the providers of medical services, and the movement of patients, the consumers of medical services are both increasing on a domestic as well as an international basis. It seems appropriate to examine the contribution these trends will make to the global public good, especially with regard to the creation a cross-border health system operating at a global level and incorporating such elements as international social security and health insurance.

The purpose of this book is to consider the situation as it affects medical professionals, for example doctors, dentists, pharmacists, nurses and midwives with European citizenship who are working in an EU country other than their own. It is also important to consider the impact of these trends on other stakeholders such as health care professionals associations or agencies recruiting medical staff for overseas positions. Furthermore, we would like to discuss the relationship between developed and developing countries regarding co-operation over cross border health issues, including various "push and pull factors". Also we must inevitably face the issues of global ethics produced by the recent phenomenon of "medical tourism".

This book focuses on healthcare human resource and the promotion of research through academic exchanges between Japan and the

EU. Such exchanges and also similar exchanges between medical professionals should lead to greater understanding of the underlying issues and a deepening of the strategic partnership between Japan and the EU in the future.

著者紹介

福田耕治（ふくだ　こうじ）　第1章
　　現職：早稲田大学政治経済学術院教授，政治学博士，早稲田大学EU研究所所長，EUIJ早稲田（European Union Institute in Japan at Waseda University）代表，早稲田大学国際研究推進本部副本部長，日本EU学会理事，日本比較政治学会常務理事，日本公益学会理事，日本予防医学リスクマネージメント学会理事，著書等：『EC行政構造と政策過程』（成文堂，1992年），『EUとグローバルガバナンス』（編著，早稲田大学出版部，2009年），『EU・欧州統合研究』（編著，成文堂，2009年），『欧州憲法条約とEC統合の行方』（編著，早稲田大学出版部，2006年），『EU政治経済統合の新展開』（編著，早稲田大学出版部，2004年），『国際行政学―国際公益と国際公共政策』（有斐閣，2003年），『行政の新展開』（共編著，法律文化社，2004年），『EC・欧州統合の現在』（共著，創元社，1997年），『ヨーロッパ統合の政治史』（共著，有斐閣，2003年），『EC・制度と機能』（共著，早稲田大学出版部，1997年），*European Governanace After Nice*，(Routledge Curzon, London, 2003) ほか。

福田八寿絵（ふくだ　やすえ）　序章，第2～終章
　　現職：早稲田大学非常勤講師，早稲田大学現代政治経済研究所特別研究員，
　　北九州市立大学非常勤講師
　　慶應義塾大学大学院医学研究科修了。大阪大学大学院医学系研究科博士後期課程，田園調布学園大学非常勤講師を経て，現職。
　　著書等：『EUとグローバルガバナンス』（共著，早稲田大学出版部，2009年），『EU・欧州統合研究』（共著，成文堂，2009年），「臨床研究における医療情報と公益」（『公益学研究』第5巻1号，2006年），「EUの先端医療研究政策と生命倫理」（『日本EU学会年報』第28号，有斐閣，2008年）ほか。

EU・国境を越える医療
―医療専門職と患者の自由移動―

2009年7月15日　第1版第1刷発行　　　　　　　　検印省略

著　者	福　田　耕　治	
	福　田　八寿絵	
発行者	前　野　　　弘	

発行所　株式会社　文眞堂
東京都新宿区早稲田鶴巻町533
電話　03（3202）8480
FAX　03（3203）2638
http://www.bunshin-do.co.jp
郵便番号 (162-0041)　振替00120-2-96437

製作・モリモト印刷
Ⓒ2009
定価はカバー裏に表示してあります
ISBN 978-4-8309-4646-2　C3033